MAZUI ZHUANKE
HULI SHIJIAN

主编 ◎ 李旭英　李金花　朱丽辉

麻醉专科

护理实践

中南大学出版社
www.csupress.com.cn
·长沙·

图书在版编目(CIP)数据

麻醉专科护理实践 / 李旭英, 李金花, 朱丽辉主编.
—长沙: 中南大学出版社, 2023.4
ISBN 978-7-5487-4946-2

Ⅰ. ①麻… Ⅱ. ①李… ②李… ③朱… Ⅲ. ①麻醉—护理—教材 Ⅳ. ①R473.6

中国版本图书馆 CIP 数据核字(2022)第 102280 号

麻醉专科护理实践
MAZUI ZHUANKE HULI SHIJIAN

李旭英　李金花　朱丽辉　主编

□出 版 人	吴湘华
□责任编辑	陈　娜
□责任印制	李月腾
□出版发行	中南大学出版社
	社址: 长沙市麓山南路　　　　邮编: 410083
	发行科电话: 0731-88876770　　传真: 0731-88710482
□印　　装	长沙市宏发印刷有限公司

□开　　本　787 mm×1092 mm　1/16　□印张 15.25　□字数 356 千字
□互联网+图书　二维码内容　字数 22 千字　图片 12 张　PDF 813 张
　　　　　　　视频 11 分 44 秒
□版　　次　2023 年 4 月第 1 版　　□印次 2023 年 4 月第 1 次印刷
□书　　号　ISBN 978-7-5487-4946-2
□定　　价　85.00 元

编委会

主　编：李旭英　李金花　朱丽辉
副主编：杨金凤　沈波涌　刘　雁　刘民辉
编　委：(按姓氏拼音排序)

陈婕君(湖南省肿瘤医院)　　　　陈　婷(湖南省肿瘤医院)

辜梦聃(湖南省肿瘤医院)　　　　谷　梅(湖南省肿瘤医院)

胡　巧(湖南省儿童医院)　　　　蒋丽丹(湖南省儿童医院)

李金花(湖南省肿瘤医院)　　　　李　胖(南华大学附属第一医院)

李小玲(湖南省肿瘤医院)　　　　李旭英(湖南省肿瘤医院)

廖礼平(中南大学湘雅医院)　　　刘民辉(中南大学湘雅护理学院)

刘　雁(中南大学湘雅二医院)　　刘阳春(岳阳市人民医院)

卢应青(中南大学湘雅医院)　　　吕　婕(湖南省肿瘤医院)

倪　虹(湖南省肿瘤医院)　　　　牛艳霞(湖南省肿瘤医院)

沈波涌(湖南省肿瘤医院)　　　　施树清(中南大学湘雅三医院)

谭开宇(湖南省肿瘤医院)　　　　唐懿芳(中南大学湘雅二医院)

王　蕾(北京医院)　　　　　　　王　英(湖南省肿瘤医院)

王玉花(湖南省肿瘤医院)　　　　魏　涛(湖南省肿瘤医院)

吴　飞(南华大学)　　　　　　　吴静芬(湖南省肿瘤医院)

夏月峰(湖南省肿瘤医院)　　　　肖志勇(南华大学附属第一医院)

杨金凤(湖南省肿瘤医院)　　　　易静芬(湖南省人民医院)

张海燕(北京大学人民医院)　　　章　艳(中南大学湘雅三医院)

朱丽辉(湖南省肿瘤医院)　　　　朱晓琴(湖南省人民医院)

序

20世纪早期，熊彼特提出著名的"创造性毁灭"理论：一旦现有的技术受到竞争对手更新更快、效率更高的技术产品的猛烈冲击，创新就会毁灭现有的生产技术，改变传统的工作、生活和学习方式。今天，网络技术的影响波及全球，各种教育资源通过网络跨越时间、空间距离的限制，使学校教育成为走出校园向更广泛的地区辐射的开放式教育。而融媒体教材，正在以一种新型的出版形式影响着教育和教学。

随着社会的进步，人民大众对享有高质量的卫生保健需求日益增加，特别是随着目前国内外对高层次护理人才的需求增加，迫切希望学校护理专业教育能更快、更多地培育出高质量的护理人才。为加强高校优质课程资源共享，实现优势互补，共建共享高质量融媒体课程，推动我国护理专业教育质量的提升，我们针对远程教育的教学特点，组织全国三十余所高等院校有丰富教学经验的专家编写了这套"百校千课共享联盟护理学专业融媒体教材"。

融媒体教材建设的实质就是将纸质图书与多媒体资源进行链接，使资源的获取变得更加容易，使读者能高效、广泛地获取知识。在本套教材中，我们以纸质教材为载体和切入口，综合利用数字化技术，将纸质教材与数字服务相融合。学生可以随时随地利用电脑和手机等多个终端进行学习。纸质教材的权威性、视频的直观性以及教材设计的互动性，可以让学习更生动有效。

另外，本套教材注重理论与实践相结合、人文社会科学与护理学相结合，侧重培养学生的实践能力、独立分析问题和解决问题的评判性思维能力。能切实满足从事临床护理、社区护理、护理教育、护理科研及护理管理等工作的人才培养需求。

　　由于书中涉及内容广泛，加之编者水平有限，不当之处在所难免，恳请专家、学者和广大师生批评指正，以便再版时修订完善。

2020 年 12 月

前　言

随着麻醉学科的飞速发展，麻醉科医疗服务范围已从临床麻醉发展到涵盖临床麻醉、急救复苏、监护治疗、疼痛诊疗、住院服务等多个学科领域。麻醉医师以往"一肩挑"的工作模式已无法应对临床麻醉需求。麻醉护理是为适应麻醉学科及临床麻醉需求的发展而产生的一门新兴交叉学科。麻醉护理人员可提供包括手术室术间麻醉护理、麻醉恢复室护理、麻醉门诊护理、麻醉相关专科病房护理等医疗服务。《国家卫生计生委办公厅关于医疗机构麻醉科门诊和护理单元设置管理工作的通知》(国卫办医函〔2017〕1191号)、《关于印发加强和完善麻醉医疗服务意见的通知》(国卫医发〔2018〕21号)、《国家卫生健康委办公厅关于印发麻醉科医疗服务能力建设指南(试行)的通知》(国卫办医函〔2019〕884号)三大文件对我国麻醉护理服务的开展提供了政策引导与支持，明确规定了麻醉科护理工作职责、人员要求、规范培训等内容。为应对麻醉护理学科发展和建设的新挑战，培养一批具有系统理论知识和临床实践技能的麻醉专科护理人才，更好地服务于广大手术患者，我们特编写了《麻醉专科护理实践》一书以弥补该领域专业教材的匮乏，为深化麻醉专科护士培训奠定了基础。

《麻醉专科护理实践》作为"百校千课共享联盟护理学专业融媒体教材"丛书之一，以国家卫健委发布的系列规范与意见为依据，结合麻醉护理单元管理与临床实践经验，从麻醉护理发展、麻醉专科护士培训、麻醉护理管理及临床麻醉护理四个方面进行整体设计，密切结合麻醉学科新进展，依托多学科专业团队编写，具备内容全面、知识新颖、语言精练、实用性强特点。

内容全面——本书涵盖了麻醉科工作环境与工作制度、资源配备、围术期麻醉管理、麻醉相关并发症的管理、麻醉护理操作技术等内容。

知识新颖——本书介绍了麻醉护理专业相关的前沿理论与技术，融入了该学科目前最新的知识。

语言精练——本书每一章均设有"学习目标"，力求以通俗易懂、精练的语言让读者更好地掌握知识要点。

实用性强——本书以临床实用性为导向，可作为麻醉专科护士或从事麻醉护理工作人员的培训参考资料。

此外，本书在每个章节均设有二维码，将教材中的重点、知识拓展、自测练习题等以二维码形式呈现，增强了教材的可读性、趣味性、直观性，也节省读者查阅课件资料的时间。本书适用于各级麻醉专科护士、从事麻醉护理服务的临床工作人员、医学院校与麻醉护理专业相关的教师及医学生。我们衷心期望本书能为我国麻醉专科护士的培养提供有力的指导，为切实加强护理人才队伍建设和提升专科护理质量作出积极的贡献。

我们衷心地感谢所有的编者和出版工作人员。由于时间和经验有限，本书存在的不足之处敬请读者海涵，并热忱欢迎读者给出宝贵建议！

编者

2023 年 3 月

目 录

第一章

概论

概论 PPT

学习目标

1. 了解我国麻醉学服务的内容、麻醉护理专科护士的角色特点与职能。
2. 熟悉国内外麻醉学发展史、麻醉护理专科护士专业的发展与现况。
3. 掌握麻醉护理专科护士的培养方式。

第一节　麻醉学概论

麻醉是指采用药物或其他方法，使神经系统产生可逆性抑制，身体整体或局部暂时失去感觉，以达到无痛的目的，从而为手术或者其他检查和治疗提供良好的条件。麻醉学是一门研究临床麻醉、生命机能调控、重症监测治疗和疼痛诊疗的学科，专业范畴涉及麻醉药理学、麻醉生理学、麻醉生物化学、麻醉病理生理学、麻醉解剖学、麻醉设备学、临床麻醉学、危重症医学、疼痛诊疗学，以及睡眠医学、成瘾解救、临终患者的生命支持与安宁疗护等。

一、麻醉学发展史

（一）国外麻醉学发展史

1846 年 10 月 16 日，美国的牙科医生 William T. G. Morton 在哈佛大学麻省总医院成功演示了一例吸入乙醚麻醉下的无痛颈部肿物切除术，使外科手术疼痛得以预防和消除。当时在场的有很多外科医生和记者，此消息很快轰动全世界，这一例麻醉事件被认定为现代麻醉学的开端。从此，史学家和社会学家们将其作为人类文明发展的分水岭，在病魔面前，人类的尊严、人性的光辉得到了切实的保障。为了纪念这名麻醉药物的发现者，人们在美国马萨诸塞州剑桥市的褐山公墓里立了这样一块墓碑，上面刻着："因为他，手术的疼痛得以预防和消除。"虽然 William T. G. Morton 是第一个在公众面前将吸入乙醚麻醉展示给世人的，但是随着时间的推移，人们发现早在 1842 年 3 月 30 日，美国佐治亚州医生 Crawford Williamson Long 就已经采用乙醚为一位需摘除颈部肿块的患者成功实施了全身麻醉，此事直到 1848 年后才得以报道。为了纪念 Crawford Williamson Long 对促进人类健康发展划时代的贡献，1933 年美国将每年的 3 月 30 日定为"国际医生节"。1905 年美国成立了麻醉医师学会。1922 年美国麻醉学会主编出版了《麻醉与镇痛》杂志。1927 年美国麻醉医生 Ralph M. Waters 全面推进麻醉学医教研发展，并建立和推行四年住院医生培训制度，被公认为麻醉学教育的教父。1933 年梅奥诊所麻醉医生 John Lundy 建立第一个血库，保证了临床手术的大量开展。美国麻醉医生 Laborut 及 Huguenard 于 1951 年发明了"人工冬眠"技术。20 世纪 60 年代心肺复苏技术被发明，挽救了无数生命。美国的产科麻醉医生 Virginia Apgar 于 1952 年发明了 Apgar 评分，这成为新生儿评价和救治的经典指标，沿用至今。美国匹兹堡麻醉医生 Peter Safer 于 1958 年在美国建立了第一个重症监护病房（ICU），Safer 也被称为 CPR 之父。美国加利福尼亚大学的 John Severinghaus 发明了血气分析，将危重患者的临床医疗安全提高到更高的水平。美国麻醉医生 John Bonica 在华盛顿大学医学院建立了世界上第一个汇集多个学科的疼痛诊所，并于 1973 年发起建立了国际疼痛研究联合会（International Association for the Study of Pain，IASP），开创了疼痛医学这一新兴学科。2005 年 6 月 21 日，美国麻醉医师学会成立 100 周年，华尔街日报以 Once Seen as Risky, One Group of Doctors Changes Its Ways 为题，发表了专栏文章阐述了麻醉学在整个医学领域中的独一无二的地位。

与此同时，其他国家的麻醉医学也迅速发展。1847 年英国麻醉医生 John Snow 编撰发行了第一本麻醉学专著《乙醚吸入麻醉》。同年英国医生 Simpson 发明了氯仿，1853 年用于英国维多利亚女王的无痛分娩，其发明的无痛分娩技术促进了医学和社会的进步。1860 年 Nieman 发现了可卡因。1872 年 Gre 用水合氯醛做静脉注射进行全身麻醉。1893 年伦敦麻醉医学会成立。1913 年 Meile 进行胸部硬膜外阻滞成功。1921 年 Magill 和 Rowvotham 实施改良气管内麻醉术，将金属导管改为橡皮管。麻醉学的蓬勃发展也保证并支撑了医学科学的不断进步，并且为相关学科，尤其是众多手术学科的发展提供了宽广的空间。1942 年 Griffiths 和 Johson 将肌松药应用于临床。1952 年丹麦脊髓灰质炎流行期间，丹麦麻醉医生 Bjrn Aage Ibsen 坚持给患者气管插管实施正压通气，使该病死亡率从 95% 降低到 25%，并且于 1953 年在哥本哈根建立了世界上第一个外科 ICU。Bonica 同时将硬膜外阻滞技术应用于分娩镇痛，提倡鞘内给予小剂量的阿片药，让"可行走的硬膜外麻醉（walking epidural）"成为可能。

现代麻醉学科经历了 170 多年的发展，从起初单纯的临床麻醉发展成为集疼痛诊疗、危重症监护治疗、急救复苏等医疗方法于一体的临床学科。如今的麻醉学科更肩负着模拟教学、临床医生培训、跨学科科研等多项重任。大量清醒镇静术的开展使得麻醉医生已经走出手术室，在保障支撑临床医疗安全的各个领域发挥了积极的作用。麻醉学科也从过去的围麻醉期发展成为围术期的综合学科。如今，为适应医学发展对临床安全和患者无痛、舒适的迫切要求，麻醉学科不断地扩增，麻醉学科与相关学科的交叉融合也加速发展，以麻醉学科为主导建立的围术期学科群正在形成，麻醉学科为其他学科的进步提供了有力的保障和支撑。

(二)国内麻醉学发展史

1. 古代麻醉

古代中医麻醉已有将近 3000 年的历史，大约在 3000 年前的《列子·汤问》中提到"鲁公扈、赵齐婴二人有疾，同请扁鹊求治。……扁鹊遂饮二人毒酒，迷死三日，剖胸探心，易而置之，投以神药，既悟如初。二人辞归"，这是关于古代中医麻醉最早的记载。公元 2 世纪华佗发明的"麻沸散"则是最早记载的中医全身麻醉药，"麻沸散"出现在《后汉书·华佗传》中。在唐朝，麻醉术也得到了很好的发展，孙思邈和王焘将大麻、蟾酥、白僵蚕用于镇痛或麻醉，并记载在《备急千金要方》和《外台秘要》中。宋、元以来，麻醉术较之前又有所发展，掌握严格安全用药剂量并且开始注意用药的个体差异。南宋《履巉岩本草》有曼陀罗花外用镇痛的记载；元代名医危亦林应用曼陀罗花和"草乌散"镇痛和麻醉。明、清时期，医学文献如《证治准绳》中记有治疗"诸痛"的麻药，《医宗金鉴》列有外敷麻药，《伤科方书》记有"杨花散"，《外科方外奇方》有"动刀针外敷麻药"的描述。

尽管中医在麻醉方面有其独特的优势，具有安全、可靠、简便、价廉、对患者的生理干扰小、术后恢复快等优点，但是中医麻醉又有药物作用机理不明确、肌松控制不完善、针刺穴位不好选择等缺点。

2. 现代麻醉学

现代麻醉学出现后不久就传入中国。20 世纪 40 年代末 50 年代初，中国的麻醉学已经成为一门专业独立的学科。北京、上海、兰州等地教学医院先后建立麻醉科，充实麻醉设备，培养麻醉学专业人才，开展临床麻醉工作，开创了新中国麻醉学事业。1989 年卫生部第 12 号文件明确定义麻醉科为临床二级学科，并规定了麻醉科工作领域由原先的手术室扩大到门诊与病房，业务范围由临床麻醉逐步扩大到急救、心肺脑复苏、疼痛的研究和治疗。

此后，我国的麻醉学科发展进入加速上升的轨道。第一，为加速培养高质量麻醉医生，教育部批准全国数十所医学院校建立了麻醉学院和麻醉学系，麻醉学基础教育和学历教育、研究生培养等工作蓬勃发展，并于 2014 年开始在全国进行麻醉住院医生规范化培训；第二，麻醉医生队伍及学科建设日趋规范，在我国县级以上医院大部分建立了麻醉科，麻醉医生队伍不断扩大，并且越来越多的麻醉医生从事着疼痛诊疗和重症监护治疗等方面的临床工作；第三，麻醉与疼痛诊疗设备设施日趋完善，除配备临床麻醉、重症监测和疼痛诊疗所需的设备设施以外，还配备了麻醉教学和科研设施，各大医院陆续引进手术麻醉信息系统，自动采集血流动力学、呼吸监测、麻醉深度监测、脑氧饱和度、凝血功能等参数，大大减轻了麻醉医生的工作强度，提高了麻醉质量；第四，麻醉科研水平不断提高，由麻醉医生申请获得的国家级各项科研基金的数量和金额增长迅速。

麻醉学专业为紧缺专业，多年来卫生行政主管部门一直把麻醉学科作为发展重点大力支持。2010年麻醉学科入选卫生部首批重点建设的国家级临床专科目录。2011年麻醉学科成为卫生部首批开展的专科医生培养认证的试点学科，同年，麻醉学科主导的临床合理用血项目也获得国家卫生公益性行业科研专项基金支持。中华麻醉学会开展的全国大规模基层医院麻醉科主任培训项目也得到中华医学会的大力支持，并被推广借鉴到其他相关学科。麻醉学科开展的临床医疗质量控制和住院医生规范化培训工作也受到卫生主管部门的高度重视，为相关法规和政策的出台提供了依据。麻醉学科制定的部分临床规范正逐步成为国家认可的医疗卫生标准。2018年国家卫生健康委员会联合七部委发布了《关于印发加强和完善麻醉医疗服务意见的通知》（国卫医发〔2018〕21号）文件。2019年12月，国家卫生健康委员会办公厅又发布了《关于印发麻醉科医疗服务能力建设指南（试行）的通知》（国卫办医函〔2019〕884号）文件。在这一系列国家政策的支持和指导下，全国各地持续宣传、贯彻和落实文件精神，以此为契机，有效地推动了麻醉学科的发展。现代麻醉学已远超出为手术提供条件的范畴，麻醉医生不仅能够为检查、治疗和手术的患者提供无痛服务，而且通过维护患者的生理功能平衡，可以减轻患者对麻醉和手术的应激反应，通过严密监测和快捷有效救治而保障患者围术期的安全，促进患者术后早日康复。

二、麻醉学科的目标与任务

麻醉学科在保障住院患者手术麻醉安全的基础上，不断提升服务能力，开拓服务领域，目前已经涵盖了日间手术、加速康复外科、无痛诊疗、分娩镇痛、急慢性疼痛诊疗、重症医学、体外循环等多个亚专业领域。麻醉学科的目标与任务包括以下几个方面。

1. 优化手术相关麻醉

医疗机构要进一步完善手术麻醉服务，开展与日间手术相适应的麻醉工作，积极推动围手术期急性疼痛治疗，加强术后监护与镇痛，加快患者术后康复进程。有条件的医疗机构可以开设麻醉科门诊和麻醉后重症患者监护室。麻醉科门诊可以开展住院手术、日间手术及门诊和住院患者有创诊疗操作前的麻醉评估、预约、准备工作，并提供手术风险评估、术前准备指导、术后随访和恢复指导等服务。

2. 加强手术室外麻醉与镇痛

在保障手术麻醉安全的基础上，医疗机构要积极开展手术室外的麻醉与镇痛工作，不断满足人民群众对舒适诊疗的新需求。优先发展无痛胃肠镜、无痛纤维支气管镜等诊疗操作和分娩镇痛、无痛康复治疗的麻醉技术，开展癌痛、慢性疼痛、临终关怀等疼痛管理项目。通过医联体将疼痛管理向基层医疗卫生机构延伸，探索居家疼痛管理新模式。有条件的医疗机构可以开设疼痛门诊，提供疼痛管理服务。

3. 加强麻醉科护理服务

手术室麻醉护理服务由麻醉科统一管理。麻醉科护士要加强对麻醉患者的护理服务，配合麻醉医生开展麻醉宣教、心理辅导、信息核对、体位摆放、病情观察、临床症状判断、管道护理、患者护送等工作，提高麻醉护理服务专业化水平。

第二节　麻醉护理学概论

麻醉护理学是现代麻醉学的重要组成部分，是在麻醉学科领域不断发展的基础上建立起来的一门学科，对麻醉学的发展起到举足轻重的作用。

一、麻醉护理学的概念与内涵

(一)麻醉护理的起源

现代护理的奠基人——弗洛伦斯·南丁格尔在克里米亚战争(1853—1856年)期间，强调医疗环境须清洁、卫生和通风，得到了当时社会的广泛认同，也使人们对环境与疾病关系的认识得到提高。随后，南丁格尔在伦敦的圣托马斯医院建立了第一所护理学校。尽管有专门的培训学校，护士们仍然在男性主导的医疗环境中面临挑战，直到19世纪60年代细菌理论的创立，预防感染的重要性被人们广泛接受，社会对护士的需求愈加迫切，护士的作用才日益受到重视。护士的工作也不再局限于为患者提供食物、日常护理和清扫房间，还需要懂得运用专业科学知识去护理病患，护士承担的角色和职责也进一步扩大。麻醉护理的起源最早可追溯到美国南北战争时期(1861—1865年)。当时为降低患者麻醉意外的发生率和死亡率，护士作为重要的监护人，全方位参与各种外科手术过程，同时也参与麻醉技术的改进和麻醉设备的更新。此外，在当时的医疗环境下，人们热衷于学习外科医生的技能和技术，认为麻醉是为外科医生服务的，是从属于外科医生的。直到19世纪80年代，麻醉护理成为护理专业一个被认可的领域，其职责开始转向病情观察、临床症状判断以及手术过程中对患者的护理。

(二)麻醉护理学概念

麻醉护理学是麻醉学和护理学相结合的交叉学科，是研究围术期尤其是围麻醉期如何护理患者，使其处于最佳状态的学科。其目的是培养更多专业麻醉执业护士，辅助麻醉医生改善麻醉质量，保障患者安全，促进患者舒适。

(三)麻醉护理学内涵

麻醉护理相关工作包括但不限于临床麻醉护理、麻醉后患者复苏护理、麻醉耗材管理、急救护理及与麻醉护理相关的科研、教学、管理等工作，其工作核心是在使麻醉医生有更多的精力用于关注和处理患者的临床麻醉的基础上，保障患者安全，提高麻醉护理质量，促进患者围术期舒适。

"安全麻醉"是麻醉学和麻醉护理学发展的底线，建立并完善临床质控的核心指标，是保障临床麻醉安全、高效、规范运行的重要举措。

"学术创新"是提升麻醉护理质量，推动麻醉护理学科发展的内在驱动力，需要全面梳理麻醉护理学科的发展方向，培养创新人才，着力提高科学研究、自主创新的整体能力。

　　"打造品质护理"，是推动医院高质量发展的时代要求，现代医疗事业已经从简单的"以量取胜"向"品质优先"的方向发展。品质提升重在关注患者的就医体验，注重改进医疗细节，以满足广大患者就医过程中的舒适化要求。

　　"人文麻醉"是境界，医疗及护理的服务宗旨是以人为本、以患者为中心。为患者提供有温度的医疗呵护，是患者受尊重和医者受认可的前提。注重人文关怀才能体现麻醉相关执业人员的职业精神和境界。

二、麻醉护理的发展

(一)国外麻醉护理的发展

　　国外麻醉护理发展较早，国际上麻醉专科护士早在 1861 年就开始出现。护士为患者提供麻醉服务已有 160 多年的历史，现已在全球范围内广泛开展该项服务。世界卫生组织一项调查显示，全球有 108 个国家的护士为患者提供麻醉及相关护理，其中近 1/3 的国家开设有麻醉护士的教育或培训项目。国际麻醉护士基金会建立了条例和标准，已在许多国家实施，形成了完整的管理体系和成熟的教育模式。完善的教育资源培养体系和责权对等的法律规范为麻醉护理的长期可持续发展奠定了良好的基础。

1. 麻醉护理组织机构

　　美国麻醉护士协会(The American Association of Nurse Anesthetists，AANA)是代表全美 3.9 万名麻醉护士的专业组织，总部位于美国伊利诺伊公园的山脊。Agatha Hodgins 是美国麻醉护士协会的奠基人。1931 年 6 月 17 日 Agatha Hodgins 连同 47 个麻醉护士在美国俄亥俄州克利夫兰市成立全国麻醉护士协会(NANA)。1933 年，全国麻醉护士协会第一届年会在密尔沃基举行，有 120 名麻醉护士参加，全国麻醉护士协会第一次年会报告发表，即现在的《AANA 日报》。1939 年，NANA 更名为美国麻醉护士协会(AANA)，于 10 月 17 日在伊利诺伊州重新注册成立。1940 年该协会正式发表了公告和会徽。1944 年，AANA 的成员资格扩大到非裔美国人麻醉护士。1947 年，AANA 成员扩大到男性麻醉护士。1976 年 AANA 第一次举行了独立于美国医院协会之外的年会。1977 年 AANA 批准美国注册麻醉护士的强制性继续教育。1979 年联邦法律签署护士培训法案，规范了麻醉护士的培训教育。1980 年，AANA 指南的实践认证注册麻醉护士获得通过。1989 年，国际麻醉护士联合会(IFNA)在瑞士圣加仑成立。1996 年，首个 AANA 网站启动。2000 年，首届正式麻醉护士周于 1 月举行。2016 年，AANA 成员数达到 50000 名。目前 AANA 的成员有 57000 名，包括注册麻醉护士(certified registered nurse anesthetist，CRNA)和学生注册麻醉护士，其成员中约 44% 的麻醉护士为男性，而整个护理行业中的男性占比不到 10%，全美国将近 90% 的麻醉护士都是 AANA 成员。

2. 麻醉护理教育

　　1909 年 Agnes McGee 在美国俄勒冈州波特兰的圣文森特医院成立了第一个麻醉护士学校。该学校学制 6 个月，课程包含了解剖学、药理学和生理学及普通麻醉的管理。同年波兰也开展了麻醉专科护士教育。在随后的 10 年间，大约有 19 所类似的学校开设为期 6 个月的麻醉护理研究生教育(本科毕业后的教育)。在教学医疗中心,麻醉护士负责对其他护士、住院实习医生和内科医生提供教学。早期的麻醉护理培训规范的医院有:巴尔的摩的 Johns Hopkins 医院、安阿伯密歇根大学的大学医院、新奥尔良的慈善医院、圣·路易斯的 Barnes 医院、芝加哥的 Presby-terian 医院等。1915 年,首席麻醉护士艾格斯·霍金斯在俄亥俄州克利夫兰湖畔医院成立麻醉学校,培训本科学历护士、内科大夫和牙医,学制 6 个月,毕业后颁发相应文凭。1922 年波士顿 Peter Bent Brigham 医院的麻醉护士 Alice Hunt 应外科学教授 Samuel Harvey 博士的邀请,担任耶鲁大学医学院麻醉教师。1949 年她出版了专著《麻醉学原理与实践》,这是麻醉护士最早的教科书。在美国,麻醉护士的教育是由美国麻醉护士协会(AANA)下属的麻醉护士教育理事会(COA)负责的,其负责制定教育标准和指导方针。1976 年 COA 规定美国注册的麻醉护士都会获得麻醉学士学位,从 1981 年开始 COA 开始给注册麻醉护士授予硕士学位。

麻醉护士的教学方案是按照 COA 标准制订的,健全安全的临床实践是其立身之本。麻醉护士的研究生课程包括解剖学、生理学、病理生理学、药理学、化学、生物化学和物理等课程。课程提供实践的内容,如麻醉诱导、维持以及麻醉苏醒、气道管理、麻醉药理学;特殊患者的麻醉,如孕产妇、老年患者、婴幼儿患者等。指导学生使用麻醉机以及其他相关的生物医学监测设备。使用传统的方法进行麻醉评估,如考试,做报告和写论文等。全身麻醉的患者模拟器是一种新兴技术,用于开发学员的灵活性和批判性思维技能,是麻醉护士实践中必不可少的内容。此外,还需要开展科学调查研究等。截至 2019 年 9 月,美国和波多黎各共有 124 门经认可的麻醉课程,使用者超过 2008 个临床实习点;102 个护士麻醉项目获准授予博士学位。每个学生要有 7 - 8.5 年的教育经历,9369 小时的临床经验,包括 733 小时的学士学位护理课程,6032 小时的重症监护注册护士、2604 小时的麻醉护理实践。

3. 麻醉护理实践

澳大利亚手术室护士学会明确规定,麻醉护士必须是受过麻醉护理专业教育的护士才能进行麻醉方面的临床操作,且能够迅速配合麻醉医生在手术期间提供麻醉服务。澳大利亚麻醉护士与手术间的比例为 1:1,即每台手术麻醉需要麻醉医生和麻醉护士共同完成,即使局部麻醉的手术不需要麻醉医生,也必须配备麻醉护士。

在法国获得麻醉护士资格需要满足以下条件:本科护理专业毕业 3 年及以上,并且具有 2 年的临床工作经验,完成所有的麻醉护士的教育培训项目,申报麻醉护士培训项目时需具备至少 1 年的重症监护工作经历,并通过麻醉护理专业国家统一考试,最终才能获得国家麻醉护士证书。麻醉护士在麻醉医生的监督下开展麻醉工作,通常一个麻醉医生需要负责对 2 个或 3 个麻醉护士的监督,每个麻醉护士分别负责 1 个手术房间的麻醉。麻醉护士的工作范畴包括实施和(或)参与麻醉、患者院前急救、心肺复苏等救治工作。截至 2014 年法国的麻醉护士大约为 8500 人。

英国的麻醉照护团队包括 3 个角色:医生麻醉助理[physicians' assistant(anaesthesia),PA(A)]、手术科医生(operating department practitioner,ODP)和麻醉/恢复室护士(anaesthesia/recovery room nurses)。在英国,PA(A)是其他提供麻醉的唯一类别。根据机构、个人经验和专长,他们的职责可能包括气管插管、静脉插管、给药和气管拔管。通常情况下，麻醉护士主要在恢复室监测患者并为患者提供护理。英国目前有 5400 名恢复/麻醉室护士与麻醉师一起工作。

(二)国内麻醉护理的发展

我国的麻醉护理事业尚处于起步阶段。在我国麻醉学发展的早期，麻醉护理工作基本上由麻醉医生代替或由手术室护士兼顾。由于麻醉人员的缺乏，我国曾经培养了一批护士从事麻醉工作，称"护士麻醉师"。随着麻醉学的发展，麻醉学科已列入临床医学二级学科，麻醉学专业人才队伍不断扩大，麻醉学专业本科、硕士、博士研究生的队伍也在发展壮大。

1. 麻醉护理学教育

我国麻醉护士培养从中等职业教育开始，逐步发展到高等职业教育，近年来整体向本科教育迈进。1993 年徐州医学院麻醉学系和南京六合卫校在国内开设了第一个三年制麻醉与急救护理专业(中专)；1997 年该系又与福建闽北卫校合作开办了四年制中专麻醉护理专业；2001 年、2002 年徐州医学院分别与福建医科大学、徐州医学院成教院联合举办了麻醉护理大专班、成人麻醉护理大专班。由于学生毕业后在临床麻醉、急救复苏、疼痛诊疗护理方面有明显优势，毕业生深受医院欢迎，就业率高达 100%。2004 年 7 月在武夷山召开了由全国高等麻醉学教育研究会主办，福建省闽北卫生学校承办，关于设置护理学专业麻醉学方向本科教育的论证会，全国 14 所院校及医院 16 位专家参会，经过充分讨论、认真研究，达成共识，2004 年徐州医学院率先招收了第一届麻醉护理本科学生，开辟了护理学专业(麻醉专科方向)的新领域。2007 年泰山医学院附属医院也开始了麻醉护理专业本科教育，相应麻醉护理专业本科生的实习已在全国部分省级医院开展，并开始尝试开展麻醉护士毕业后的教育。

因我国大部分麻醉护士未受过系统的麻醉专业化培训，为缓解麻醉护理人才短缺问题，加强麻醉护理团队建设，加大麻醉护理人才的培养力度，原卫生部规划教材《麻醉护理学》(第 1 版)编写工作会议于 2010 年在广州召开。教材包括麻醉相关基础知识、临床专业知识和麻醉护理学知识。2010 年教育部国务院学位委员会印发护理硕士专业学位(master of nursing specialist，MNS)设置方案，2011 年我国开始设立麻醉护理硕士学位，以培养具有坚实理论基础、较强分析能力的高层次、综合型的麻醉护理人才。

2. 麻醉护理学术团体组织机构

我国麻醉护理学术团体组织机构的产生与麻醉学领域的学术探讨和国家层面颁布的规范文件息息相关。2009 年在广州召开的第 7 次全国麻醉与复苏进展学术交流会上，成立了麻醉专科护士专家咨询委员会，明确了继续教育是培养麻醉专科护士的主要方式，标志着我国麻醉专科护士毕业后教育发展的开始。2017 年《国家卫生计生委办公厅关于医疗机构麻醉科门诊和护理单元设置管理工作的通知》文件明确了麻醉科护理工作的职责和麻醉科护士的一般要求，并对麻醉护理单元的管理提供了指导性意见；同年，中华医学会麻醉学分会麻醉护理学组正式成立，全国多个省区市相继成立省级麻醉护理专业委员会，麻醉护理专业逐步走上专业化快速发展轨道。2019 年《国家卫生健康委办公厅关于印发麻醉科医疗服务能力建设指南(试行)的通知》进一步明确了麻醉护理服务的活动范围、职责、服务内容和评价指标。同年，中华护理学会举办首届麻醉科专科护士培训班，广东、湖南等地也相继成立省级麻醉护理专业委员会及麻醉护理专科护士培训基地。上述两个文件的发布，推进了各地麻醉科护理单元的建设和管理，对规范麻醉护理服务行为具有指导作用，同时，也大大促进了麻醉护理学科的发展，保障了麻醉护理服务的质量。

3.麻醉护理实践

自1998年以来，北京、广州、南京、上海、江苏、山西、新疆等地医院先后开展了麻醉护理工作，设立了麻醉护理单元并设置专职护士长。2005年，《我国麻醉专科护士职责与工作细则》(草案)建议，三甲医院麻醉护士与手术台数的比例为(0.6~0.8)∶1，麻醉护士与苏醒室床位数的比例为0.5∶1。随着现代外科学技术的不断发展及麻醉事业兴起，复杂手术、高龄患者及合并系统疾病患者占比不断上升，麻醉已逐步向临床麻醉、急救复苏、重症监测治疗及疼痛诊疗、无痛分娩各个科室扩散。麻醉科人员工作范围逐渐扩大，对麻醉人员的需求也逐渐增大。多数三级综合医院设置了麻醉科护理岗位，麻醉科护理人员也逐渐走向手术间、麻醉科门诊及内镜室，其人员数量快速增长。加强对麻醉科护理人员核心能力培养，明确学习目标及职业发展方向，不断提高其学习动力，促进麻醉护理学科发展。

第三节　麻醉专科护士培养

一、麻醉专科护士的概述

(一)麻醉专科护士的定义

麻醉护士(certified registered nurse anesthetists, CRNA)是指具有护士资格证，接受过麻醉相关教育和培训，能协助麻醉医生进行麻醉的准备、维持、监测工作，并管理麻醉患者的护士，可以由注册护士和登记护士担任。国际麻醉护士联盟(International Federation of Nurse Anesthetists, IFNA)将麻醉护士定义为：在完成基础护理教育和基础麻醉教育的前提下，经过国家认证，可从事麻醉护理工作的护士。我国的麻醉专科护士是指取得护士证书和麻醉专科护士认证资格证书，从事特定的麻醉科护理工作的护士。目前我国部分医院麻醉科配有麻醉专科护士，并开展了不同程度的麻醉护理工作。

虽然国际、国内对麻醉护士的定义稍有差异，但都包括一些共同要素。首先需要在医学院校进行系统化的基础护理学和基础医学教育；在此基础上再进行麻醉学、麻醉药理学和麻醉监测学等知识的学习；最后经过一定时间的临床实践，将所学知识融会贯通，经过考核取得国家认可后，方可从事与麻醉护理有关的工作。根据《全国护理事业发展规划(2021—2025年)》的文件精神，目前全国大力推进护理事业发展，护理工作的专科化水平不断提高，但麻醉护理专科护士在临床面临巨大缺口，加强麻醉护理专科护士的培养力度需要加大。

（二）麻醉专科护士的发展

1. 国外麻醉专科护士发展

麻醉专科护士早在 1861 年就开始出现。1909 年由波兰率先开展麻醉专科护士教育。美国于 1931 年正式成立美国麻醉护士协会。美国认证注册麻醉护士（certified registered nurse anesthetists，CRNA）是指具有麻醉护理专业教育背景及临床实践能力的注册护士。具体要求如下。

（1）必需的教育和经验包括：①具有护理或其他适当专业的学士学位或研究生学位；②在美国或其领土上有注册专业护士许可证；③具有在重症监护环境至少 1 年的全职工作经验，或兼职的同等经验；④获得护士麻醉教育计划认证委员会（COA）认可的护士麻醉教育应具有硕士及以上学位。

（2）继续教育：麻醉护士再认证计划称为持续专业认证（CPC）计划，于 2016 年 8 月 1 日正式开始，该计划由美国麻醉护士认证和再认证委员会（NBCRNA）管理，以两个 4 年周期组成的 8 年期限为基础，由事先批准教育活动和非事先批准教育活动两部分组成。要求学员在学习结束后完成 60 个甲级学分和 40 个乙级学分。其中甲级学分认证的教育项目包括：①美国国家疾病预防中心认可的与麻醉护理相关的教育方式，包括在线课程、学术会议和专业研讨会等；②权威认证机构认证的麻醉护理评估方式，包括书面测试、自我演示和网络测评等；③临床或模拟测试中获得的专业技能认证，如美国麻醉护理学会的继续教育认证；④美国护士资格认证中心与麻醉护理相关的教育活动。乙类学分认证教育项目包括：①参加与麻醉护理相关的学术活动或学术会议获得的学分；②麻醉护理临床带教或高校教学实践中所获得的学分；③履行麻醉护理行政职责或与麻醉护理相关服务中所获得的学分。从 2022 年 1 月 1 日起，所有进入认证课程的学生都必须注册博士课程。在麻醉护理教育培训中所有的麻醉认证培训规划都遵循由 COA 制定认证标准。通过资格认证后必须进行周期性的学习，确保达到认证要求。

（3）麻醉护士资格认证考试：1909 年，第一个有组织的护士麻醉教育项目被提出来。1945 年，AANA 实施了认证计划，并对 28 个州 39 家医院的 91 名女性进行首次麻醉护士资格认证考试。1952 年，麻醉护士教育项目资格认证程序也开始生效，1955 年，美国卫生、教育和福利部正式批准 AANA 为麻醉护士学校的认证机构。1956 年，通过注册麻醉护士证书制度。1978 年，美国开始强制性认证资格考试。1998 年麻醉护士资格认证教育计划要求所有的课程具备研究生水平，学生毕业授予硕士学位。

2. 国内麻醉专科护士的发展

（1）麻醉执业护士的资质认证：随着现代麻醉学科工作范畴的不断扩大及麻醉学专业的快速发展，对麻醉专科护士的需求量持续增加。2009 年 3 月在中国高等教育麻醉教育研究会的倡导下，在广州成立了我国麻醉专科护士资格培训咨询委员会，提出在我国设置麻醉护士岗位、开展麻醉专科护士培养的建议。2009 年 7 月 19 日，全国高等麻醉学教育研究会关于"麻醉专科护士培训、资格认证及岗位职责论证会"的文件指出要在中国建立符合国情的麻醉护理学科体系。通过广泛的讨论，就医院麻醉专科护士设岗及职责达成共识，对其培训、资格认证等问题制定了原则性意见。2017 年，国家卫生计生委印发的《国家卫生计生委办公厅关于医疗机构麻醉科门诊和护理单元设置管理工作的通知》将麻醉专科护士定义为已注册护士执业资格，在临床工作满 2 年及以上，经麻醉专科培训，通过相关考核，从事麻醉护理工作的高级专科护士。《全国护理事业发展规划（2021—2025 年）》明确提出，依据临床专科护理领域工作需要，有计划地培养临床专业化护理骨干，建立和发展临床专业护士。在如此大环境下开展麻醉专科护士培训势在必行。

（2）麻醉专科护士的培养：现阶段国内对麻醉专科护士选拔尚无统一的标准，国内多数医院要求为专科及以上学历，初级职称，具备 2~3 年临床护理工作经验，而部分医院要求为本科应届毕业生即可，经过麻醉科进修、培训等形式，即可从事麻醉护士工作。2019 年 8 月 6 日，中华护理学会首届麻醉科专科护士培训班在北京拉开了序幕，经过严格的审核，来自全国 119 家医院的 138 名学员参加了此次培训。同年广东省护理学会麻醉护理专业委员会也举办了第一届麻醉护理专科护士培训班。为了推进健康中国建设，切实提高麻醉专科护理领域护士的专业技术水平，2020 年中华护理学会正式启动了中华护理学会麻醉科专科护士京外临床教学基地评审工作。经过严格的评审及筛选，全国共有 12 家京内医院、24 家京外医院通过评审。

二、麻醉专科护士的角色职能

（一）国外麻醉护理工作职责

根据 AANA 2007 年出台的 CRNA 实践范畴与标准，麻醉护理工作分为临床和非临床两部分。包括对患者进行麻醉前的评估，制订并实施麻醉护理计划，并在术后进行评价，了解麻醉护理措施的有效性。

1. 临床实践

①麻醉前的评估与准备；②麻醉的实施；③麻醉维持及麻醉意外的处理；④麻醉后护理；⑤围麻醉期护理及其他临床支持。AANA 于 2002 年对其成员所执行的麻醉操作进行了一项大规模调查，90% 以上的 CRNA 为患者提供全身麻醉及术中的麻醉监测，一半以上的 CRNA 为患者实施局部麻醉。蛛网膜下隙麻醉及硬膜外腔麻醉，还有神经阻滞、导管植入、疼痛管理等工作。

2. 管理与教学

麻醉专科护士还需承担一些管理及科研、教学的工作，如人员管理，麻醉质量管理，物品器械的管理与维护，在职及麻醉专科实习护士的教育、监督及管理，参与或开展科研工作等。

（二）国内麻醉护理工作职责

在我国麻醉学发展的初期阶段，麻醉护理工作基本上由麻醉医生"一肩挑"或由手术室护士兼顾，也出现过一批"护士麻醉师"，他们没有医生执业资格证书，工作与麻醉医生相似，后由于国家规定无医生执照者不能实施麻醉操作，护士麻醉师逐步从临床工作中退出。随着医疗专科化的发展，对麻醉护理服务的需求不断增加。2001 年山西医科大学第一人民医院成立我国最早的麻醉护理单元，工作内容在之前的基础上增加了麻醉前准备、协助麻醉诱导和气管插管、麻醉配合、镇痛泵配置和镇痛随访及恢复室患者监护等内容。麻醉护理工作的开展，需在麻醉医生的指导和监督下执行。管理工作内容主要是麻醉环境、药物、仪器与设备的管理；教育工作内容主要包括临床带教和参与麻醉护理人员培训。

为进一步贯彻落实《关于印发加强和完善麻醉医疗服务意见的通知》（国卫医发〔2018〕21号）精神，加强麻醉学科建设，推动麻醉医疗服务高质量发展，国家卫生健康委会办公厅组织制定了《麻醉科医疗服务能力建设指南（试行）》。指南提出麻醉科应加强专科护理队伍建设，提高麻醉护理服务专业化水平。麻醉专科护理服务内容包括：建立独立的麻醉科护理单元，开展麻醉、疼痛诊疗及无痛诊疗患者的护理服务，具体包括专科门诊护理、围手术期护理、疼痛诊疗护理、专科病房护理。同时，开展麻醉科的总务管理，根据医院功能定位开展教学与科研活动。麻醉专科护士的职责包括麻醉专科门诊护理、围术期麻醉护理、疼痛护理、麻醉专科病房管理，并承担麻醉科药品、耗材、仪器设备、感染控制、文档信息与资料等总务管理及教学与科研等工作。

三、我国麻醉专科护士的培养模式

我国麻醉专科护士的培养模式主要采取非学历培训的方式，如培训班等，多采取理论培训和临床实践相结合的形式。2020年中华护理学会首届麻醉专科护士培训班顺利开班，培训班采用理论教学（脱产学习）4周、医院临床实践4周的形式，理论教学内容涉及麻醉专业基础知识、麻醉护理及重症护理、疼痛诊疗护理及护理管理等多项内容；临床实践内容主要包括麻醉护理技术及麻醉仪器设备使用等方面。学员经理论考试和临床考核成绩合格后颁发麻醉专科护士培训合格证书。目前全国各省份陆续开展了麻醉专科护士培训工作，如湖南省卫生健康委专科护理质控中心首届麻醉专科护士于2021年在长沙举行，培养了首批湖南省麻醉专科护士。湖南省麻醉专科护士培养模式参照了中华护理学会麻醉专科护士的培训形式，具体内容如下。

（一）麻醉专科护士培训学员资质要求

1. 一般要求

报名参加麻醉专科护士培训班的人员需具备护士执业资格，年龄不超过40岁，身体健康。

2. 工作年限

专科学历者必须有5年及以上麻醉临床护理或重症医学科护理工作经历；本科及以上学历者必须有3年及以上相应专科工作经历。

3. 技术职称

技术职称要求具有护师及以上专业技术职称。

（二）培训目标

（1）在麻醉医生的指导下掌握麻醉相关的监测、麻醉期间患者护理和转运工作。

（2）熟悉各项护理技术规范、消毒隔离技术，进行各种手术麻醉所需的物品准备，并能配合麻醉医生在手术室和预麻室进行麻醉操作。

（3）掌握毒麻药品管理、麻醉档案的记录与管理方法。

（4）熟悉各种麻醉机、监护仪的操作以及维护和保养方法。

（5）熟悉术后随访工作，掌握术后镇痛治疗的药品配制、镇痛泵及镇痛治疗的相关管理。

（6）具有麻醉护理教学及科研能力。

（三）培训课程

1. 理论培训

理论培训采取集中授课的形式进行。理论培训时间为 4 周，课程内容包括麻醉学相关知识，如麻醉前评估与准备、血流动力学监测及临床意义、酸碱平衡及失调、肌松药及肌松监测和拮抗、术后镇痛的处理原则、麻醉通气系统、心肺脑复苏指南、麻醉与脑血流、脑代谢、麻醉与循环、术后恶心呕吐防治等内容；麻醉护理学相关知识，如麻醉概论（麻醉护士的工作范畴和职责）、患者自控镇痛（patient controlled analgesia，PCA）临床使用与护理、麻醉后监测治疗室（postanesthesia care unit，PACU）常用药物和急救药的使用、生命体征监测、呼吸机管理和气道护理、手术室无菌原则和院感相关知识、PACU 常见管道的护理、全身麻醉插管的配合及困难气道的处理、水电解质和酸碱平衡、常用仪器设备的保养等。

2. 实践技能培训

麻醉护理实践技能培训实行麻醉专科基地带教培训模式，各麻醉专科基地按照培训计划采取"一带一跟班"进修的形式进行学习。培训时间为 4 周，培训主要内容包括常用操作技能的培训，如监护仪的使用、加温仪的使用、负压吸痰技术、呼吸机的使用、动脉采血技术与血气分析仪的使用、气道开放和急救呼吸囊的使用、PCA 的使用、心肺复苏和电除颤术、自体血回收技术及围手术期护理、麻醉恢复期护理、麻醉后监护、疼痛诊疗、总务管理等。

练习题

（肖志勇　李胖　杨金凤）

第二章

麻醉科护理单元管理

麻醉科护理单元管理PPT

学习目标

1. 了解麻醉科护理人员配置标准及常用设备设施管理。
2. 熟悉麻醉科常用药品的种类及管理方法、医院感染预防控制措施。
3. 掌握麻醉科不同工作岗位护理人员的工作内容、工作职责和基本要求，以及麻醉复苏室设置与管理要求。

第一节 麻醉专科护理服务

麻醉专科护理服务PPT

麻醉科应加强专科护理队伍建设，提高麻醉护理服务专业化水平。

一、麻醉专科护理服务内容

包括建立独立的麻醉科护理单元，开展麻醉、疼痛诊疗及无痛诊疗患者的护理服务，具体包括麻醉专科门诊护理、围术期护理、疼痛诊疗护理、麻醉专科病房护理。同时，开展麻醉科的总务管理，根据医院功能定位开展教学与科研活动。

二、麻醉专科护理服务要求

（一）专科门诊护理

依据医院麻醉门诊等专科门诊设置与医疗服务内容，为门诊患者提供麻醉与镇痛相关的护理、预约、宣教、随访等服务。

(二)围手术期护理

依据麻醉医疗服务内容,为接受麻醉的患者提供围手术期护理服务,具体内容如下。

1.麻醉前准备

麻醉前准备包括为麻醉前患者提供麻醉相关知识宣教和心理护理;配合麻醉科医生做好麻醉相关药品、物品和仪器设备的准备工作;核查确认患者各项麻醉及手术前准备信息等。

2.麻醉诱导期护理

在手术室/诱导室协同麻醉科医生、手术科室医生、手术室护士为患者提供心理护理服务,完成麻醉体位摆放和外周静脉通路开放操作;协助麻醉科医生完成麻醉相关操作以及文档整理工作等,不包括建立人工气道、动脉穿刺置管、中心静脉穿刺置管、椎管内穿刺和神经阻滞等麻醉操作。

3.麻醉维持期护理

在麻醉科医生指导下实施麻醉相关留置管路的护理工作(人工气道、动静脉置管等);协助麻醉科医生进行麻醉维持期相关操作的准备与配合;准备、抽取及核对各类麻醉相关用药,并遵医嘱使用;记录患者生命体征及其他相关指标,并遵医嘱处理;为非全身麻醉患者提供心理护理服务;麻醉中危重患者救治与配合实施心肺脑复苏术;协助临床麻醉工作各类文档的整理等。

4.麻醉恢复期护理

在麻醉恢复期为患者提供病情监测与治疗护理服务,直至患者达到转出麻醉恢复室标准,包括在麻醉科医生指导下拔除气管导管或喉罩等人工气道,观察识别并协助处理患者早期麻醉/手术并发症,做好复苏后患者转运护送与交接等护理服务。

5.麻醉后监护治疗病房护理

为患者提供监测与治疗护理,包括对患者生命体征的监测、机械通气的护理、管道护理,遵医嘱对患者进行化验、检查及药物治疗,观察识别并遵医嘱处理早期麻醉/手术并发症,做好患者的转运护送与交接等护理服务。做好患者与其亲属的沟通工作,及时为患者办理入院、转科、转院等手续,并详细记录护理过程。

6.麻醉后随访及急性疼痛护理

为麻醉手术后患者提供麻醉后随访服务,了解患者对麻醉医疗及护理服务的评价并不断改进;对患者术后急性疼痛进行评估,并协助麻醉科医生及时处理患者严重急性疼痛与疼痛治疗相关的并发症;识别麻醉相关并发症并遵医嘱处理。

(三)疼痛诊疗护理

疼痛诊疗护理主要包括癌痛、慢性疼痛评估、诊疗及居家疼痛管理等相关的护理服务。

(四)专科病房护理

依据麻醉专科病房的设置与医疗服务内容,为患者提供相应的护理服务,如重症监护室、疼痛病房、日间手术室和麻醉治疗病房等的护理服务。

（五）总务管理

总务管理包括管理麻醉科药品、耗材、仪器设备、文档信息与资料等，并进行医院感染预防与控制管理。

（六）教学与科研

有教学与科研任务的医疗机构，麻醉专科护士根据实际情况负责或参与临床教学与科研工作的具体实施，资料的管理等。

第二节　麻醉科护理人力资源管理

一、人力资源配置

医疗机构应当建立麻醉专科护理队伍，配合麻醉科医生开展相关工作，具体包括手术室内麻醉护理、手术室外麻醉护理、麻醉门诊护理、麻醉相关专科病房的护理等工作。麻醉科护士任职条件：须医学院校护理学专业毕业、取得护士执业资格并经过注册，原则上须临床工作满 2 年以上，经过相关培训并考核合格，方可从事麻醉科护理工作。

麻醉科护理人力资源管理PPT

（1）配合开展围手术期工作的麻醉科护士与麻醉科医生的比例原则上不低于 0.5∶1。

（2）麻醉后监护治疗病房护士根据医院情况进行合理配置，其中三级医院护士人数与床位数之比≥3∶1，二级医院≥2∶1，其中至少应有 1 名在麻醉科或重症监护领域工作 3 年以上，具有中级以上职称的护理人员。

（3）诱导室护士与诱导室实际开放床位比≥1∶1。

（4）恢复室护士与恢复室实际开放床位数不低于 1∶1，至少配备 1 名有重症监护领域工作经验、中级以上职称的护理人员。

此外，根据工作需要配备足够数量其他岗位的麻醉科护士，负责麻醉门诊、疼痛门诊、麻醉专科病房等护理工作。

二、人员职责与管理

麻醉科护士的管理和业务指导上属麻醉科主任和护理部双重领导。

（一）总务护士

协助管理麻醉科药品，包括由麻醉科管理的国家管制的麻醉药品、精神药品和高危药品以及麻醉期间的其他各类药品，有条件的医院应当由药学部门统一管理麻醉科药品；负责麻醉科仪器设备与耗材管理，统计耗材应用情况，并及时申领。

(二)手术间麻醉护士

麻醉科应当按照护士与手术台数量≥0.5∶1的比例配备手术间麻醉护士。麻醉护士负责患者麻醉前宣教和心理护理工作，与麻醉有关的药品、物品、仪器和设备的准备工作，并配合麻醉科医生进行核对、检查；核对麻醉前相关检查结果，对检查缺项或异常结果及时报告麻醉医生；协助麻醉医生完成麻醉相关操作；遵医嘱监测并记录麻醉患者各项生命体征及其他相关指标，及时报告患者病情异常变化，并遵医嘱处理。日间手术麻醉与手术室外麻醉相关护理工作参照执行。

(三)麻醉诱导室及恢复室护士

在麻醉医生指导下，根据麻醉或麻醉复苏需要摆放、调整患者体位；遵医嘱实施管路(气管插管、导尿管、引流管、静脉置管等)护理；观察、记录患者生命体征及监测指标，及时向医生报告异常情况，遵医嘱给予相应处理；配合抢救患者及实施心肺脑复苏术；进行患者转运护送，并做好护理交接。

(四)麻醉科门诊护士

配合麻醉医生做好患者预约诊疗、门诊就诊、麻醉准备、健康教育、麻醉实施、跟踪随访等相关护理工作。

第三节　麻醉科设施设备的配置及管理

医疗机构应当根据麻醉科医疗服务领域和开展的工作内容，结合医院实际，配置相应的设备设施，满足医疗服务和管理要求。

一、设施与设备的配置

(一)门诊

应设立独立的诊室，并建立完善的信息系统，包括门诊和住院电子病历系统、麻醉手术管理系统、医院信息系统等。三级医院和有条件的二级医院应设置综合治疗室和观察室。

综合治疗室应具备以下设施及设备。

1.基础设施

门诊基础设施包括电源、高压氧源、吸氧装置、负压吸引装置。

2.基本设备

麻醉门诊的基本设备包括麻醉机、多功能监护仪、除颤仪、血压计、简易人工呼吸器、气管插管器具等。

3. 麻醉及疼痛治疗相关设备

麻醉及疼痛治疗相关设备包括射频热凝治疗仪、彩色超声仪、体外冲击波治疗仪、神经电刺激定位仪、经皮神经电刺激仪等。可根据医院功能定位选择性配置。

(二)手术操作相关单元

1. 麻醉单元

每个开展麻醉医疗服务的手术间或操作间为 1 个麻醉单元,每个麻醉单元的配备如下。

(1)电源、高压氧气、压缩空气、吸氧装置、负压吸引装置、应急照明设施。有条件的医院应安装功能设备带。

(2)麻醉机、多功能监护仪、简易人工呼吸器、气道管理工具。

(3)气管内全身麻醉应配备呼气末二氧化碳监测仪。

(4)婴幼儿、高龄、危重患者、复杂疑难手术应配备体温监测及保温设备。

(5)儿童和婴幼儿手术麻醉场所须配备专用的气管插管装置、可用于小儿的麻醉机和监护仪。

2. 手术公共区域设备(数个相邻麻醉单元可共用)

(1)备用氧气源、纤维支气管镜、处理困难气道的设备。

(2)有创血流动力学监测仪、体温监测及保温设备、自体血液回收机。

(3)抢救车及除颤仪。

(4)床旁便携式超声仪、便携式呼吸机和便携式监护仪。

(5)有条件者应配备:心排出量监测仪、呼吸功能监测仪、肌松监测仪、麻醉深度监测仪、麻醉气体监测仪、脑氧饱和度监测仪等监护设备;血气分析仪、凝血功能分析仪、生化分析仪、血球压积或血红蛋白测定仪、渗透压检测仪和血糖监测仪等床旁化验检查设备;超声定位引导装置、经食道心脏超声检查设备、神经刺激器;麻醉机回路、纤维支气管镜等器械的消毒设备等。

(三)围术期相关单元

1. 麻醉准备室/诱导室

麻醉准备室/诱导室应配备电源、高压氧源、吸氧装置、负压吸引装置、麻醉机或呼吸机、监护仪、气道管理工具、简易人工呼吸器等设备。

2. 麻醉后恢复室

麻醉后恢复室每张床位应配备电源、吸氧装置和监护仪;每个恢复室区域应配备麻醉机或呼吸机、吸引器、抢救车、除颤仪、血气分析仪、床旁超声仪、便携式监护仪、肌松监测仪、气道管理工具、简易人工呼吸器等。

(四)专科病房

麻醉专科病房的床位设置应当与医院功能定位、服务能力及患者需求相适应。

(五)信息系统及远程医疗平台建设

二级以上医院麻醉科应建立符合国家卫生健康委员会有关医院信息化相关要求的麻醉电子信息系统,并以此作为质量控制的技术平台。建设基于网络的麻醉与疼痛评估随访信息系统。通过远程医疗,加强与上下级医疗机构麻醉科协作,促进医疗资源上下贯通。

二、设施与设备的管理

(一)人员职责

1. 麻醉手术间护士

手术完成后,护士应清点本手术间设备,发现问题时及时报告总务护士或医学工程人员,并做好对设施设备使用情况及故障、维修情况的登记工作。

2. 总务护士

(1)建立麻醉科固有资产清单,制定手术间设备分布一览表,做到账物相符。

(2)制定特殊设备去向一览表,以便及时了解设备动态。

(3)定时巡查手术间,发现设备缺损或丢失要追查去向与原因,并报告医学工程师并记录,发现设备出现问题及时报告工程师维修。

(4)不能使用且达到使用年限的设备,报科主任、护士长、工程师审核后,按医院设备管理的报废流程报废。

(5)仪器设备损坏,其配件根据医院设备管理规定,按流程申请领用。

(6)每月检查仪器设备的使用、保养、维修等记录情况,发现问题及时改进。

3. 麻醉复苏室护士

配合总务护士对每台仪器设备进行注册和登记;熟悉仪器性能、使用规范及保养要求;了解仪器使用情况、功能和状态;贵重仪器建立使用保养记录本。

4. 医学工程人员

(1)负责与设备管理人员的沟通,对其工作进行监督,并协助总务护士的工作。

(2)负责设施设备的维修和日常维护工作。

(3)负责培训麻醉医生和麻醉护士使用设备设施。

(二)人员的培训

科学技术发展日新月异,新材料、新工艺不断涌现,手术设备正向着机械化、自动化、智能化、高度集成化方向迅速发展,设备结构越来越复杂,技术含量也较高,对操作使用和设备维护人员的要求也越来越高。各类设施设备在使用前,应完成对使用人员的培训工作,培训内容包括设备使用流程,日常维护和保养,故障的识别、处理,相关意外情况的应急处理等。人员培训合格后,方可投入使用,并填写培训记录。

(三)管理制度

建立各项设施设备管理制度及计划,根据制度要求管理。如定期清查,对贵重仪器设备建立档案等。从制度上保障手术麻醉设施设备处于备用状态。对于人为原因导致设备故障，造成经济损失的要严格追究负责人和相关使用人员的责任。

（四）医用耗材的管理

手术麻醉过程及复苏使用的耗材种类繁多。麻醉科应建立医疗耗材的三级管理制度，即科主任—护士长—耗材管理员。作为科室医疗耗材的直接管理人员和日常使用者，麻醉护士在麻醉科医疗耗材管理流程中起到重要作用。耗材管理员根据耗材使用量设定各项医用耗材常备基数，并定期清点和领用、补充。定期盘点耗材实际数量，核查与信息系统内现存数量是否一致，如果不一致，查找原因，并提出处理与改进措施。

第四节　麻醉复苏室的建设与管理

由于手术创伤、麻醉药物和疾病本身的影响，麻醉恢复期患者具有独特的病理生理特点和潜在的生命危险，需要有麻醉后监测治疗室（postanesthesia cure unit，PACU）并配备专业的医务人员进行管理。麻醉后监测治疗是麻醉管理的重要组成部分，所有接受过全身麻醉、区域麻醉或麻醉监护的患者均应接受适当的麻醉后监测治疗。麻醉后监测治疗主要是恢复患者的

麻醉复苏室的建设与管理PPT

保护性反射，监护和治疗出现的生理功能紊乱，以保证患者生命体征的平稳，识别和及时处理麻醉和手术后并发症，保障患者安全，降低患者病死率。麻醉后监护治疗时间一般不超过 24 小时。

一、PACU 的定义和功能

PACU 又称为麻醉复苏室，1873 年麻省总医院建立了全球第一个 PACU，如今 PACU 已成为现代医院麻醉科的标准配置。PACU 是由麻醉科医护人员对麻醉后患者进行集中监测和继续治疗，直至患者的生命体征恢复稳定的医疗单位。PACU 的主要功能如下。

（1）麻醉后患者的苏醒和早期恢复，生命体征恢复到接近基线的水平。

（2）术后早期治疗，包括麻醉和手术后早期并发症的发现和治疗。

（3）改善患者的身体状况，以利于其在 ICU、特护病房或普通病房的进一步治疗。

（4）评估决定患者去向，是转入普通病房、ICU 或者直接出院。

（5）在特殊情况下（如需要紧急再次手术）对患者状况进行术前处理和准备。

（6）在特殊情况下可临时提供 ICU 服务。

二、PACU 的设置要求

PACU 的设计、设备和人员配置应符合国家《综合医院建筑设计规范》（GB 51039—2014）、《医院消毒卫生标准》（GB 15982—2012）等标准和国家卫生健康委员会相关文件规范要求。

(一)PACU 的位置

PACU 应与手术室或其他实施麻醉或镇静镇痛的医疗区域紧密相邻,以减少患者转入时间。如有多个独立的手术室或其他需要麻醉科医生参与的医疗区域,可设置多个PACU。医院在建设和改造过程中应将需要麻醉科医生参与的内镜检查/治疗室、介入治疗中心等区域集中管理,以提高 PACU 资源利用率,保障患者安全。

(二)PACU 的规模

PACU 床位数量根据医院实际需求确定,所需的床位数与手术种类和手术间数量有关。如果以长时间、患者周转缓慢的大手术为主,则所需床位较少;如果以短小手术或日间手术为主,则所需床位较多。床位数量通常需满足下列 3 个条件之一。

(1)PACU 床位数与医院手术科室床位总数之比应≥2%。

(2)PACU 床位数与手术台的比例应≥1∶4。

(3)PACU 床位数与单日住院手术例数的比例应≥1∶10。

(三)PACU 的人力资源配备

PACU 需配备具备麻醉及重症监护治疗能力的医生、护士和必要的辅助人员。可以参照以下标准配备:

(1)PACU 麻醉科医生数与床位数之比≥0.5∶1,至少配备 1 名有能力处理并发症和为患者提供心肺复苏术的麻醉科医生。

(2)护士人数与床位数比不低于 1∶1,至少有 1 名有重症监护领域工作经验、中级以上职称的护理人员。

(四)PACU 的开放时间

PACU 开放时间应根据医院医疗实际需求确定,如果手术安排许可,夜间可以关闭;邻近中心手术室的 PACU 可以延长开放时间,以保证夜间手术患者的安全。

(五)PACU 的设施设备配置

PACU 相关医疗设备的配置与 ICU 要求基本相同,具体配置如下。

1. 监护设备

PACU 需配置具有监测脉搏血氧饱和度、心电图(ECG)、无创血压、呼吸末二氧化碳、肌肉松弛作用、体温等功能的床旁监护仪,根据需求可以配备有创压力监测(直接动脉测压、中心静脉测压)、颅内压监测、心排血量测定等特殊监测设备。监护设备需处于备用状态,配备足够的便携式监护仪供转运患者使用。

2. 呼吸支持设备

呼吸支持设备应包括满足临床需求的呼吸机,邻近中心手术室的 PACU 至少需配置1 台麻醉机。

3. 生化检测设备

麻醉科或 PACU 至少需配置 1 台血气分析仪和凝血功能监测仪器如血栓弹力图仪。

4. 中心监护站和麻醉信息系统

PACU 配备与床旁监护仪相连的中心监护站、麻醉信息系统记录和储存患者资料。

5. 其他设备和设施

PACU 至少配备 1 台除颤仪，以及输液泵、急救车、困难气道车、超声仪及纤维支气管镜、保温及加温设备如加温毯、空气净化装置或消毒装置等。

6. 病床

病床采用可移动式的转运床，有可升降的护栏和输液架，且能调整体位，床头应配备一定数量的电源插孔、氧气管道接口、医用空气管道接口、负压吸引管道接口。配置开放式的床位，可以更方便地观察患者，并在保障患者安全的前提下，保护患者的隐私。

转运床的基本功能与使用PPT

三、PACU 的管理与工作内容

（一）PACU 的管理

PACU 是由麻醉科管理的独立医疗单元，应建立健全完善的 PACU 管理制度和岗位职责，应有患者转入、转出标准与流程。医护人员在合作的基础上，应该明确各自的专业范围和职责，一般由高年资麻醉科医生负责管理 PACU，其他麻醉科医生提供紧急支援。麻醉科主任或主管 PACU 的负责人进行特殊情况下的协调与决策。

（二）PACU 的质量管理

PACU 应设立质量管理小组，建立 PACU 质量指标、质量标准、评估体系，实施质量控制与持续质量改进制度，降低麻醉恢复期患者并发症的发生率，提高麻醉恢复期患者的医疗质量，提高 PACU 的利用率。

（1）建立麻醉信息系统并纳入医院信息系统，记录 PACU 医疗资料，包括临床不良事件，以此为 PACU 质量控制的技术平台，建立月份和年度统计档案。

（2）制定 PACU 建设和管理规范，按床位数配备有资质的麻醉科医生和经过专业培训的麻醉科护士。制定 PACU 设施、设备配置标准、临床路径、核心制度和标准化操作规范。

（3）建立 PACU 突发事件处理流程和预案，及时有效处理 PACU 各种突发或意外事件。

（4）建立 PACU 医务人员的培训制度。

（三）PACU 人员职责

PACU 人员在麻醉科主任和护理部的领导下，依照科室制定的工作职责开展工作。麻醉科医生负责患者评估、管理、协调、开具医嘱、气管拔管和患者转出决策。护士负责为患者提供监测与治疗护理，以床旁护理为主。PACU 可设立独立的护理单元，设立 1 名护士长负责 PACU 日常管理和护理工作。护士的日常工作包括如下内容。

(1) PACU 内医疗设施、设备、床位以及急救药品、急症气道工具车的准备与日常维护。

(2) 接收转入 PACU 的患者，连接监护设备及给氧装置或呼吸机，检查和妥善固定各种导管。

(3) 根据医嘱为患者进行血气分析、血糖检测或其他快速实验室检查。

(4) 对患者重要生命体征进行监测和对危急值进行识别、报告，对疼痛进行评估。

(5) 初步评估患者是否适合转出 PACU。

(6) 医疗文书的记录与保管。

当 PACU 仅有 1 位患者时，应有两名有资质的医护人员在场。当判断患者可能出现手术并发症时应通知外科医生处理。患者出现病情变化时，可请相关科室医生紧急会诊处置。

第五节　麻醉后监护治疗病房的建设与管理

随着我国人口老龄化、疾病谱的改变和外科技术的发展，患者术后的复苏和救治已成为麻醉领域的挑战。如手术创伤大、手术时间长、术中出血多等，可能会导致患者苏醒时间长，需要进入重症监护室监护，但有部分患者经过短期的加强监护治疗，其生命体征和内环境能够得到明显改善，从而不需要占用重症医学科(ICU)的宝贵资源。麻醉后监护治疗病房(anesthesia intensive care unit，AICU)的建立将为这些患者提供最佳的监护和治疗场所，不仅能保证麻醉医生对患者管理的延续性，及时进行术后的监护和治疗，而且当患者因病情需要再次手术时，能快速转入手术室，确保患者得到及时的救治，从而保障外科手术患者的围术期安全，提高麻醉医疗服务质量。

一、AICU 建设

(一)位置

AICU 的位置应紧邻手术室。有条件者，建议邻近 PACU、ICU 以及输血科、超声医学科和放射科等医技辅助科室，方便患者的检查、治疗、转诊及转运。

(二)规模

AICU 的床位数量根据医院实际需求确定，建议满足下列 3 个条件之一。

(1) AICU 床位数与医院手术科室床位总数的比例应≥2%。

(2) AICU 床位数与手术台的比例应≥1∶4。

(3) AICU 床位数与单日住院手术例数的比例应≥1∶10。

(三)人力资源配备

AICU 需配备足够数量的、经过专科培训、具备麻醉及重症监护治疗能力的专职麻醉医生和护理人员，可以参照以下标准配备。

(1)医生人数与床位数之比≥0.5∶1，至少配备 1 名具有副高及以上职称的麻醉医生。

(2)三级医院护士人数与床位数之比≥3∶1，二级医院≥2∶1，其中至少有 1 名在麻醉科或重症监护领域工作 3 年以上，具有中级以上职称的护理人员。

(四)医疗设备配置

按照重症医学科建设要求应配置相应的监护、治疗和急救设备。主要包括以下设备。

1. 床位设置

床位应配备具有升降护栏、输液架、体位调节功能的可移动式转运床，床头根据需要配备功能架，提供电源插孔、氧气接口、医用空气接口和负压接口等设备安装支持功能。

2. 监护设备

每个床位配备床旁监护仪，应具备指脉氧、有创或无创血压、中心静脉压、ECG、呼气末二氧化碳、肌肉松弛作用、体温等监测功能模块，同时配备足够的便携式转运监护仪。

3. 呼吸支持设备

每床需配备 1 台呼吸机、1 台简易呼吸器，至少配备 1 台便携式呼吸机用于患者转运。

4. 中央监护和信息系统

配备中央监护站和信息系统，与床旁监护仪相连，集中监护和管理患者。

5. 微量注射泵装置

每床应配备微量注射泵装置，可根据实际需要每床配备双通道微量输液泵 1~2 个。

6. 检查和检验设备

配备 C 臂机、血气分析仪、血栓弹力图仪、纤维支气管镜、超声仪等检查和检验设备。

7. 其他医疗设备

其他医疗设备包括除颤仪、急救车、困难气道车、保温及加温设备、空气净化或消毒装置等。

二、AICU 的管理

AICU 是隶属于麻醉科的独立医疗单元，由麻醉科主任统一管理，下设行政副主任，具体负责管理各项工作；日常医疗工作由专职的各级麻醉医生负责；护理工作在科主任、护士长领导下进行。AICU 应建立完善的管理制度，进行制度化管理，包括医生岗位责任制度、培训制度、设备仪器管理和使用制度、医院感染管理制度以及患者转入/转出标准和流程等。负责患者外科手术的主管医生可进入 AICU 开展床旁 24 小时查房，与麻醉医生联合诊治患者。

三、AICU 的工作流程

AICU 实施 24 小时开放工作制度。择期手术患者如需入住，应由麻醉医生与手术医生协商讨论后，并由手术医生术前提出床位预约申请，约定床位后，术后可送至 AICU；急诊手术或术中出现意外情况需转入的患者，麻醉医生与手术医生沟通后，确定需要转入 AICU，再与 AICU 的医生协商床位和转运事宜，确定床位后再转入。患者需由麻醉医生和手术医生、巡回护士共同送至 AICU，并于床旁与 AICU 医生当面交接，包括患者基础情况、麻醉情况、手术情况、出血量、术中意外情况以及术后管理注意事项及重点关注等内容。对于已转入普通病房的术后患者，因病情需要转入 AICU 治疗的患者，应由主管医生向 AICU 医生申请会诊，AICU 医生到床旁对患者进行会诊评估后，再与主管医生沟通并决定是否转入。患者入 AICU，需主管医生全程护送，并于床旁与 AICU 医生交接。

四、收治范围

对符合 AICU 转入标准的患者，通过术后监护和治疗，来保障其术后安全，以降低患者术后并发症和死亡风险。麻醉后监护治疗时间一般不超过 24 小时。

(一)转入标准

(1)高龄、术前合并严重的重要脏器和系统疾病、高危手术等，术后需继续呼吸、循环等支持与管理的患者。

(2)无严重系统性基础疾病但麻醉手术期间发生了较严重并发症，如严重过敏反应、困难气道、休克、大出血等，经抢救后病情趋于稳定但需继续观察的患者。

(3)麻醉后恢复室苏醒延迟或病情不稳定，需进一步明确原因，继续观察的患者。

(4)手术或其他原因需进一步观察并发症情况，但未达到内、外科等重症监护治疗病房收治标准的患者。

(5)生命体征不稳定、暂时不适宜院内转运的患者。

原则上不收治适宜转入内科或外科等重症监护治疗病房、不可逆性疾病和不能从 AICU 的治疗获得益处的患者。儿科、心脏大血管外科、神经外科和血管手术患者，术后是否收治由各医疗机构根据实际情况确定。患者在 AICU 期间，相关手术科室医生应进行日常查房，关注患者病情变化并及时处理可能存在的手术并发症。

(二)转出标准

经治疗后患者生命体征平稳，重要脏器系统功能稳定，且经麻醉科主治及以上职称的医生评估可以转出的患者，应及时转出至普通病房。

经 24 小时的治疗后，生命体征仍不稳定或存在较严重的脏器功能受损、较严重的并发症，经麻醉科和外科主治及以上职称的医生评估需继续密切监护治疗的患者，转入其他重症监护治疗病房继续诊疗。

五、医疗服务能力

设置 AICU 的麻醉科应具备以下医疗服务能力。

（1）具备完善的中枢、循环、呼吸、肝、肾、凝血等重要系统和脏器功能、内环境的监测及调控能力。

（2）麻醉后早期并发症的诊治能力，包括但不限于休克、心力衰竭、高血压、心律失常、肺不张、急性肺损伤、术后疼痛、恶心呕吐、过敏、苏醒期谵妄等并发症。

（3）心搏呼吸骤停的抢救复苏能力。

（4）能为患者提供多学科诊疗服务的能力。

六、质量管理和评价体系

AICU 应根据医院实际情况，组建质量管理小组，建立质控指标和评估体系，开展持续质量改进项目，保障医疗安全，提升医疗服务质量。

（1）按床位数配备足够的、具备资质的专职麻醉医护团队，明确各级医护人员的岗位职责，制定规范的临床路径和标准化的操作规范等，并定期对医护人员进行培训。

（2）建立医疗质量控制信息平台，记录患者在 AICU 期间的临床资料，包括临床不良事件发生情况等，定期对不良事件进行分析、讨论，持续改进医疗质量。

（3）制订 AICU 危机事件处理流程和预案，并定期组织医护人员进行预案演练，提升应对危机事件的应急处置能力，从而保障对 AICU 各种突发或意外事件的及时、有效处理。

▌ 第六节 麻醉科医院感染管理

麻醉科作为医院的一个重要组成科室，在日常工作中存在大量有创操作，且主要工作场所位于手术室内，是医院感染控制的一个重要环节。认真落实消毒隔离管理制度、规范消毒隔离程序及行为，是提高麻醉科诊疗工作质量，有效控制相关医院感染的重要措施。

麻醉护理单元预防和控制医院感染的方法

一、组织管理

健全的组织领导是落实各项管理措施的前提。麻醉科应当设立由科主任、护士长、监控医生和护士组成的科室院感管理小组。在医院感染管理科的指导下采取预防医院感染的各项措施，医院感染管理委员会应安排专职人员定期到科室督查院感防控工作，通过对重点环节的管理，有效控制麻醉科的院内感染。科室院感管理小组的职责如下。

（1）制定本科室医院感染管理规章制度和细则。

（2）监督检查科室有关医院感染管理的各项工作，对医院感染可疑病例、可能存在的感染环节进行监测，并采取有效防护措施。

（3）对医院感染散发病例进行登记报告，对暴发、流行病例向医院感染科报告。

（4）按要求对疑似病例或确诊的医院感染病例留取临床标本，进行细菌学检查或药敏试验。

（5）监督检查本科室抗生素使用情况。

（6）定期对照消毒隔离技术操作规范，组织科室自查，对存在的问题进行分析讨论，提出整改措施，评价实施效果。

二、隔离预防

医院必须建立健全隔离预防制度，实施"标准预防"和"基于传播途径预防"措施。作为麻醉科医务人员，接触针头等锐器的机会多，在临床工作中，应假设所有患者都可能具备传染性，落实"标准预防"规定，加强个人防护。

（1）接触患者的血液、体液、分泌物、排泄物、呕吐物及污染物品时，应戴清洁手套。

（2）进行穿刺等无菌操作，接触患者破损皮肤、黏膜时，应戴无菌手套。

（3）进行穿刺等操作时应戴一次性医用口罩或医用外科口罩，口罩累计使用超过4小时应更换，污染或潮湿时应随时更换，不可重复使用。

（4）在进行可能发生患者血液、体液、分泌物等喷溅的诊疗护理操作时应戴护目镜。

（5）为呼吸道传染病患者进行气管切开、气管插管等近距离操作，可能发生患者血液、体液、分泌物喷溅时，应穿戴防护服并使用全面型防护面罩。

三、人员培训

加强人员培训，提高全体医务人员的医院感染防控认识，督促人员参加医院组织的医院感染防控知识讲座与培训，并在科室内通过不同方式对所属人员进行医院感染知识防控培训，通过培训强化和提高麻醉科从业人员的感染防控知识，明确自身在医院感染控制中的责任和义务；加强医德教育，提高员工工作责任心，严格遵守无菌技术操作规程；提高医护人员自律性，把医院感染防控管理变成自觉的行为，保证麻醉科的消毒隔离管理制度落到实处。凡从事消毒清洗的护理人员，必须接受内镜消毒相关知识的培训，熟练掌握麻醉科特殊设备及附件的洗涤、消毒、灭菌和维护方面的技能，确保医疗器械洗涤消毒灭菌工作全面达标。

（一）培训要求

（1）医院感染管理小组成员应参加医院组织的预防、控制医院感染相关知识的继续教育、学术交流活动。

（2）专职人员每年在职培训至少15学时。

(二)培训内容

(1)国家有关医院感染的法律、法规、规章、制度、标准等。
(2)预防和控制医院感染的目的、意义。
(3)无菌技术操作,消毒隔离知识等。
(4)预防和控制医院感染的方法。
(5)侵入性操作医院感染的预防。
(6)消毒灭菌方法的合理选择及效果监测。
(7)一次性无菌医疗用品的管理。
(8)抗感染药物的合理应用。
(9)血液、体液传播疾病的预防。
(10)医疗废弃物的管理等。

(三)重点培训内容

1.医生培训内容

(1)医院感染概论及医院感染诊断标准。
(2)细菌耐药机制,抗感染药物的合理应用。
(3)侵入性操作相关医院感染的预防和控制。
(4)手卫生。

仪器设备的感染控制管理

内镜清洗消毒

麻醉科一次性无菌医疗物品的管理

2.护士培训内容

(1)医院感染概论及医院感染诊断标准。
(2)清洁、消毒、灭菌方法的合理选择。隔离技术在医院感染预防和控制中的应用。
(3)手卫生。
(4)麻醉科的医院感染管理要求。
(5)内镜的清洗消毒流程。

3.后勤人员培训内容

(1)清洁、消毒灭菌与隔离的基本知识,消毒剂的选用。
(2)科室各类物品表面消毒和垃圾分类。
(3)手卫生。

医院废弃物的管理

四、手卫生

手卫生指医护人员洗手、卫生手消毒和外科手消毒的总称。手卫生是预防和控制感染的重要、简单、有效和经济的方法。麻醉科医务人员在对手术患者实施麻醉过程中，需要进行许多侵入性操作，如静脉和动脉穿刺、气管内插管等，其洗手的依从性直接影响到手术感染发生率。管理者要重视医院感染控制工作，定期对麻醉科医务人员及卫生员进行手卫生教育监督，达成洗手自觉化、规范化机制的目标。每个手术间要配备快速手消毒液以提高术间麻醉医护人员的洗手依从性。手术间、麻醉恢复室及其附属区域应配备的手卫生工作需做到以下两点。

1. 完善手卫生设施

手术间包括洗手池、洗手液、手消毒液、擦手纸、手套等手卫生设施；每个治疗台和床头桌上配备 1 瓶快速手消液；每个洗手池上方张贴七步洗手法图，强化洗手教育。

2. 定期培训

每年培训医护人员手卫生相关知识，护士长及感染监测员每日督促检查手卫生的依从率、正确率，每月统计洗手液、手消毒液、擦手纸的消耗量。

五、感染监测

按照《医院感染监测规范》（WS/T 312—2009）科学规范地开展院内感染监测工作。

（一）建立院内感染监测与报告制度

科室发现感染病例，应及时上报医院感染科分析感染的相关因素，针对原因制订整改方案，并将感染控制率作为感染监测质量控制的敏感指标。

（二）科室医院感染监测员认真履职

科室医院感染监测员按时参加医院感染科组织的各种培训，提高对院内感染的识别和监控能力。认真指导、监督保洁人员早晚两次对地面进行湿式清扫、消毒，并在墙面、桌面、地面、物品有污染时及时清洁、消毒。感染监测员每月底对物体表面、空气、工作人员的手等进行细菌培养和空气质量检测，并做好记录。

（三）及时开展医院内感染患病率监测

院内感染患病率监测应每年至少开展一次。

第七节　麻醉科药品管理

麻醉科是医疗机构中麻醉药品使用种类最多、用量最大的科室。加强麻醉科药品的管理，一方面保证药物合理利用，满足患者的合理用药需求，另一方面也避免药物使用、保管不当引起不良事件，对患者及社会造成不良影响。麻醉科还有高警示药品、急救药品和普通基数药品，都需要管理好，以满足临床工作需要。

一、麻醉和精神药品管理

麻醉和精神药品具有明显的两面性，一方面有很强的镇痛镇静等作用，是医疗上必不可少的治疗药品，另一方面不规范地连续使用，患者易产生依赖性，若流入非法渠道则成为毒品，造成严重的社会危害。各级卫生健康行政部门和医疗机构对麻醉和精神药品的临床应用管理都高度重视，并出台了《麻醉药品和精神药品管理条例》(中华人民共和国国务院令第442号)，麻醉科的工作人员需要严格执行条例规定，加强对麻醉药品和精神药品的管理。

(一)管理机制

1. 建立管理制度

医院对麻醉药品、第一类精神药品的采购、保管、调配和使用实行批号管理和追踪制度，必要时可以及时查找或者追回。对麻醉药品、第一类精神药品实行基数管理，有处方保管、领取、使用、退回、销毁等管理制度。麻醉药品和精神药品只限于医疗、教学和科研使用，禁止非法使用、储存和转让。

2. 医生处方权授权与备案

主治医生经考核合格，由医务部批准授予麻醉药品和第一类精神药品处方权，并在医务部和药学部签名留样备案后，方可在本院开具麻醉药品和第一类精神药品处方，但不得为自己开具该类药品处方。

3. 药师管理

药师经考核合格后方可取得麻醉药品和第一类精神药品调剂资格，可在本院调剂麻醉药品和第一类精神药品。

(二)采购与保管要求

1. 凭证采购、专人专柜管理

药品采购员凭《麻醉药品、第一类精神药品购用印鉴卡》向定点批发企业购买麻醉药品和第一类精神药品。药品采购办对麻醉药品、第一类精神药品实行专人管理制度，专库专用保险柜保存，专库设有防盗设施并安装报警装置，实行双人双锁管理。药品保管员应根据本院医疗需要，保持合理库存。

2. 双人验收

麻醉药品、第一类精神药品入库验收必须货到即验，实行双人开箱验收制，清点验收到最小包装，验收记录双人签字。入库验收应当采用专簿记录，内容包括日期、凭证号、品名、剂型、规格、单位、数量、批号、有效期、生产单位、供货单位、质量情况、验收结论、验收和保管人员签字。在验收中发现缺少、缺损的麻醉药品、第一类精神药品应当双人清点登记，报药品采购办主任及主管院领导批准并填写有关凭证加盖公章后向供货单位查询、处理。

3. 专用账册

对进、出专库的麻醉药品、第一类精神药品建立专用账册，双人复核，逐笔登记，内容包括：日期、凭证号、领用部门、品名、剂型、规格、单位、数量、批号、有效期、生产单位、发药人、复核人和领用人签字，做到账、物、批号相符。专用账册须保存至药品有效期满后 5 年以上。人员交接时应仔细清点药品、账册，交、接人员在交接单上签全名。

4. 第二类精神药品独立管理

药品采购办设立独立的专柜储存第二类精神药品，并建立专用账册，实行专人管理。专用账册的保存期限应当自药品有效期期满之日起不少于 5 年。

5. 严格防范麻醉药品、第一类精神药品丢失、被盗、被抢

相关部门发现麻醉药品、第一类精神药品丢失、被盗、被抢、被骗取或者冒领的情况，应立即报告药品采购办主任、药学部分管主任、医务部、保卫部、主管药品业务副院长，并立即向当地卫生管理部门、公安机关、药品监督管理局报告。

(三) 调配与使用

1. 医生开具处方要求

医生应当根据《精神麻醉药品临床应用指导原则》，使用麻醉药品和精神药品。具有处方权的医生在为患者首次开具麻醉药品、第一类精神药品处方时，应当亲自诊查患者，要求其签署《麻醉药品和第一类精神药品使用知情同意书》，并为使用麻醉药品、第一类精神药品的患者建立相应的病历，病历中应当留存下列材料复印件：二级以上医院开具的诊断证明、患者户籍簿、身份证或者其他相关有效身份证明文件及为患者代办人员的身份证明文件。并为门诊患者办理"麻醉药品专用发放卡"。医生应当要求长期使用麻醉药品和第一类精神药品的门诊患者和中、重度慢性疼痛患者，每 3 个月复诊或者随诊 1 次，并将随诊或者复诊情况记入病历。

2. 专人管理

(1) 药房：各药房麻醉药品、第一类精神药品实行专人负责管理制度，药品应保持合理基数，专用保险柜双人双锁保管，并有警示标识，实行专用账册登记管理，班班交接，做到账、物、批号相符。药房设立麻醉药品和第一类精神药品专用发药窗口，由专人负责发药，调配人、核对人应仔细审查处方，并在处方单上签署全名。对不符合规定的处方，处方的调配人、核对人应当拒绝发药。

(2) 科室：麻醉科所需的麻醉药品和第一类精神药品由专人负责，实行专柜双人双锁保管，专册登记，做到账、物、批号相符，并进行班班交接。存放药柜有警示标识。使用时应遵循近有效期先用的原则，严防过期失效。麻醉科的总务护士协助管理麻醉科药品，有条件的医院应当由药学部门统一管理，并设置专人定期检查。

3. 门诊用药

麻醉专科门诊患者使用麻醉药品、第一类精神药品注射剂或者贴剂的，再次调配时，药房应当要求患者将原批号的空安瓿或者用过的贴剂交回。药房收回的麻醉药品、第一类精神药品注射剂空安瓿、废贴，由专人计数，逐日记录，统一向医务部、保卫部申

请销毁。经批准后由医务部、保卫部监督销毁，药房应有销毁记录，并有医务部、保卫部、药学部人员签名备案。

4. 退药与药品销毁

麻醉科医务人员应告知患者和家属，麻醉药品、第一类精神药品不得办理退药。患者不再使用麻醉药品、第一类精神药品时，剩余的药品应无偿退回医院，由医院按规定程序销毁处理。过期、损坏、淘汰或遗弃的麻醉药品、第一类精神药品进行销毁时，应当向所在地卫生行政部门提出申请，在其监督下进行销毁，并对销毁情况进行登记。

(四) 处方管理

1. 处方要求

(1) 医生应当使用右上角分别标有【麻】【精一】的淡红色专用处方单开具麻醉药品和第一类精神药品，使用右上角标有【精二】的白色专用处方单开具第二类精神药品。处方书写格式严格按照《处方管理办法》执行。麻醉药品、第一类精神药品处方内容除普通处方规定外还必须载有患者的身份证号码及代办人的身份证号码，处方单上签写全名。医生开具麻醉药品、第一类精神药品处方时，应在病历中记录。

(2) 除需长期用药的门诊癌症疼痛患者和中、重度慢性疼痛患者外，麻醉药品和第一类精神药品注射剂仅限于本院内使用。对于需要特别加强管制的麻醉药品，盐酸二氢埃托啡、盐酸哌替啶注射液处方为一次常用量，仅限于本院内使用。

2. 门诊处方

为麻醉专科门诊患者开具的麻醉药品、第一类精神药品注射剂，每张处方为一次常用量；控缓释制剂，每张处方不得超过 7 日常用量；其他剂型，每张处方不得超过 3 日常用量。为门诊癌症疼痛患者和中、重度慢性疼痛患者开具的麻醉药品、第一类精神药品注射剂，每张处方不得超过 3 日常用量；控缓释制剂，每张处方不得超过 15 日常用量；其他剂型，每张处方不得超过 7 日常用量。盐酸哌甲酯用于治疗儿童多动症时，每张处方不得超过 15 日常用量。第二类精神药品一般每张处方不得超过 7 日常用量，对于慢性病或某些特殊情况的患者，处方用量可以适当延长，医生应当注明理由。

3. 住院处方

为麻醉科住院患者开具的麻醉药品和第一类精神药品处方应当逐日开具，每张处方为 1 日常用量。出院带药参照门诊处方量执行。

4. 处方登记

药房对麻醉药品、第一类精神药品处方应进行专册登记，内容包括：患者(代办人)姓名、性别、年龄、身份证明编号、病历号、疾病名称、药品名称、规格、数量、处方医生、处方日期、发药人、复核人。专册的保存期限应当在药品有效期满后不少于 2 年。

5. 处方保存

药房对开具的麻醉药品、精神药品处方单应逐日装订成册，按月汇总，单独归档存放。麻醉药品、第一类精神药品处方单保存 3 年，第二类精神药品处方单保存 2 年。处方单保存期满后，经医院主要负责人批准、登记备案，方可销毁。

(五)培训教育

医院应按照国务院卫生主管部门的规定,由医务部对临床药学科室和医护人员进行有关麻醉药品和精神药品使用和规范化管理的培训、考核。每次培训应都有记录,并督导有关部门、人员落实。

二、高警示药品使用管理

高警示药品亦称高警讯药品,指若使用不当,会对患者造成严重伤害或死亡的药品。医务部、护理部、相关科室主任根据国家法律法规、地区相关规范及医院现状制定高警示药品管理制度,并经过医院质量安全委员会审核批准后,培训教育全院员工。

(一)高警示药品的种类

高警示药品包括高浓度电解质、胰岛素、肌肉松弛剂、注射用抗凝剂、化疗药物等。

(二)高警示药品的保存

(1)高警示药品应有醒目标识。

(2)临床科室原则上不得存放高浓度电解质(如10%氯化钾注射液、浓度高于0.9%氯化钠注射液),麻醉科需要备用高警示药品时,需由科主任提出申请,并注明临床用药依据,经药学部、医务部、医院药事管理与药物治疗学委员会批准后方可备用。

(3)麻醉科允许存放的高警示药品,由药师对存放药品区域定位、定基数管理。

(4)允许存放高警示药品的诊疗区要采用醒目的标识、建立使用登记本,保证药物使用安全。

(5)需冷藏保存的高警示药品,应在相应温度的冰箱中保存,存放处有高警示药品警示标识及冰箱温度监测记录。

(三)高警示药品的使用

(1)医生在使用时要严格掌握适应证,按照说明书的用法、用量开具医嘱。

(2)药学人员在调配高警示药品时,由具有资质的药师严格审查处方,对不符合规定的高警示药品处方,拒绝调配。

(3)高警示药品调配及发放由具有调配资质的两名药剂师调配并发放,毒麻药品注射剂稀释和执行实行双人核对,双人签字制度,确保准确无误。

(4)护士在使用高警示药品过程中,要小心谨慎,认真执行查对制度。

(5)加强高警示药品的有效期管理,保证先进先出,保证药品使用安全有效。

(6)医院新引进高警示药品要经过充分论证,引进后要及时将药品信息告知临床科室人员,促进临床合理应用。

(7)临床医护人员发现高警示药品不良反应时,要及时按《药品不良反应报告处理制度》执行。

(8)药师每月至少对麻醉科巡视一次,检查高警示药品储存、保管、使用管理情况,保证药品在有效期内，基数相符。

（四）监控和培训

（1）药师每月和麻醉科医护人员沟通，督查药品的贮藏、保管、标识情况，是否在有效期和数量账物是否相符，加强高警示药品的不良反应监测，并每月总结汇总，上报质管办并及时反馈给病房（部门）医护人员。

（2）医务部、药学部对新进员工进行高警示药品使用管理规范培训，定期组织相关医务人员高警示药品使用管理规范的培训。

三、急救药品的使用管理

医务部、护理部及麻醉科主任根据国家法律法规、地区相关规范及医院现状制定急救药品管理制度，麻醉科应根据医院急救药品管理制度结合科室工作特点明确各科室储备急救药品的种类、规格和数量，报医院药事质量管理委员会审核备案，选定专人负责科室急救药品管理并明确工作职责。

（一）建立制度

医院建立急救药品管理制度、急救车及药品交接班制度，交接人员严格按照交接班要求进行签字确认。

（二）严格执行急救药品管理"四定"原则

（1）定品种规格数量：麻醉科按照医院急救药品管理制度中急救药品配备的种类、规格和数量进行备药。

（2）定存放位置：统一放置在科室抢救车的固定位置。

（3）定专人管理：科室指定一位具有初级以上职称或者工作5年以上的护理人员作为科室急救药品专门管理员。

（4）定期检查：急救药品专门管理员定期对本科室急救药品进行一次全面检查，发现问题立即整改并做好总结分析；临床药师联合护理部质控人员定期至科室进行急救药品管理、急救药品知识检查。

（三）加强药品效期管理

（1）急救药品根据效期从左向右摆放，基数较多的品种分两层摆放。

（2）取用药品时做到"近期先用，先进现用"。

（3）对补充的药品根据效期远近同样按照上述方法进行摆放。

（4）对有效期在3个月内的药品做好标识。

（5）对已使用的急救药品及时进行补充。

（四）教育

医院定期组织医护人员进行急救操作及急救药品相关知识的培训并进行考核，可制作急救药品使用口袋书，方便临床使用查阅。

四、麻醉基数药品管理

麻醉科是医疗机构中麻醉药品使用种类最多、用量最大的科室之一，麻醉药品采取配备基数、术毕结账、麻醉科内设置二级药房的模式进行基数管理。麻醉基数药品的规范管理对于保证药品质量和用药安全，满足临床工作的需要至关重要。重点对易混淆药品、近效期药品、每日药品发放数和回库数进行全程管理。

（一）效期管理

制定麻醉基数药品有效期核查表，专人负责定期检查麻醉基数药品的质量、数量和有效期。严格遵循近效期药品先进先用原则，对于有效期<6个月的麻醉基数药品，积极联系药房予以更换。

（二）严格管理易混淆药品

易混淆药品是指规格、包装、名字相近的药品。药品管理人员对此类药品管理要做到小心细致，制作多种标识严格区分，对易混淆药品分开放置并相对固定位置，提醒麻醉医生严格查对。

（三）量出为入

每日统计麻醉药使用量，根据使用量与剩余量补充基数。管理药品的护士根据每日麻醉基数药品的发放统计表、纸质医嘱单及电子医嘱追溯到相应的患者并核对相关的麻醉药品情况；须将麻醉处方、余留麻醉基数药与之前的麻醉药品取用登记详情查实核对，并做好麻醉基数药品回收入库记录、基数药品销毁记录；为避免麻醉基数药品超出或不足固定基数量，管理药品的护士须每日盘点基数药品并做到"四相符"，即账目与实物相符，账目与逐日消耗账相符，逐日消耗账与处方相符，处方与医嘱相符。

练习题

（魏涛 倪虹 沈波涌）

第三章

麻醉科护理工作制度与流程

麻醉科护理工作制度与流程PPT

学习目标

1. 了解麻醉科护理工作制度,包括麻醉准备室、恢复室、手术间麻醉护理工作制度。
2. 熟悉麻醉护理各项工作流程。
3. 掌握麻醉科护理规范要求并严格落实,保障患者安全,提高麻醉护理服务专业化水平。

第一节　麻醉科护理工作制度

一、麻醉科各场所护理工作制度

麻醉科护理工作制度PPT

(一)麻醉准备室护理工作制度

(1)在护士长和相关主管麻醉医生的指导下完成相关日常护理工作。

(2)严格遵守麻醉科的规章制度,不得擅自离开工作岗位。

(3)按无菌操作要求准备、配制备用药品,负责保持本工作室环境清洁,一次性物品及药品的补充,设备性能检查、清洁和终末消毒等工作并做好记录。

(4)初步评估患者是否耐受无痛治疗,必要时请主管麻醉医生进行评估;进行健康宣教与注意事项告知。

(5)测量患者生命体征及血氧饱和度等。

（6）协助麻醉医生对患者进行神经阻滞麻醉。

（7）严密观察患者病情，如患者发生麻醉意外或严重并发症，及时汇报主管麻醉医生并协助处理。

（二）麻醉恢复室工作制度

1. 人员管理与要求

（1）在麻醉科主任的领导下，麻醉恢复室内医疗方面的工作由各患者责任麻醉医生或分管恢复室的麻醉医生负责，护理工作由麻醉科护士长负责管理。

（2）医生由获得医师执业资格证书并获得医院授权的本院麻醉医生担任，护士由获得护士执业资格证书并经过相关培训的护士担任。

2. 恢复室布局及设施设备

（1）麻醉恢复室设在手术室的洁净区，紧邻手术间，便于麻醉医生及外科手术医生及时观察、处理病情。

（2）每个床单位均配备多功能监护仪，如需在恢复室拔气管导管则应配备呼吸机（或麻醉机），墙上安装统一的设备条，配有足够的电源插头、中心负压吸引、中心供氧、压缩空气源等设施。还需配备二氧化碳监测仪、除颤器等设备；恢复室配备急救车1台，其内放置喉镜、气管导管、简易人工呼吸器等急救物品及一定数量的急救药品。

3. 入室、出室交接班制度

见第五章第二节麻醉恢复期护理。

4. 麻醉复苏期护理工作制度

（1）进入恢复室的患者须连续监测其生命体征、血氧饱和度，观察神志、瞳孔、肌力及皮肤颜色的变化。必要时监测呼气末二氧化碳、动脉血压、中心静脉压等指标。根据患者情况设置好报警限值，随时观察其病情变化，并每10分钟在《麻醉苏醒监护记录单》上记录一次，每20分钟记录一次麻醉苏醒评分，有特殊情况随时记录。

（2）根据患者病情合理给予氧疗，机械通气患者必须做好呼吸机及呼吸道管理，严密观察其自主呼吸恢复情况。掌握拔管时机，配合医生拔管。拔管后常规给氧，并根据呼吸、血氧饱和度、血气分析等调整给氧方式。

（3）正确及时执行医嘱，保持输液管道通畅，防止液体外渗，视病情调节输液速度。保持引流管通畅，观察并记录引流液颜色、量与性状。

（4）加强巡视，注意有无术后早期并发症。观察患者伤口渗血、渗液情况，保持敷料清洁、干燥、固定，避免脱落。发现异常及时处理并报告医生。

（5）麻醉未清醒前，根据患者情况遵医嘱约束患者肢体，妥善固定各种管道，防止患者坠床和管道脱落等意外情况。

（6）患者循环、呼吸功能稳定，麻醉苏醒完全，麻醉恢复评分≥9分，经麻醉医生确认后即可转回病房，并与病房医护人员详细交接，对有术后镇痛泵的患者，医生应与病房护士和患者亲属交代有关注意事项。

5. 患者转运制度

（1）充分评估术后患者达到出室标准后，须经主管麻醉医生批准方可转送回病房，对于危重患者及病情特殊患者,需要麻醉医生、外科医生共同转运。

（2）恢复室护士接到麻醉医生转送患者通知后,通知病区护士做好接收准备,再次核对确认患者身份信息,并携带简易人工呼吸器及便携式氧饱和度仪等抢救用物。

（3）再次检查患者皮肤、管道情况,避免患者肢体露在床外,以免不慎发生碰伤。

（4）手术患者转运中,麻醉护士必须在患者头侧密切观察其生命体征和病情变化,如有异常,就地抢救,同时将患者转运至最近的病区寻求帮助。

（5）选择合理安全的转运路线,不得乘坐货梯。

（6）转运至病房后与病房护士共同将患者转移至病床,严格按照交接班制度执行交接。

（三）手术间麻醉护理工作制度

（1）麻醉护士应了解次日手术患者的病情以及麻醉计划,协助麻醉医生进行患者术前评估、告知等工作。

（2）确认氧气源/空气源是否正常,检查麻醉机、监护仪、可视喉镜、急救药品、吸引系统是否齐全和完好,完成麻醉机和心电监护仪的使用检测,按照麻醉医生指示准备各种药品、器械、麻醉特殊物品。

（3）协助麻醉医生和巡回护士完成手术前三方核查以及病历资料准备工作。

（4）遵医嘱抽取麻醉诱导药、麻醉维持药、备用药等,为患者正确摆放麻醉体位,保护患者隐私,注意保暖。

（5）协助麻醉医生进行气管插管、中心静脉置管、动脉置管等有创操作。

（6）麻醉期间密切观察患者病情变化,发现问题及时向麻醉医生报告,认真做好各种监测记录。保持气道连接良好,防止人工气道脱落。

（7）在麻醉医生的指导下,准确、及时、认真做好危重患者的抢救工作。

（8）遵医嘱配置镇痛泵,术毕连接镇痛泵,备齐转运用物,协助麻醉医生护送患者至 PACU、病房或 ICU,并与接收护士认真做好患者交接工作。

（9）整理麻醉用物,保持仪器设备、麻醉车台面整洁,关闭仪器并归位。将患者记账单、麻醉处方单交予总务护士。

（四）麻醉门诊护理工作制度

（1）麻醉门诊护士工作内容包括配合麻醉医生做好患者预约诊疗、门诊就诊、麻醉准备、健康教育、麻醉实施、跟踪随访等相关护理工作。

（2）根据门诊信息系统提示,有序安排患者就诊,高峰时段维持就诊秩序,及时疏导分流患者,为有麻醉咨询、评估等需求的患者提供门诊预约服务。

（3）评估患者一般情况,包括患者身高、体重、意识状态,有无义齿、松动牙,活动耐量,药物、食物过敏情况,饮酒史、吸烟史,是否有高血压、冠心病、糖尿病、甲亢、哮喘等病史及家族病史,以及用药情况等。

（4）整理检查单、评估单,测量患者生命体征。将相关化验和辅助检查结果单,异常结果报告等交给麻醉门诊医生。

（5）做好门诊患者健康教育和心理护理工作，初步问诊结束后，对患者进行麻醉前的健康教育和心理护理，消除患者的焦虑和恐惧情绪。

（6）配合麻醉医生继续完成麻醉前的其他评估内容，包括 ASA 评估分级、张口度、颈部活动度、心肺检查和腰椎检查等，并拟定麻醉计划，向患者和家属告知所选择的麻醉方式及风险、风险防范措施、麻醉相关流程、替代方案及需患者配合的注意事项（如禁饮禁食等）。

（7）配合麻醉医生与患者签署知情同意书。

（8）对术后患者进行访视。了解患者对麻醉与镇痛效果是否满意，观察患者有无麻醉相关并发症，填写麻醉术后访视记录单，为麻醉后患者提供术后电话随访、恢复指导和心理护理服务。

二、抢救制度

（1）保证抢救工作迅速、及时、有效，护理人员必须熟练掌握抢救流程及相关知识，同时合理安排抢救工作，认真执行科室相关规章制度，努力为患者赢得抢救时间。

（2）由麻醉科主任或 PACU 医生及护士长负责抢救的组织工作。

（3）参加抢救的人员必须听从指挥，密切配合麻醉医生和手术医生做好各项处置，并做好相关的抢救记录。

（4）抢救时用的空安瓿应全部保留，必须经过两人核对后，方可进行分类处理。

（5）抢救完毕，认真完善相关抢救记录，做好急救药品使用登记管理，对使用后的急救物品进行终末处理。

（6）及时补充急救物品、药品，保持急救设备处于完好备用状态，物品和药品的合格率必须达到 100%。

（7）接到麻醉恢复室紧急抢救通知，参加抢救人员应备好抢救物品，及时到达。

三、麻醉科药品、物品、设备管理制度

（一）麻醉科药品管理制度

（1）麻醉科药品可分为普通药品（含抢救药品）、贵重药品、麻醉药品及精神药品、高警示药品。

（2）麻醉药品与第一类精神药品实行专人、专柜、专用账册、专用处方、专用登记本，双人双锁管理，药品基数固定，标签清晰，设麻醉药品交接登记本，班班交接，做到账物相符，如有误差及时追查。

（3）麻醉处方管理遵照《处方管理办法》执行。

（4）麻醉科药品采取配备基数、术毕结账方式管理，麻醉科内设置二级药房，二级药房按药房管理要求进行管理，麻醉科药品管理护士（总务护士）负责麻醉科药品的发药、核查、领药等工作。

（5）随时接受药学部人员的检查、核对与指导，药品应根据需要定基数，适量领取，防止积压。不得使用过期、变质药品，工作人员不得擅自挪用科室药品。

(6)根据药品的种类与性质将药品分类保管,方法正确。药物标签规范、完整、清晰,标签不清或有涂改时不得使用。

(7)每周定期全面清理药柜,包括清点药品数量及检查药品质量等。如发现沉淀、变色、过期等药品必须立即封存(或销毁),若发现其他异常情况,应报告相应的管理部门,查找原因。

(8)所有针剂必须存放在原装盒(瓶)内。

(9)肌肉松弛剂等特殊药品应分别单独存放,有醒目标识。

(10)麻醉药和第一类精神药品使用后保留空安瓿,并与处方一同交接。如有剩余药液,需经第二人核对后方可废弃并登记。

(二)麻醉科仪器设备管理制度

1. 仪器设备管理制度

(1)设立仪器设备管理护士负责仪器设备的日常使用记录,联系维修人员进行仪器设备的检测、维护等。护士长全面负责病区物品、器械的领取、保管及使用,建立物品、器械台账,定期检查,做到账物相符。

(2)建立仪器设备档案、台账,包括设备的名称、型号、生产厂家、生产日期等。

(3)遵守医院设备科管理规定,所有仪器设备须贴有医院资产编码、检定日期有效期及操作流程等。

(4)仪器设备管理员每周检查仪器设备的性能、数量、使用维护、清洁消毒等情况并记录,应保持设备性能良好,处于备用状态。如有故障应及时悬挂故障标识牌,并报告护士长,联系设备维修人员进行维修保养。

(5)凡因不负责任,违反操作规程,损坏、丢失各类物品者,根据医院赔偿制度进行处理。

(6)任何仪器设备未经允许不得拿出科室,借出物品必须履行登记手续,借物人须签名;贵重物品须经科主任同意方可借出;除抢救患者院内调配外,抢救器材一律不外借。

(7)仪器设备达到使用年限或出现故障无法修理的,需经医院设备管理部门审核,按报废流程进行报废。

(8)麻醉科设备仪器执行"四定"制度,即定数量、定位放置、定人负责、定期检查,使之处于完好备用状态。

(9)妥善保管资料档案,如设备原始的使用说明书及有关资料,操作方法与程序说明书,重要仪器使用情况及维修维护情况记录。

(10)使用者必须了解仪器性能,使用原理,操作步骤,清洁、消毒灭菌和保养方法,严格按操作程序进行操作,用后及时清洁处理,归还原处。

(11)凡购买的新设备,在使用前需进行人员使用培训,经考核合格后方可使用;对新入科的人员,应有专门的仪器设备使用培训、考核登记。

2. 仪器故障报修制度

(1)仪器设备出现故障,应及时报告设备科,挂好醒目的"仪器故障"标识。

(2)仪器设备维修须经科室设备管理员进行登记,按设备维修流程办理。

（3）科室仪器设备应建立维修档案。

（4）设备管理人员应定期检查、维护科室设施设备，故障修复或更换配件的医疗设备，经检测合格后方可用于临床。

（5）如因临床工作需要对仪器设备进行技术改造，必须书面报告设备管理部门，经批准后执行。

（三）麻醉科耗材管理制度

1. 管理人员架构

麻醉科设立医用耗材管理员，负责耗材管理工作，并在科主任及护士长的领导下开展工作。

2. 耗材的领用

（1）不得使用未按采购程序购买的医用耗材或试剂，以及未经物资供应部库房办理入库、领用手续的医用耗材或试剂。

（2）根据实际领用的医用耗材及试剂，按预算总量控制。与物资供应部相互协调，保证日常工作中的耗材供应。

（3）接收耗材时查看耗材包装是否严密，灭菌期是否在有效期，进口耗材是否有对应的中文标识，按照领用清单清点数量，核对与申领数量是否相符。

3. 耗材的入库与贮存

（1）耗材入库：入库前，去除外包装，按照医院感染管理办法要求放置于相应的位置。

（2）耗材贮存：领回物品时，检查物品外包装、有效期，按日期先后顺序、无菌程度要求将物品按自上而下的顺序放置，库房的温度保持在 18~22℃，湿度保持在 30%~60%，要求离地至少 20 cm，离墙至少 5 cm，离天花板至少 50 cm。

（3）库房管理：根据实际情况设置"近效期耗材专区"，按"先产先出，近期先出"的原则使用。根据使用情况及时补充、整理耗材。定期清点库房，核查耗材出入库的数量并记录。

4. 耗材的使用监管

（1）医用耗材严禁带出医院使用，若发现无偿带出医院使用的，由职能部门按医院相关制度对责任人予以处罚。

（2）一次性无菌耗材应严格做到一人一用一丢弃。

（3）建立耗材近效期登记本，近效期耗材做好明显标识。

四、麻醉护理访视工作制度

（一）术前访视工作制度

（1）麻醉护士与麻醉医生于术前 1 日一同访视患者。

（2）访视患者之前应先做自我介绍，说明访视目的，做好术前常规麻醉准备工作的宣教，填写好访视表。

（3）访视内容：见第四章第一节麻醉访视。

（4）当天随访结束后，将随访资料整理归档，便于麻醉医生随时了解患者情况。

（二）术后访视工作制度

1.访视时间

术后 24 小时内麻醉科护士与麻醉医生一起，对术后镇痛和实施全身麻醉的患者进行访视，直至术后镇痛泵拔除。

2.访视内容

（1）患者疼痛评分、肢体活动度评分；恶心呕吐评分、镇静评分。

（2）对行上肢、下肢神经阻滞麻醉的患者进行运动阻滞评分。

（3）观察患者麻醉后的不良反应并及时处理。

3.访视注意事项

（1）访视术后患者时，麻醉护士应先做自我介绍，介绍访视目的，了解有无麻醉后不良反应、镇痛泵的运行情况，观察和询问镇痛情况；对于镇痛不全者，指导患者正确使用 PCA 泵，认真记录患者对于麻醉相关的反馈意见，填写好访视表。

（2）发现患者有与镇痛泵相关的不良反应时，应与病房的护士、主管医生及时沟通，及时处理。对于处理不了的情况，及时报告麻醉科主管麻醉医生，以便采取对应措施。

4.访视记录

（1）所有术后需要镇痛的患者都建立访视表，访视表的内容应填写完整并登记到麻醉信息系统。

（2）当天随访结束后，将访视表整理归档，便于麻醉医生随时了解患者情况。

五、麻醉恢复室医院感染防控制度

（一）组织架构

麻醉科成立科室医院感染防控小组，由科室行政主任、护士长任组长，设立医院感染控制员，在科主任、护士长的领导下进行医院内感染防控管理工作。

（二）物品分区管理

（1）严格区分科室无菌物品、清洁物品和污染物品的放置区域，不同物品分类分区放置。

（2）规范科室各库房无菌耗材、物品设备放置区域，对耗材、设备每日核对，每月清点、盘点库存并检查其有效期限。

（3）麻醉恢复室各储物柜合理区分，张贴醒目标识，有序摆放物品，每日由责任护士负责检查清理，使用后及时补充。

（三）布局

（1）恢复室各床单位之间距离应大于 1.2 米，每个床头柜上配 1 瓶手消液，床头柜内放置专科护理操作物品，物品定位放置，标识清晰。

（2）恢复室配有操作治疗台，台上放置手消毒液、锐器盒、治疗盘，台下各抽屉内放置输液、注射用物。

（3）恢复室使用带盖垃圾桶，分类收集生活垃圾和医疗垃圾，并配备污染布草回收车，收集污染的布草。

（四）清洁、消毒与监测

（1）层流系统：医院后勤服务部门定期对麻醉恢复室的层流系统设备设施进行清洁保养，每周清洗通风口过滤网，每月做1次空气培养。医院感染监测员定时定期对检验结果进行分析，资料存档。

（2）环境：保洁员定期对恢复室、治疗室、库房等各附属区域进行清扫、清洁，做到各功能区环境清洁、整齐；仪器设备表面无灰尘，定期检查保养有登记。

（3）物表：严格遵守医疗用品管理规定，每日清洁、消毒，接触患者的用品，一人一更换，一用一消毒，每日用75%乙醇/消毒巾擦拭恢复室的治疗操作台、治疗盘、监护仪器导线等，血气分析仪、监护仪和呼吸机表面每日用75%酒精进行擦拭。呼吸机内部由医学工程中心定期派人检查、维修及保养。医院感染监测员每月底对物体表面进行细菌培养，并做好记录。

（五）人员培训

（1）护士长及医院感染监测员定期组织工作人员学习感染监测防控知识，及时传达最新的感染防控信息，强化工作人员医院感染防控观念。

（2）严格执行手卫生制度，定期开展医护人员手卫生培训。

第二节　麻醉科护理工作流程

一、手术间麻醉护理工作流程

手术间麻醉护理工作流程如下（图3-2-1）。

（1）术前了解患者的病情以及麻醉计划，协助麻醉医生进行术前评估、谈话、告知、签字等一系列工作。

（2）按照麻醉医生指示，提前进入手术间，准备各种药品、器械、麻醉特殊物品，完成麻醉机和心电监护仪的使用检测，确认氧气源/空气源正常工作。

麻醉科护理工作流程PPT

（3）负责麻醉前宣教和心理护理。

（4）协助麻醉医生和巡回护士完成手术前查对以及病历资料准备。

（5）常规连接监护设备，协助各种有创监测，按麻醉医生指示摆体位，注意保暖。

（6）协助麻醉医生进行气管插管、中心静脉置管、动脉置管等麻醉操作。

（7）术中严密监测患者生命体征、出入量、血气指标和麻醉机各项指标，保持气道通畅，遵医嘱完成各项治疗和特殊情况处理，及时填写麻醉记录单、输血单等文书，发现异常及时报告责任麻醉医生并配合处理。

（8）备齐转运用物妥善安全地将患者送至 PACU 或 ICU 或病房，并做好交接工作。

全麻术后患者入PACU交接流程

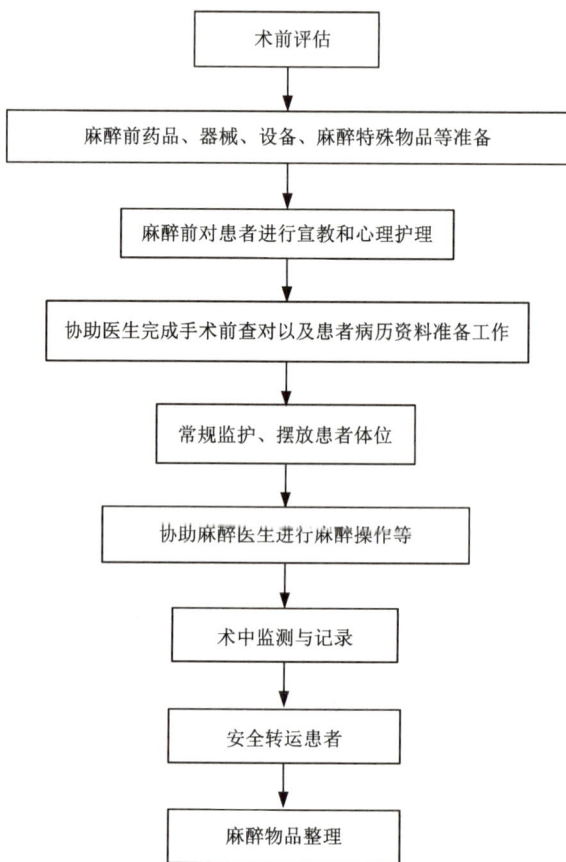

（9）麻醉物品清理和归位，保持仪器、设备、麻醉车台面整洁，关闭仪器并归位。

图 3-2-1　手术间麻醉护理工作流程

二、麻醉复苏室护理工作流程

（一）患者入室工作流程

患者手术后从手术部（室）转至麻醉后复苏室（PACU）的工作流程如下（图 3-2-2）。

1. 入室前准备

（1）通知 PACU 护士做好接收患者准备。

（2）监测患者意识、瞳孔、生命体征、血氧饱和度、全身皮肤、伤口敷料、引流管、输注液体等情况。

（3）核对与整理患者资料（如病历、X线片等）。

（4）选择符合安全标准的转运工具，遵医嘱备氧气袋、简易人工呼吸器等抢救设施，注意保暖。

2. 安全转运

（1）麻醉护士与巡回护士、手术医生、麻醉医生共同护送患者至PACU。

（2）转运途中注意观察患者病情变化，随时应急抢救。

（3）协助PACU护士将患者安全搬运至病床，迅速进行处置：吸氧、接呼吸机、心电监护仪等。

3. 交接患者

（1）与PACU护士共同核对患者信息，包括患者姓名、年龄、手腕带信息。

（2）交接患者术中有无险情或重大病情变化。

（3）与PACU护士详细交接患者病情，如意识、瞳孔、生命体征、手术和麻醉方式、术前情况、术中情况（包括出血量、尿量等）、管道、输液（血）、皮肤、术后注意事项等。交接病历、药品及随带的物品等。

（4）交接无误后，双方在手术患者交接单上签字。

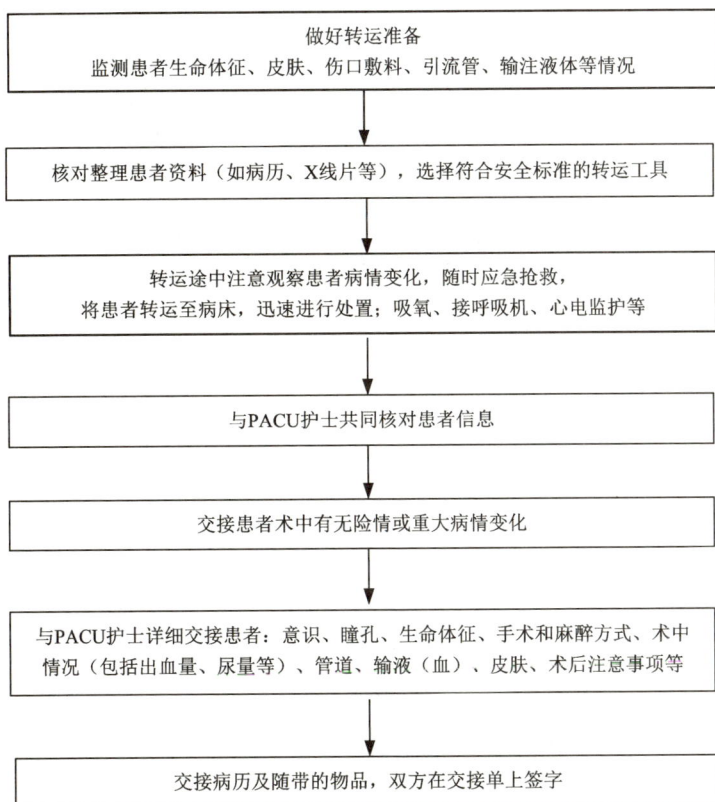

图 3-2-2　患者入室工作流程

(二)患者离室工作流程

患者离室工作流程即患者手术后从手术部(室)/麻醉后复苏室转入病区/ICU 流程如下(图 3-2-3)。

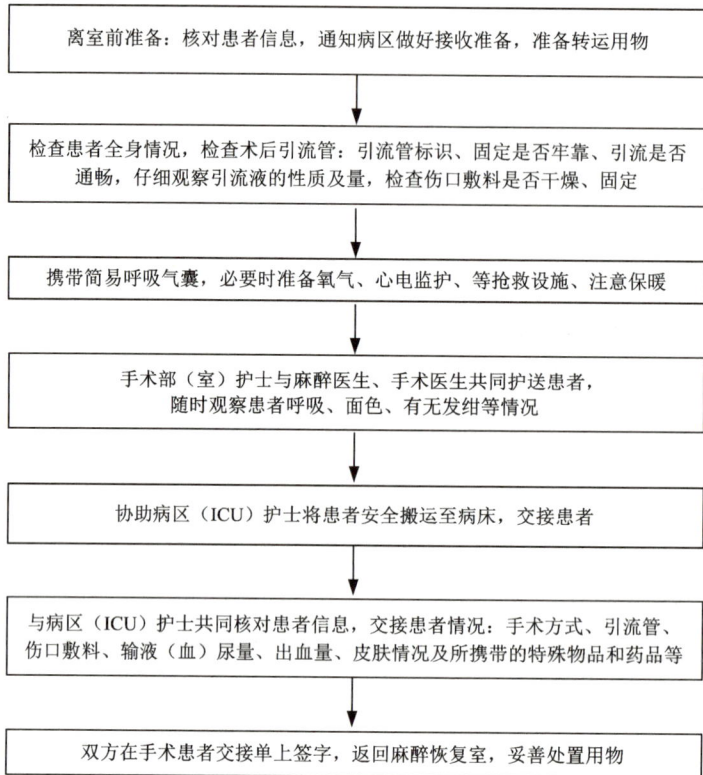

```
┌─────────────────────────────────────────────────────┐
│ 离室前准备：核对患者信息，通知病区做好接收准备，准备转运用物 │
└─────────────────────────────────────────────────────┘
                          ↓
┌─────────────────────────────────────────────────────┐
│ 检查患者全身情况，检查术后引流管：引流管标识、固定是否牢靠、引流是否 │
│ 通畅，仔细观察引流液的性质及量，检查伤口敷料是否干燥、固定           │
└─────────────────────────────────────────────────────┘
                          ↓
┌─────────────────────────────────────────────────────┐
│ 携带简易呼吸气囊，必要时准备氧气、心电监护、等抢救设施、注意保暖       │
└─────────────────────────────────────────────────────┘
                          ↓
┌─────────────────────────────────────────────────────┐
│ 手术部（室）护士与麻醉医生、手术医生共同护送患者，              │
│ 随时观察患者呼吸、面色、有无发绀等情况                      │
└─────────────────────────────────────────────────────┘
                          ↓
┌─────────────────────────────────────────────────────┐
│ 协助病区（ICU）护士将患者安全搬运至病床，交接患者              │
└─────────────────────────────────────────────────────┘
                          ↓
┌─────────────────────────────────────────────────────┐
│ 与病区（ICU）护士共同核对患者信息，交接患者情况：手术方式、引流管、 │
│ 伤口敷料、输液（血）尿量、出血量、皮肤情况及所携带的特殊物品和药品等 │
└─────────────────────────────────────────────────────┘
                          ↓
┌─────────────────────────────────────────────────────┐
│ 双方在手术患者交接单上签字，返回麻醉恢复室，妥善处置用物          │
└─────────────────────────────────────────────────────┘
```

图 3-2-3　患者离室工作流程

1. 离室前准备

(1)核对患者信息。

(2)检查液体输注情况：输液部位有无肿胀、输液是否通畅，特殊药物有无醒目标识。

(3)检查患者全身皮肤：有无压疮及电力烫伤、有无肢体活动功能障碍。

(4)检查术后引流管：引流管有无标识、固定是否牢靠、引流是否通畅，仔细观察引流液的性质及量。

(5)检查伤口敷料是否干燥、固定。

(6)特殊患者提前通知病区/ICU 做好相关准备。

(7)转运工具符合安全标准。

2. 安全转运

(1)遵医嘱携带氧气、心电监护、简易人工呼吸器等抢救设施，注意保暖。

(2)与麻醉医生、手术医师共同护送患者，随时观察患者呼吸、面色、有无发绀等情况。

（3）护送患者时注意安全防护。将患者头偏向一侧，防止呕吐误吸。

（4）协助病区/ICU护士将患者安全搬运至病床。

3. 交接患者

（1）与病区/ICU护士共同核对患者信息，包括：患者姓名、年龄、手腕带信息。

（2）与病区/ICU护士详细交接患者情况：手术方式、引流管、伤口敷料、输液（血）尿量、出血量、皮肤情况及所携带的特殊物品和药品等。

（3）交接无误后，双方在手术患者交接单上签字，返回麻醉恢复室，妥善处置用物。

三、麻醉门诊护理工作流程

麻醉门诊护理工作流程如下（图3-2-4）。

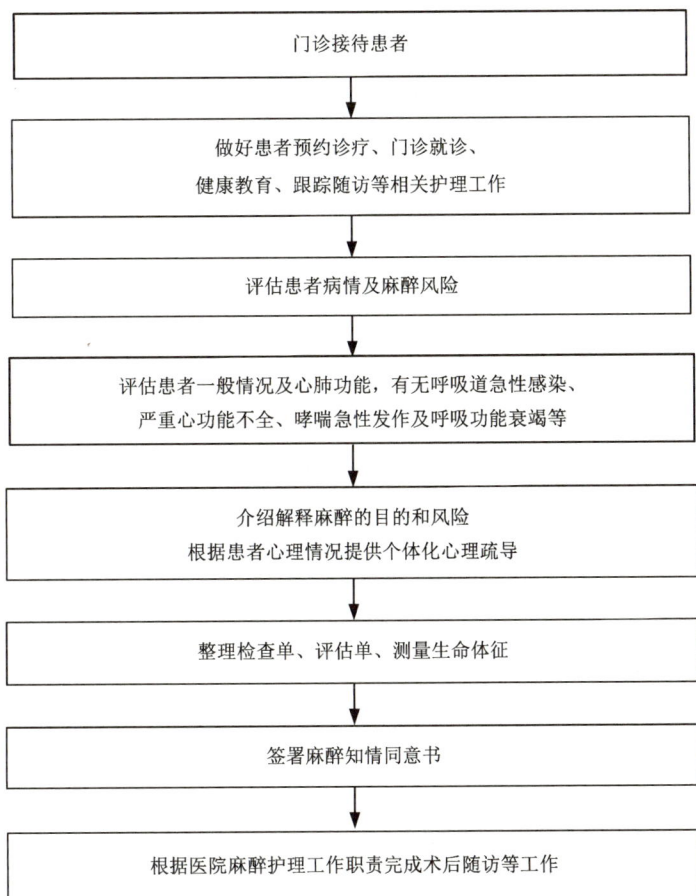

```
┌─────────────────────────────────────┐
│              门诊接待患者               │
└─────────────────────────────────────┘
                    ↓
┌─────────────────────────────────────┐
│       做好患者预约诊疗、门诊就诊、          │
│      健康教育、跟踪随访等相关护理工作        │
└─────────────────────────────────────┘
                    ↓
┌─────────────────────────────────────┐
│           评估患者病情及麻醉风险           │
└─────────────────────────────────────┘
                    ↓
┌─────────────────────────────────────┐
│   评估患者一般情况及心肺功能，有无呼吸道急性感染、│
│    严重心功能不全、哮喘急性发作及呼吸功能衰竭等   │
└─────────────────────────────────────┘
                    ↓
┌─────────────────────────────────────┐
│          介绍解释麻醉的目的和风险          │
│       根据患者心理情况提供个体化心理疏导       │
└─────────────────────────────────────┘
                    ↓
┌─────────────────────────────────────┐
│       整理检查单、评估单、测量生命体征        │
└─────────────────────────────────────┘
                    ↓
┌─────────────────────────────────────┐
│            签署麻醉知情同意书             │
└─────────────────────────────────────┘
                    ↓
┌─────────────────────────────────────┐
│    根据医院麻醉护理工作职责完成术后随访等工作    │
└─────────────────────────────────────┘
```

图 3-2-4 麻醉门诊护理工作流程

（1）配合麻醉医生做好患者预约诊疗、门诊就诊、麻醉准备及健康教育、麻醉实施、跟踪随访等相关护理工作。

（2）评估患者病情及麻醉风险，如是否有禁忌证等。

（3）评估患者一般情况：包括身高、体重、意识状态，有无义齿、松动牙，活动耐量，药物、食物过敏情况，饮酒史、吸烟史。配合医生评估患者心肺功能，有无呼吸道急性感染、严重心功能不全、哮喘急性发作及呼吸功能衰竭等情况。

（4）整理检查单、评估单、测量生命体征。

（5）向患者及亲属介绍解释麻醉的目的和风险，取得患者理解和配合。

（6）协助医生签署麻醉知情同意书。

（7）完成术后电话随访、恢复指导和心理护理等。

四、麻醉护理访视流程

（一）麻醉前护理访视流程

麻醉前护理访视流程如下（图3-2-5）。

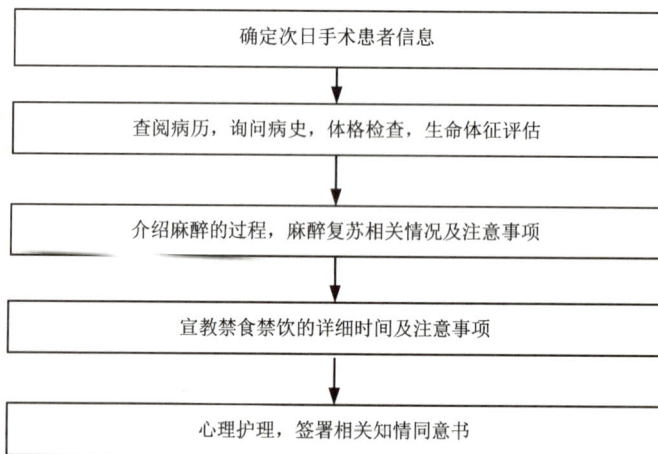

确定次日手术患者信息

↓

查阅病历，询问病史，体格检查，生命体征评估

↓

介绍麻醉的过程，麻醉复苏相关情况及注意事项

↓

宣教禁食禁饮的详细时间及注意事项

↓

心理护理，签署相关知情同意书

图3-2-5 麻醉前护理访视流程

（1）确定次日手术患者信息。

（2）与麻醉医生一同至病区查阅病历，询问病史，进行体格检查，对患者进行生命体征评估。

（3）向患者及家属介绍麻醉的过程，麻醉复苏相关情况及注意事项。

（4）介绍麻醉镇痛的必要性、不同方式镇痛的优缺点及不良反应。

（5）交代禁食禁饮的详细时间及注意事项。

（6）做好患者和亲属健康宣教工作，心理护理，提高满意度，签署相关知情同意书。

（二）麻醉后护理访视流程

麻醉后护理访视流程如下（图3-2-6）。

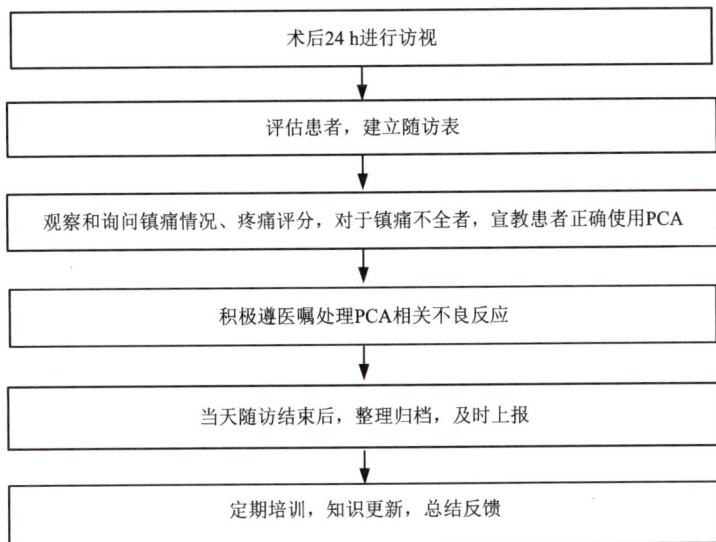

图 3-2-6　麻醉后护理访视流程

（1）术后 24 小时内由护士与麻醉医生一起对术后患者进行访视。

（2）评估患者：①静息疼痛评分、活动评分、恶心呕吐评分、镇静评分。②上肢、下肢神经阻滞进行运动阻滞评分。③不良反应及处理。

（3）建立随访表，认真填写访视表并登记到麻醉信息系统，特殊情况特殊记录。

（4）自我介绍，了解镇痛泵的安置情况，观察和询问镇痛情况。对于镇痛不全者，宣教患者正确使用 PCA，认真记录患者对于麻醉相关的反馈意见，填写好访视表的各项内容。

（5）发现 PCA 相关不良反应时，与病房的护士、主管医生及时沟通处理。

（6）当天随访结束后，整理归档，及时上报。

（7）医护人员进行定期培训，知识更新，总结之前的工作，及时反馈。

练习题

（辜梦聃　陈婷　吴飞）

第四章

麻醉访视与麻醉前准备

学习目标

1. 了解麻醉访视目的、患者麻醉前的各项评估内容和方法。
2. 熟悉麻醉访视流程、内容、注意事项。
3. 掌握麻醉前准备工作：患者准备、药品准备、仪器设备准备、耗材准备等。

第一节　麻醉前访视

术前麻醉访视与评估是指麻醉医护人员在手术前一天与患者进行面对面沟通，根据患者病史、检查检验结果、精神状态、心理状态对患者进行整体评估，制订麻醉和围术期管理方案的过程。术前麻醉访视可减轻患者术前焦虑、恐惧心理，降低麻醉和手术风险，减少患者并发症的发生，是保障患者围手术期安全的重要环节。

一、访视目的

（1）详细了解患者病情、检查检验结果及精神状态，获取患者的基本情况，保障患者围术期的安全。

（2）帮助患者了解麻醉相关知识，指导患者做好麻醉前准备，减少麻醉并发症的发生。

（3）促进医患沟通交流，缓解患者紧张焦虑情绪。

二、访视内容

(一)一般内容

1. 核查患者身份

采用两种以上的核对方法核查患者身份。

2. 介绍麻醉方式

向患者介绍拟采用的麻醉方式,如全身麻醉、椎管内麻醉(蛛网膜下隙麻醉、硬膜外麻醉)、神经阻滞麻醉、局部麻醉等。

3. 介绍麻醉相关流程

向患者介绍本次手术麻醉相关流程。

(二)评估病史

1. 评估个人史

评估患者活动能力,有无长期饮酒、吸烟,有无胸闷、气促等症状。

2. 评估既往史

评估患者既往史,包括有无高血压、冠心病、脑血管病、哮喘等相关疾病史;了解有无手术麻醉史,有无麻醉不良反应;有无头颈部放化疗史、打鼾或睡眠呼吸暂停综合征,必要时查阅相关病历记录。既往用药史,包括药名、药量、有无药物过敏反应,以及有无长期服用或目前正在服用降压药、抗凝药、降糖药、抗血小板聚集药等。

3. 评估现病史

患者现病史包括患者检查结果、用药情况、治疗情况。

(三)身体评估

1. 基础评估

评估患者基础生命体征,测量身高和体重。

2. 健康状况评估

采用美国麻醉医师协会(American Society of Anesthesiologists,ASA)健康状况分级标准,对患者进行健康状况评估。ASA 将健康状态分为 5 级(表 4-1-1)。麻醉医生根据 ASA 分级可初步制订最适合患者的麻醉和围术期管理方案,可降低患者麻醉和手术的风险,减少麻醉意外等并发症发生。

表 4-1-1　美国麻醉医师协会健康状态分级

ASA 分级	定义	举例
I 级	体格健康患者。无器官、生理、生化或精神系统紊乱	
II 级	有轻微系统性疾病,机体代偿功能良好。伴有系统性疾病,尚无功能受限	控制良好的高血压、非复杂性糖尿病患者

续表4-1-1

ASA 分级	定义	举例
Ⅲ级	有严重系统性疾病,日常活动受限,但未丧失工作能力,尚在代偿范围内。伴有严重系统性疾病已出现功能不全	糖尿病伴血管系统并发症、既往心肌梗死史患者
Ⅳ级	有严重系统性疾病,已丧失工作能力,机体代偿功能不全。伴有严重系统性疾病,经常威胁着生命	充血性心力衰竭、不稳定型心绞痛患者
Ⅴ级	病情危急,生命难以维持的濒死患者;预计不接受手术无法存活的垂死患者	主动脉破裂、颅内出血伴颅内高压患者
Ⅵ级	已确认为脑死亡,其器官拟用于器官移植手术	

注:急诊手术,在评定上述某级前标注"急或E"。

3. 心功能评估

心血管意外是麻醉围术期严重的并发症,是患者死亡的主要原因之一,发生率为0.5%~30%,心血管意外风险评估有助于麻醉医生预测、识别不良事件。因此,做好充分的术前准备及围手术期干预,降低心血管不良事件的发生是麻醉围手术期管理的重点。

(1)改良心脏风险指数(re-vised cardiac risk index, RCRI):一种简单的量化工具,可用于评估心血管不良事件围术期风险,RCRI包含高危手术、缺血性心力衰竭史、脑血管病变、糖尿病及肾功能不全等6个危险因素(表4-1-2),无或仅有1个危险因素的患者发生心血管意外的风险较低,具有2个或更多危险因素的患者发生心血管意外的风险较高。

表4-1-2   改良心脏风险指数

序号	危险因素
1	缺血性心脏病病史、高风险的手术类型
2	充血性心力衰竭史
3	脑血管病史(脑卒中或短暂性脑缺血发作)
4	需要胰岛素治疗的糖尿病
5	慢性肾疾病　血 $Cr>176.8\ \mu mol/L$
6	腹股沟以上血管、腹腔、胸腔手术

注:心因性死亡、非致死性心肌梗死、非致死性心搏骤停发生风险:0个危险因素,心血管不良事件发生风险为0.4%,1个危险因素为0.9%,2个危险因素为6.6%,≥3个危险因素为11%。

(2)心功能分级评定:心功能分级评定对麻醉围术期风险评估有重要价值,可了解患者对麻醉的耐受力,减少麻醉风险。纽约心脏病学会(New York Heart Association, NYHA)提出将心功能分级按照诱发心力衰竭症状严重程度分为4级(表4-1-3)。

表 4-1-3　NYHA 心功能分级与麻醉风险

级别	患者功能状态	患者麻醉耐受力
I	体力活动不受限制	心功能正常
II	体力活动轻度受限，一般活动可引起疲劳、心悸、呼吸困难或心绞痛	心功能较差，处理恰当，麻醉耐受力仍好
III	体力活动明显受限，轻微活动可引起疲劳、心悸、呼吸困难或心绞痛	心功能不全，麻醉前准备充分，麻醉中避免任何心脏负担增加
IV	体力活动重度受限，不能从事任何体力活动，即使休息亦有症状	心功能衰竭，麻醉耐受力极差，择期手术必须延迟

4. 肺功能评估

肺功能评估是麻醉围手术期呼吸管理的重要依据。临床常用的测试患者肺功能的方法有屏气实验、吹气实验、吹火柴实验、呼吸困难程度分级。呼吸困难程度分级：活动后气促是判断肺功能不全的临床指标，一般分为 5 级（表 4-1-4）。

表 4-1-4　呼吸困难程度分级

分级	依据
I 级	剧烈运动才会出现气短
II 级	较快行走或登楼梯、上坡时气短
III 级	慢走 100 m 以内即有气短
IV 级	讲话、穿衣等轻微活动时气短
V 级	安静时也出现气短，不能平卧

5. 体格检查

(1) 气道评估：检查患者张口度、头颈部活动度、甲颏间距等，判断有无困难气道。①甲颏距离：即颈部完全伸展时从下腭尖端到甲状软骨切迹的距离。甲颏距离 ≥6.5 cm，插管无困难；甲颏距离 6~6.5 cm，插管有困难，但在喉镜暴露下可插管；甲颏间距<6 cm（三指）提示气管插管可能有困难。②下颌前伸能力：下颌前伸幅度是下颌骨活动性指标。如患者的下齿前伸超出上门齿，插管无困难；如患者前伸下颌使上下门齿不能对齐，提示插管可能有困难。③头颈活动度：患者最大限度地从屈颈到伸颈的活动范围。正常头颈伸屈范围 90°~165°，若头后仰小于 80°，提示有插管困难。④咽部结构分级：改良 Mallampati 分级是最常用的简单气道评估方法，患者端坐于麻醉医生面前，最大限度地张口、伸舌头，评估者据此将咽部结构分为 4 级，级别越高，提示插管越困难（表 4-1-5）。⑤喉镜显露声门分级：喉镜显露声门的程度分为 4 级，级别越高，提示插管越困难（表 4-1-6）。

气道评估

表 4-1-5 改良 Mallampati 分级

级别	咽部暴露程度
Ⅰ级	可见软腭、咽腭弓、悬雍垂和硬腭
Ⅱ级	可见软腭、悬雍垂、硬腭
Ⅲ级	仅见软腭和硬腭
Ⅲ级	仅见硬腭

表 4-1-6 喉镜暴露声门分级

级别	暴露程度
Ⅰ级	完全暴露声门
Ⅱ级	可看到杓状软骨和后半部分的声门
Ⅲ级	仅看到会厌
Ⅲ级	看不到会厌

(2)合并脑血管疾病的患者，注意观察其双侧肢体活动及肌力状况。

(3)进行神经阻滞麻醉的患者需检查穿刺部位有无感染、肿瘤、畸形症状；外伤患者需检查有无骨折、关节脱位。

(4)评估血管：有无静脉穿刺困难风险。检查患者两侧上肢血供情况，保证测量无创血压的一侧肢体血运良好。

6.评估患者精神、心理状况

术前晚患者因紧张或焦虑，影响睡眠者，应及时告知医生，遵医嘱服用镇静催眠药物。

（四）评估检查检验结果

(1)了解患者血常规、凝血功能、肝肾功能、传染病全套等化验结果。

(2)了解患者 X 线胸片和 CT 检查结果，必要时进行肺功能检查。

(3)观察患者心电图情况，必要时应行 24 小时动态心电图监测。

（五）签署知情同意书

向患者及其亲属讲解麻醉中可能会出现的麻醉风险与意外及术后镇痛装置的优缺点，患者知情同意后由麻醉医生签署麻醉知情同意书。

（六）健康指导

(1)严格术前禁食：术前成人禁食脂肪及肉类固体食物≥8 小时、淀粉类固体食物≥6 小时，禁饮≥4 小时；小儿禁食时间为禁食固态食物≥8 小时，禁饮配方奶或牛奶≥6 小时、母乳≥4 小时、清饮料≥2 小时，量应≤5 mL/kg(或总量≤400 mL)；对术前禁食有特殊要求的消化道或其他择期手术患者，按照专科医生要求实施。

(2)告知患者牙齿脱落的危险性，活动性假牙应取下；女性患者勿化妆、涂指甲油、涂口红、穿内衣，月经来潮时应主动告知医护人员；术晨清洁口腔、排空膀胱。

(3)术前用药指导：术前需口服用药患者，术前1~2小时将药片研碎后服用并饮入0.25~0.5 mL/kg清水，注意缓控释制剂的药物严禁研碎服用。

(4)体位练习：根据患者术中体位要求，指导患者进行体位练习，如甲状腺手术需采取头颈过伸位，肾切除患者需取侧卧位等。

(5)对术后使用镇痛泵的患者，应向其讲解镇痛泵的使用方法、注意事项。

三、访视注意事项

(1)全面了解患者的全身状态和特殊病情，包括相关病史资料、各项辅助检查、影像学资料等。

(2)麻醉访视时，注意把握麻醉评估的重点。欧洲麻醉学会(ESA)成人非心脏手术访视主要评估重点包括患者心血管系统、呼吸疾病、吸烟、阻塞性睡眠呼吸暂停综合征、肾脏疾病、糖尿病、肥胖、凝血异常、贫血、老年、药物过敏情况等内容。

(3)根据患者的具体情况，确定合适的手术时机，评估是否需要完善相关检查、治疗等；根据不同的手术，对不同的患者做出正确的术前评估及术前指导。

(4)认真填写术前麻醉访视记录单，根据访视和评估结果，制订麻醉方式及围术期的处理方案。

(5)针对不同的手术、麻醉方案进行不同的麻醉前准备，评估是否需要特殊的麻醉监测仪器或辅助治疗，手术后是否有转入重症监护室等特殊的治疗要求，及时与患者或外科医生沟通，相互配合。

(6)指导患者配合麻醉实施，交代围麻醉期可能出现的风险及意外，术后镇痛的优缺点及可供选择的镇痛方案。

(7)了解患者医疗保险的类别，及时告知费用相关事宜，取得患者的理解与配合。

(8)充分尊重患者权利，与患者进行良好的沟通，取得患者充分的信任，减轻其焦虑情绪。

第二节　麻醉前准备

麻醉前根据患者病情、麻醉方式、手术方式、心理状态做好麻醉前准备工作，使患者生理和心理达到最佳状态，可提高患者对麻醉和手术的耐受力，避免麻醉意外，减少麻醉并发症。麻醉前准备和护理包括患者准备、药物准备、仪器设备准备、耗材等其他准备。

一、患者准备

(一)全身麻醉

1.营养准备

术前评估患者营养情况，对于营养缺乏患者，积极纠正其营养缺乏状态，制订营养补充方案，提高患者对手术麻醉的耐受能力。

2. 完善相关术前检查

完善患者相关术前检查，特别是合并其他疾病的患者：①冠心病患者术前需要完善心电图、心脏彩超、心肌酶、肌钙蛋白、凝血功能、电解质等检查，严重者需行冠状动脉造影评估狭窄程度；②心律失常患者术前应完善 24 小时动态心电图监测，对于室性期前收缩频率>10000 次/24 小时的患者，术前积极治疗，维持电解质平衡；③哮喘、慢性阻塞性肺气肿、支气管扩张等患者，术前常规完善肺功能、胸片、血气分析等检查；④高血压患者血压需控制在 160/100 mmHg 以下，中青年患者术前血压控制在 130/85 mmHg 以下，老年患者血压控制在 140/90 mmHg 以下更为理想。

3. 胃肠道准备

患者严格按要求执行术前禁食、禁饮时间的规定；对于急诊手术、饱胃患者，麻醉前应放置硬质粗胃管行胃肠减压，尽可能将胃排空；对于呕吐、误吸的高危患者预防性应用止呕、抗酸类药物，同时备面罩和吸引装置，必要时可采用"清醒气管插管"或"快速顺序诱导插管"方法，不宜加压通气，防止发生呕吐和误吸引起呼吸道梗阻和吸入性肺炎；胃肠道手术者术前需常规进行胃肠减压和灌肠。

4. 加强呼吸功能锻炼

吸烟患者术前应戒烟 2 周，可进行吹气球、深呼吸等呼吸功能锻炼。术前有急性呼吸道感染患者应选择择期手术，感染充分控制后再行手术，急症手术者除外。

5. 泌尿系统准备

进手术室前嘱患者排空膀胱，危重或复杂大手术、下腹部手术、手术时间≥2 小时以上的患者应放置导尿管，观察其尿量，避免尿床或术后尿潴留以及术中因膀胱充盈影响手术视野及误伤膀胱。

6. 预防口腔感染

术前对有松动的龋齿或牙周炎患者，需经口腔科诊治；有活动性假牙的患者入手术室前需将其取出，有牙齿松动等情况时，应及时告知麻醉医生，以免出现术中牙齿脱落造成误吸或嵌顿于食管等情况。

7. 术前适当补液治疗

有体液不足风险的患者，术前应建立静脉通路，适量补液，以免患者体液不足引起低血压、电解质紊乱、心律失常等。

8. 用药管理

①高血压、心脏疾病患者服用 β 受体拮抗药，钙通道阻滞药术前不需停用；服用肾素-血管紧张素-醛固酮系统（RAAS）抑制药、利尿药患者手术当天应停药；服用利血平者术前需停药 7 天。②长期服用阿司匹林、华法林等抗凝药物的患者，手术前应遵医嘱停止使用，监测患者凝血功能。术前停用阿司匹林 7 天，术前停用华法林 4~7 天，改用肝素。③糖尿病患者围术期血糖控制在 7.8~10.0 mmol/L，术前血糖控制不满意者，停用二甲双胍等口服降糖药物，采用胰岛素滴定进行血糖精准控制，术晨停用。

9. 保持良好心态

患者应以积极的心态面对手术，了解麻醉方法、麻醉过程，必要时应用药物配合治疗，消除过度紧张焦虑的心理；术前保持充足的睡眠，创造良好的睡眠环境。

10. 其他准备

根据患者病情、手术大小，评估出血风险，进行交叉配血、备血等。

(二)椎管内麻醉

除按全身麻醉准备外，还需评估患者有无局部麻醉药物过敏史、精神异常、脊柱外伤、畸形、结核，穿刺部位皮肤有无破损、感染。

(三)神经阻滞麻醉

评估患者有无局部麻醉药物过敏反应，穿刺部位皮肤有无破损、感染、肿瘤、畸形，有无电击伤、神经功能损伤等。

二、药物准备

(一)麻醉药物分类

1. 静脉麻醉药

静脉麻醉药是经静脉注射进入体内，通过血液循环作用于中枢神经系统产生全身麻醉作用的药物，如丙泊酚、芬太尼、氯胺酮、右美托咪定等。

2. 吸入麻醉药

吸入麻醉药是经呼吸道吸入体内，产生全身麻醉作用的药物，如七氟烷、异氟烷、地氟烷等。

3. 肌肉松弛药

肌肉松弛药是指阻断神经-肌肉传导功能而使骨骼肌松弛的药物，如阿曲库铵、维库溴铵。

4. 局部麻醉药

局部麻醉药是指能阻滞局部神经传导，抑制触觉、压觉、痛觉而减轻或避免疼痛的药物，如普鲁卡因、利多卡因、布比卡因等。

(二)麻醉常用药物与配制方法

1. 镇静药

常用的镇静药物有丙泊酚、咪达唑仑、瑞马唑仑、依托咪酯、右美托咪定等，配制方法见表4-2-1。

表 4-2-1　常用镇静药配制方法

名称	剂量		配制方法
丙泊酚	20 mL	200 mg	原液
	50 mL	500 mg	
咪达唑仑	2 mL	10 mg	加入 0.9% 氯化钠注射液 8 mL，配制成 1 mg/mL
瑞马唑仑	36 mg		加入 0.9% 氯化钠注射液 36 mL 配制成 1 mg/mL
依托咪酯	10 mL	20 mg	原液
右美托咪定	1 mL	100 μg	加入 0.9% 氯化钠注射液 19 mL，配制成 1 mL/5 μg
	2 mL	200 μg	加入 0.9% 氯化钠注射液 18 mL，配制成 1 mL/10 μg

2. 镇痛药

常用镇痛药物有舒芬太尼、芬太尼、瑞芬太尼、羟考酮、布托啡诺、曲马多、地佐辛、艾司氯胺酮、氟比洛芬酯注射液等，配制方法见表 4-2-2。

表 4-2-2　常用镇痛药配制方法

药物名称	规格		配制方法
舒芬太尼	1 mL	50 μg	加入 0.9% 氯化钠注射液 9 mL，配制成 5 μg/mL
芬太尼	2 mL	0.1 mg	加入 0.9% 氯化钠注射液 8 mL，配制成 10 μg/mL
瑞芬太尼	1 mg（粉剂）		加入 0.9% 氯化钠注射液 10 mL，配制成 10 μg/mL
	2 mg（粉剂）		加入 0.9% 氯化钠注射液 20 mL，配制成 10 μg/mL
羟考酮	1 mL	10 mg	加入 0.9% 氯化钠注射液 10 mL，配制成 1 mg/mL
布托啡诺	4 mL	2 mg	加入 0.9% 氯化钠注射液 16 mL，配制成 10 μg/mL
曲马多	2 mL	100 mg	加入 0.9% 氯化钠注射液 8 mL，配制成 10 mg/mL
地佐辛	1 mL	5 mg	原液
艾司氯胺酮	2 mL	50 mg	加入 0.9% 氯化钠注射液 3 mL，配制成 10 mg/mL
氟比洛芬酯	5 mL	50 mg	原液

3. 肌肉松弛药

常用肌肉松弛药物有阿曲库铵、罗库溴铵、维库溴铵，配制方法见表 4-2-3。

表 4-2-3　常用肌松药配制方法

名称	剂量		配制方法
顺苯阿曲库铵	5 mL	10 mg	加入 0.9% 氯化钠注射液 5 mL，配制成 1 mg/mL
维库溴铵	4 mg	粉剂	加入 0.9% 氯化钠注射液 4 mL，配制成 1 mg/mL
罗库溴铵	5 mL	50 mg	加入 0.9% 氯化钠注射液 5 mL，配制成 5 mg/mL

4.局部麻醉药

常用局部麻醉药物有利多卡因、盐酸罗哌卡因、普鲁卡因、布比卡因，见表4-2-4。

表4-2-4 常用局部麻醉药

	浓度/%	最大剂量/mg	作用时效
普鲁卡因	0.25~1	1000	45~60 min
利多卡因	0.25~0.5	500	120 min
布比卡因	0.2~0.25	150	5~7 h
罗哌卡因	0.2~0.5	200	4~8 h

5.其他药品

(1)急救药品：肾上腺素、去甲肾上腺素、麻黄碱、间羟胺、地塞米松。

(2)镇吐药：昂丹司琼、阿扎司琼、帕诺司琼。

(3)血浆代用品：聚明胶肽、羟乙基淀粉。

(4)拮抗药：新斯的明、多沙普仑、氟马西尼、纳美芬或纳洛酮。

三、仪器设备准备

(一)麻醉机

1.检查气源

气源一般为中心供气，有氧气源、笑气源、空气源和排废系统，确认无误后将各类气源接至麻醉机相应的部位。

2.安装麻醉机

安装麻醉机附件，检查钠石灰罐装置CO_2吸收剂的颜色变化(表4-2-5)，连接呼吸回路管道。

表4-2-5 钠石灰指示剂颜色变化

指示剂	新鲜时	耗竭时
甲基橙	橘红色	黄色
乙基紫	无色	紫色
陶土黄	粉红色	黄色
酚酞	无	粉红

3.检查麻醉机有无漏气

将氧流量表开关旋转至最大时，氧流量应大于10 L/min，氧气压力表的指针，应在绿色工作区内。检查呼吸回路有无漏气，有手控和机控两种方法：①手控，氧气流量调至最小，调节"APL阀"至30 cmH$_2$O，堵住呼吸管道"Y"形接口，将气囊与手动气囊连接口相连接，将"手动通气/机械通气"选择开关调至"手动通气"，按"快速充气阀"观察气道压力表针，当气道压力达到 30 cmH$_2$O 并超过 10 秒不回落时表示密闭正常；②机控，将呼吸回路"Y"形接口与气囊相连接，氧流量调至最小流量，调整"手动通气/机械通气"开关至"机械通气"，按"快速充气阀"充满风箱，6~8 次呼吸后风箱每次都能达到顶部表示密闭正常。

4. 调节参数

①选择通气模式：包括容量控制模式、压力控制模式等；②根据患者的实际情况，调整麻醉机的各项参数，如潮气量按 6~10 mL/kg 计算，限压通气压力为 10~20 cmH$_2$O，最高不超过 35 cmH$_2$O，呼吸频率成人 12~16 次/min、小儿 16~20 次/min，氧浓度 40%~100%，吸呼比(I/E)为 1:(1.5~2)。

5. 连接气管导管

选择麻醉机与患者气管导管相匹配的接头，与患者面部相匹配的麻醉面罩进行连接。

(二)心电监护仪

心电监护仪是监测患者生命体征的重要设备，是保障患者麻醉安全，提高麻醉质量的重要监测仪器。医护人员在患者麻醉期间对患者应实行全面监测，监护仪常规监测参数为心电图、心率、血压、呼吸、血氧饱和度。

1. 心电图监测

①将监护仪接通电源、开机自检。②模式选定：根据患者年龄选择合适模式(成人、儿童、新生儿)，选定合适的导联。③暴露患者心前区，确定贴电极片的位置，用生理盐水棉球清洁局部皮肤，忌用酒精擦拭。安放电极片的位置应避开伤口、瘢痕、中心静脉置管、电除颤及安装起搏器的位置。④检查导联连线，分为三导联和五导联，将导联线与电极片连接，将电极片贴于患者胸壁合适的位置，观察心电图波形是否稳定。

2. 血压监测

(1)无创血压监测：①根据患者年龄、手臂大小选择合适的袖带(宽度以肢体周径的 40%~50%为宜)，检查袖带是否漏气。②最常安置的部位为上肢肱动脉，袖带的下缘距肘窝 1~2 cm，松紧度以一手指为宜，避开输液同一侧肢体，袖带的高度应与心脏处于同一水平。妥善安置手的位置，平卧时上肢置于躯体两侧并固定，侧卧时袖带应安置于上方肢体，防止下方肢体受压影响测量结果，如同时做双上肢、双乳等手术时，应将袖带安置于下肢。③启动测压，根据患者病情调节收缩压/舒张压报警值上下限、测量的间隔时间等。长时间测压应注意观察袖带处的皮肤和肢体远端皮肤的颜色、温度、感觉等。④袖带取下时，应暂停测量血压，防止自动充气，袖带爆裂。

(2)有创血压监测：有创血压监测是将导管置入患者动脉血管(常用桡动脉)，通过测压管连接换能器直接测量动脉血压的方法。备好有创血压监测装置及冲管用的肝素盐水，排净压力传感器空气。测量过程中将压力传感器置于患者腋中线平第 4 肋间，首先对换能器进行校零，将液气界面打开与外界相通，按照监护仪操作步骤对有创血压监测装置校零，数值显示为零，表示校零成功，校零后将传感器与患者动脉端相通，实时监测动脉血压。

3.氧饱和度监测

氧饱和度正常值为95%~100%，直接反映人体组织供氧的情况，多采用指套光电传感器，将氧饱和度测量传感器探头套入患者手指，感应灯对准甲床，氧饱和度波形规律、数值稳定后调节氧饱和度报警值。监测过程中，注意避免使用与血压监测同侧肢体，婴幼儿应选择儿童专用氧饱和度测量传感器探头。

4.体温监测

麻醉过程中患者常见并发症为低体温，体温监测能及时发现低体温或高体温，积极采取相应措施减少对机体产生的不良影响，如寒战、苏醒延迟、心肌缺血等。体温监测分为体表温度监测和体核温度监测，麻醉管理中一般监测体核温度，可通过鼻咽部、食管、直肠等部位测得，临床上也被广泛应用。

(1)根据患者病情，选定测量部位。

(2)选取合适型号的一次性体温仪探头，检查体温探头有效期、包装完好性。

(3)将润滑剂充分润滑体温探头置入体腔的部分。

(4)根据体温探头置入部位，测量置入长度，如鼻咽部温度探头经鼻孔放置到软腭后侧，置入深度为同侧鼻翼至耳垂的距离，该部位是临床麻醉测温最常用部位；食管温度探头经口或鼻，放置于食管内近心脏水平，即食管下1/3处；直肠温度探头通过肛门置入直肠，成人插入6~10 cm，小儿插入2~3 cm，将体温探头轻柔置入，用胶布妥善固定。

(5)探头放置完毕后，体温探头插头与监护仪插孔连接，观察监护仪测温信息。

5.呼气末二氧化碳分压($P_{ET}CO_2$)监测

$P_{ET}CO_2$指呼气末呼出的混合肺泡气含有的二氧化碳分压或二氧化碳浓度值，可直接反应肺通气、肺血流状况，已被公认为除体温、脉搏、呼吸、血压、氧饱和度以外的第六大生命体征。$P_{ET}CO_2$正常值为35~45 mmHg，二氧化碳浓度($C_{ET}CO_2$)值为5%。

(1)检查呼气末二氧化碳监测仪或多功能监护仪是否处于完好状态，使用前接高压气体管道冲洗管腔水分，呼吸管道安装过滤器，保持监测管腔的干燥。

(2)正确安装模块，先连接模块端CO_2探头，将CO_2探头前端与螺纹管前端或呼吸器过滤器相连接。

(3)选择呼气末二氧化碳监测测量模式，进行归零校准，观察有无波形，如无波形，检查气管导管插入深度。

(4)设定呼气末二氧化监测报警上下值。

(5)密切观察患者呼吸频率、幅度、血氧饱和度与呼气末二氧化碳之间的变化。

(6)保持监测装置清洁，如被血液、痰液污染应及时处理。

(三)脑电双频指数(BIS)监测

BIS监测仪是将传感器置于患者前额，通过收集脑电波频率、振幅、位相，定量分析来判断患者镇静水平和监测麻醉深度的一种较为准确的设备，是目前临床上最常用的麻醉深度监测仪。BIS 正常值为 0~100,0 代表大脑无电活动,100 代表意识清醒,一般认为 80~100 为清醒状态、60~80 为镇静状态、40~60 为麻醉抑制状态、小于 40 可能呈现爆发性抑制。

(1)选择合适型号传感器,用酒精纱布擦拭患者额部皮肤并待干。

(2)将传感器斜贴于额部,选择电极片位置(数字 1~4),1 号电极贴于额部正中鼻根上方 5 cm 处,4 号电极贴于任意一侧眉弓上方与眉平行处,3 号电极贴于与 4 号同侧太阳穴处,2 号电极顺方向贴放。环绕有力按压每个电极 5 秒,保证与皮肤很好地贴合。

(3)连接电源,打开开关,将传感器接头与缆线连接,确保正确的接口方向。

(4)监测仪器屏幕提示 pass,表示各探头接头可正常使用。

(四)肌松监测仪

肌松监测仪用于判断神经肌肉阻滞类型,帮助判断气管插管时间和气管拔管时间,维持术中最佳肌松状态,指导术中合理使用药物,降低手术后因肌松药残留引起的相关并发症,保证手术安全。TOF-Watch 为临床常用的肌松监测仪。

(1)监测仪器性能完好,按照正确程序开机。

(2)进行正确的人—机有效连接,刺激电极置于患者腕部尺神经两侧,红色为近心端电极,黑色为远心端电极,间距为 2~3 cm,拇指电极置于拇指关节中央,刺激目标为拇内收肌,适配器的一端固定在拇指上,而另一端用胶带绑住固定在其余 4 指上,压力传感器应该固定在左手大拇指掌侧的位置,监测部位皮肤温度应维持在 32℃以上,远离高频电器,减少干扰,避免影响监测结果。

(3)设置参数:输出脉冲电压限制在 300~400 V,常用 100~150 V;最大电流为 60~80 mA,常用 20~50 mA。

(4)电流刺激:由刺激电极输出 4 个间隔 0.5 s 的连续超强刺激串,频率为 2 Hz,波宽为 0.2~0.3 ms,两组刺激之间相隔 10~20 s 之后。R_{TOF} 值用第四个反应幅度比第一个反应幅度所得的 4 个成串刺激(train-of-four stimulation, TOF)值作为评价神经阻滞程度的指标。T4 代表第 4 个肌颤搐,T1 代表第 1 个肌颤搐。

(5)观察记录:TOF 值降至 2 或 2 以下时,即可进行气管插管;手术期间,测得 TOF 值为 1 或 2 时,可根据手术对肌松程度的要求,适当追加肌松药物;测得 TOF 值为 4 时,肌力开始恢复。

(五)微量注射泵

微量注射泵是将少量药液精准、微量、持续、均匀泵入人体内的一种泵力仪器,能使药物保持有效的血药浓度,根据病情随时调整药物注射速度、浓度,适用于需要严格控制药量和注射速度的患者。

(1)检查仪器性能是否完好,固定输液架,连接电源。

(2)安装:向外拉固定夹,将装有需泵入的药液的注射器凸缘插入槽内,将离合器滑座接触顶针固定注射器活塞,排气,将延长管与患者近端静脉通路连接。

(3)开机:按照正确的程序开启电源开关。

（4）设置输液速度：遵医嘱设置调节好输液速度，单位为 mL/h，双人核对。

（5）开启：确认无异常后按压启动键，工作状态指示灯为绿灯，有箭头运行指示。

（6）检查：注射泵正常运行后检查有无气泡、堵塞等异常，出现报警及时处理。

（7）调速：先按停止键，遵医嘱调速，再按开启键。

（8）停止：按压停止键，显示屏可显示输入总量、剩余量。

（9）观察记录：准确记录药物注射开始时间、结束时间、速度、用量及效果。

四、耗材准备

根据麻醉方式准备麻醉用物，全身麻醉手术准备一次性全身麻醉包，椎管内麻醉准备椎管内麻醉穿刺包（硬膜外穿刺包、联合采用腰麻和硬膜外麻醉包、硬膜外导管）、无菌敷料。神经阻滞麻醉准备型号合适的穿刺针等。

（一）气管插管用具

1. 普通气管导管

气管导管由单腔导管、防漏套囊、导管接头 3 部分组成，导管材料质地坚韧有弹性，对咽、喉、气管等组织无刺激，多采用一次性无菌塑料导管，防止交叉感染。气管导管远端为斜口，近端与导管接头相连接。气管导管型号根据患者的情况决定，成年男性常用导管内径（internal diameter, ID）为 7.0~7.5 mm，插入深度为 22~24 cm；成年女性常用 ID 为 6.5~7.0 mm，插入深度为 20~22 cm；婴儿一般选择 ID 为 3 mm 的导管，儿童 ID 常用年龄/4+4 计算，须备相邻型号的导管，插入深度为年龄/2+12，5 岁以下儿童一般不用套囊；鼻腔插管多选用 ID 为 7.0~7.5 mm，插入深度比口腔长 3 cm。

2. 特殊气管导管

特殊气管导管包括：①加强型气管导管，气管导管中央带金属螺丝，有较强的弹性，适用于特殊体位手术，气管受压或需要使管道过度弯曲时，能够支撑管壁不会扭曲、变形，分为带套囊和不带套囊两种；②气管切开气管导管，气管切开患者，需经气管切开处安置气管导管，选用呈"L"形气管切开导管，可避免压迫气管后壁，附带套囊和衔接管，外接呼吸机管路；③双腔支气管导管，在支气管水平将两侧肺通气径路分隔开的麻醉技术称为肺隔离，目前，胸外科手术进行肺隔离所使用的器具多采用双腔支气管导管，导管型号选择根据患者身高与体型综合评估，成年男性身高 170 cm 以上选择 F41，170 cm 以下选择 F39 型号；成年女性身高 160 cm 以上选择 F37，160 cm 以下选择 F35。

3. 喉罩

喉罩插入患者咽喉部，充气后能够在喉部周围形成密封圈，既可让患者自主呼吸，又能正压通气，属介于气管插管与面罩之间的通气工具，主要由套囊、喉罩插管、指示球囊、充气管、机器端接头和充气阀组成，设有 1 号、2 号、3 号、4 号、5 号 5 种型号。适用于气管插管困难、急救和复苏时需紧急进行人工通气支持患者、麻醉或药物镇静未用肌松药患者、外科短小手术患者等，能达到保持上呼吸道通畅的目的。

4. 喉镜

喉镜分为普通喉镜和可视喉镜。①普通喉镜：喉镜是气管插管时直接窥喉时用的重要工具，由喉镜柄和不同型号的喉镜片组成，气管插管时直接用喉镜片置入患者口咽部将舌根和会厌部直接挑起暴露声门，当喉镜片和喉镜柄呈直角时，喉镜片前方小电珠发光。喉镜片形状分为直形喉镜、弯形喉镜，型号分为大号、中号、小号。②可视喉镜：可视喉镜为一种新型的可视插管系统，可直接清晰暴露咽喉部，减少气管插管损伤，降低气管插管难度，为临床麻醉提供新的呼吸道建立操作模式。

(二) 其他物品准备

包括一次性呼吸回路管道、一次性麻醉面罩、一次性喉镜片、呼吸过滤器、呼吸囊、鼻咽通气管和口咽通气管、动脉留置针、中心静脉置管套件、压力传感器、听诊器、胶布、无菌吸引器。

1. 一次性呼吸回路管道

一次性呼吸回路管道一端与麻醉机、呼吸机相连接，另一端连接呼吸面罩。分成人和儿童两种类型，回路管可伸缩，可根据患者年龄大小、体格适当调整呼吸回路无效腔量。

2. 一次性麻醉面罩

根据患者年龄、脸型大小选择合适型号的一次性麻醉面罩。

3. 一次性喉镜片

根据喉镜选择对应型号的一次性喉镜片。

4. 鼻咽、口咽通气管

鼻咽、口咽通气管适应于上呼吸道梗阻的口腔、鼻腔通气。

5. 动脉留置针

动脉留置针可通过测压换能装置连续测量动脉压力，根据患者的年龄、血管条件、穿刺部位选择不同型号的留置针。

6. 中心静脉穿刺套件

中心静脉穿刺套件用于建立静脉补液通路和监测中心静脉压力，可给予高浓度或刺激性的药物。分为单腔、双腔、三腔、四腔等型号，根据患者病情需要选取相应的型号。

7. 压力传感器

压力传感器用于中心静脉压、动脉压力等多种有创压力的测量。

(施树清 章艳 廖礼平)

第五章

麻醉恢复室护理

麻醉恢复室护理PPT

学习目标

1. 了解麻醉恢复室患者的入室标准、出室标准。
2. 熟悉麻醉恢复期间患者常见并发症及处理方法。
3. 掌握患者安全转运及交接流程、气管导管拔管指征、麻醉恢复期间的主要监测指标及临床意义。

第一节　出入恢复室标准

一、入室标准

患者手术麻醉结束后，麻醉作用尚未完全消失，患者意识、肌力尚未完全恢复，常易出现气道梗阻、通气不足、呕吐、误吸、循环不稳定等并发症，应由麻醉医生、手术医生、手术护士共同护送至麻醉恢复室对患者进行密切的监测和护理，保障患者安全返回病房。

(一)收治范围

1. 全身麻醉患者

全身麻醉后麻醉作用尚未完全消失的患者，患者神志、肌力、呼吸频率、咽喉保护反射恢复情况不良。

2. 椎管内麻醉患者

椎管内麻醉患者术毕麻醉阻滞平面高于T6（第6胸椎）；围术期发生局部麻醉药中

毒反应、过敏反应等并发症,经处理呼吸、循环功能基本稳定的患者。

3. 神经阻滞麻醉患者

神经阻滞麻醉出现局部麻醉药中毒反应、过敏反应、气胸等并发症的患者,经处理呼吸、循环功能基本稳定。

4. 其他有氧合不全及通气不足的症状或体征的患者

有氧合不全及通气不足的症状或体征的患者需要进入复苏室继续监护和处理。

(二)排除范围

(1)病情危重,循环不稳定,需直接转入 ICU 继续监护和治疗者。

(2)心肺复苏后患者。

(3)术前有意识障碍的患者。

(4)感染伤口大面积暴露的患者。

(5)因外科手术特殊,不宜进入 PACU 的患者,如体外循环手术、脑动脉瘤手术患者等。

(6)特殊感染的患者,如多重耐药菌感染、炭疽杆菌感染、气性坏疽、破伤风、人类免疫缺陷病毒(HIV)感染、狂犬病患者等。

(7)医院感染管理规范规定需要特殊隔离的患者,如活动性肺结核患者等。

二、出室标准

手术后患者经过麻醉恢复室的监测与护理,麻醉医生根据患者病情、Steward 苏醒评分或改良 Aldrete 苏醒评分,将达到标准要求的患者转回普通病房或 ICU 继续治疗。出室前麻醉恢复室护士再次评估者意识、生命体征,检查患者液体输注

麻醉恢复室出室标准(视频)

情况和全身皮肤、管道、四肢活动度等情况,并根据患者病情携带相关转运工具,并加强安全防护,保证患者转运安全。到达病房或 ICU 后与责任护士详细交接患者相关情况,如患者意识状态、病情、术中出入量、管道、液体、皮肤、物品等,向患者做好相应的健康教育。

(一)麻醉患者转至普通病房标准

患者 Steward 苏醒评分(表 5-1-1)≥4 分或改良 Aldrete 苏醒评分(表 5-1-2)≥9 分,根据医嘱,可准许患者离开 PACU 转回普通病房。一般遵循以下几点原则:

(1)患者神志清楚,定向力恢复,肌张力恢复正常。肌力分级见表 5-1-3。

(2)能进行有意识的肢体活动。

(3)血压、心率平稳,或波动在可接受范围内;心电图正常,无明显的心律失常。

(4)能自行保持呼吸道通畅,保护性吞咽及咳嗽反射恢复,$PaCO_2$ 正常或达到术前水平,吸空气时 $SpO_2 \geq 95\%$ 或达术前水平。

(5)术后疼痛得到控制或缓解。

(6)无恶心、呕吐或严重的恶心、呕吐得到充分控制,转为轻度。

（7）椎管内麻醉患者呼吸循环稳定，出现感觉和运动阻滞消退的征象，且感觉阻滞平面低于 T6 水平。

（8）使用麻醉性镇静药和镇痛药后，应警惕再度发生呼吸、意识抑制的可能。因此，在药物作用高峰过后观察一段时间才能转回病房。

表 5-1-1　Steward 苏醒评分表

患者状况	评分标准	分值
苏醒程度	完全苏醒	2
	对刺激有反应	1
	对刺激无反应	0
呼吸道通畅程度	可按医生吩咐咳嗽	2
	不用支持可以维持呼吸通畅	1
	呼吸道需要予以支持	0
肢体活动程度	肢体能做有意识的活动	2
	肢体无意识活动	1
	肢体无活动	0

注：3 项总分为 6 分，患者评分≥4 分，可以考虑转出麻醉恢复室。

表 5-1-2　改良 Adlret 评分

患者状况	分值	评分标准
活动水平	2	能自主或遵嘱活动四肢和抬头
	1	能自主或遵嘱活动二肢和有限制地抬头
	0	不能活动肢体或抬头
呼吸	2	能深呼吸和有效咳嗽，呼吸频率和幅度正常
	1	呼吸困难或受限，但有浅而慢的自主呼吸，能用口咽通气道
	0	呼吸暂停或微弱呼吸，需呼吸器或辅助呼吸
血压	2	血压在麻醉前血压值的±20%以内波动
	1	麻醉前±20%～±49%
	0	麻醉前±50%以上
意识	2	完全清醒（能准确回答问题）
	1	可唤醒，嗜睡
	0	无反应

续表5-1-2

患者状况	分值	评分标准
氧饱和度	2	呼吸空气 $SpO_2 \geqslant 92\%$
	1	呼吸氧气 $SpO_2 \geqslant 92\%$
	0	呼吸氧气 $SpO_2 < 92\%$

注：5项总分为10分，患者评分≥9分，可以考虑转出麻醉恢复室。主要用于麻醉复苏观察评价。

表5-1-3　肌力评分

分级	指标
0级	完全瘫痪、肌力完全丧失
1级	可见肌肉轻微收缩但无肢体活动
2级	肢体可移动位置但不能抬起
3级	肢体能抬离但不能对抗阻力
4级	能对抗阻力运动，但肌力减弱
5级	肌力正常

(二)麻醉患者转至ICU标准

(1)患者病情不稳定，有出现严重并发症的可能。

(2)患者出现了严重并发症，经抢救病情稳定但仍需进一步监测治疗。具体包括：①患者病情严重，不能自行保持气道通畅，仍需行呼吸支持或严密监测者；②患者循环不稳定，仍需血管活性药物维持者；③经过较长时间观察，患者仍处于深睡眠状态；④术中有过较长时间低血压或低氧过程；⑤低体温，预计需较长时间才能苏醒者；⑥原有神经系统疾病及并发症者。

三、日间及门诊手术患者离院标准

日间及门诊手术患者离院标准：根据麻醉后出院评分系统(PADSS)(表5-1-4)评估，PADSS评分≥9分，可根据麻醉医生的医嘱离院。具体标准如下。

(1)未行气管插管的患儿苏醒1小时后。

(2)患者能喝水和咳嗽。

(3)无气道堵塞，呼吸循环稳定。

(4)行走活动与发育水平一致，步态稳，无头晕现象。

(5)有膀胱反射。

(6)无恶心、呕吐、眩晕症状。

(7)伤口无出血和其他并发症。

表 5-1-4　PADSS 评分表

项目	评分标准	分值
生命体征	波动在术前值的±20%以内	2
	波动在术前值的 20%～40%	1
	波动在术前值的±40%	0
步行(活动水平)	能确定方位且步态稳健(步态稳定，无眩晕)	2
	能确定方位或步态稳健(需要搀扶)	1
	不能达到前两项中的任意一项(无法行走)	0
恶心呕吐	轻度(无或很少)	2
	中度	1
	重度(反复治疗后仍有)	0
疼痛	轻度	2
	中度	1
	重度	0
手术出血	轻度(不需更换敷料)	2
	中度(需更换 2 次敷料)	1
	重度(需更换 3 次以上敷料)	0

注：5 项总分为 10 分，患者评分≥9 分，可以考虑离院。

第二节　麻醉恢复期护理

一、入室患者的评估与交接

(一)入室前准备

1. 仪器

心电监护仪开机备用，调试呼吸机参数处于备用状态，心电监护仪、呼吸机设置好报警参数并打开报警开关，吸氧、吸痰装置完好，酌情备有创测压装置、呼气末 CO_2 监测装置、BIS 监测仪、输液泵、加温仪。

2. 用物

包括简易人工呼吸器、一次性吸痰管、面罩、0.9%氯化钠注射液 1 瓶、约束带、寸带、电极片、10 mL 注射器等。

（二）入室评估与交接

1. 迎接患者

手术后患者由手术医生、麻醉医生、巡回护士共同送入麻醉恢复室，护士安置患者至指定床位后，固定好病床，与手术室护士共同核对患者手腕带信息。

2. 麻醉恢复期监护

麻醉恢复室护士应立即连接监护仪、氧饱和度指套、血压袖带、心电导联线、呼气末二氧化碳等监测设备，建立有效的生命体征监测。麻醉未苏醒者连接呼吸机，已苏醒者给予气管内吸氧或经鼻吸氧，气管内吸氧时，吸氧前确定吸氧管大小是否合适，不能堵塞导管内径。

3. 病情交接

手术医生、麻醉医生与 PACU 护士进行详细交接。交接内容包括：①患者一般情况、既往史、现病史、手术方式、麻醉方式、麻醉中用药、术中情况、气道情况、过敏史、术前合并症、牙齿有无松动及缺失、镇痛泵情况；麻醉手术过程中出现的问题及处理措施、预计苏醒时间及麻醉恢复期可能出现的问题等。②巡回护士与麻醉恢复室护士双方认真核对患者病历、手术名称、手术部位、手术时间、手术体位等。

4. 气道评估

麻醉护士与麻醉医生共同评估气管导管位置、深度、气囊压力大小，检查气囊导管线有无折叠，导管固定是否适宜。

5. 导管交接

由手术医生、手术护士与 PACU 护士详细交接，共同检查伤口敷料有无渗血、渗液现象，引流管的种类及数量，引流管位置及标识，引流液性质及量。

6. 皮肤交接

与手术室巡回护士一起检查患者的皮肤，有无破溃、灼伤等，重点查看手术体位受压部位的皮肤，有无压力性损伤、潮湿等情况，动静脉置管处有无瘀青肿胀。在交接过程中注意保护患者隐私，注意保暖。

7. 液体交接

巡回护士与麻醉恢复室护士查看患者静脉输液通路及正在输入的液体，交接术中出入量情况，包括入量、输血量、出血量、尿量等，以及术中未输注的血液制品等。

8. 物品交接

交接患者的药品、衣物、影像资料及特殊物品等。

9. 其他特殊交接

交接患者血气结果异常值，疼痛、呕吐情况及镇痛泵的使用情况等。

10. 交接记录

交接完毕后，双方确认，然后在手术患者交接单上签字。将患者信息录入麻醉信息系统，填写麻醉苏醒监护记录单，术后镇痛观察记录单等。责任护士应熟悉分管患者的病情。

二、恢复期间患者的监测与护理

(一)恢复期间常规护理

患者进入恢复室后,护士须迅速建立有效监护,严密监测患者的意识、瞳孔、心率、血压、血氧饱和度、呼吸、体温变化,必要时监测患者呼气末二氧化碳、动脉血压等指标,视病情设定报警参数的上下限。

1.循环系统

①密切观测患者血压,必要时监测动脉血压、中心静脉压及血压波动范围;②了解患者有无心律失常、心肌缺血症状;③注意患者每小时尿量。

2.呼吸系统

(1)拔管前:①观察患者呼吸频率、节律、潮气量、每分通气量、血氧饱和度、血气分析值的变化,注意肺部听诊呼吸音是否对称、有无肺不张;②观察气管内、鼻和咽喉部有无分泌物,需要时予以吸痰。

(2)拔管后:①观察患者呼吸频率、节律、呼吸深度变化;②保持呼吸道通畅,注意头偏向一侧,防呕吐、误吸。

3.神志及瞳孔观察

神志及瞳孔观察包括:①定时观察患者瞳孔是否等大等圆、对光反射是否灵敏;②注意患者意识是否清醒,有无定向力改变、能否正确回答问题。

4.体温管理

体温管理包括:①调节室内温度,患者盖好被子,注意保暖;②低体温、手术时间长、胸腹部手术患者给予加温仪加温;③体温值与患者病情不相符时,应采用两种以上监测方法测温。

5.气道管理

(1)气管拔管指征:①患者意识恢复,咳嗽反射、吞咽反射恢复,能按指令合作,BIS 值≥80% 以上;②呼吸方式正常:患者自主呼吸恢复,呼吸不费力,呼吸频率<30 次/min,潮气量>8 mL/kg;③肌力恢复,能抬头、用力握手、肌松监测 TOF 值为 80% 以上;④患者循环功能稳定:血压控制在基础血压升高或降低 20% 以内;无恶性心律失常症状;⑤无严重的酸碱失衡,无缺氧(PaO$_2$ 为 80~100 mmHg 或 SpO$_2$ 为 92%~99%);⑥综合评估具有拔管合格条件,遵医嘱予以拔管。

(2)拔管时护理:①目前临床常用正压拔管与负压拔管两种方式,需综合评估患者气道及病情,采取适宜的拔管方式。负压拔管:拔管前吸纯氧或提高氧浓度 2 分钟,护士站于患者一侧,充分解开固定气管导管胶带,将患者头偏向一侧,断开呼吸机,抽吸尽气囊内空气,迅速且轻柔地以导管的弯曲度顺应性将导管拔出至声门处(距气管导管远端开口 1~2 cm),连接负压吸引管持续负压吸引,保留牙垫,可防止拔管后牙关紧闭,便于吸取口腔内分泌物。正压拔管:床头抬高 45°~60°,吸纯氧或提高氧浓度 2 分钟,清理气道和口腔内分泌物,充分解开固定气管导管胶带,注射器备于气囊接口处,将呼吸机在 PSV 模式下设置压力支持 PS 为 15 cmH$_2$O,呼气末正压 PEEP 为 10 cmH$_2$O,按压吸气性屏气1~3秒，完全抽吸气囊内空气，迅速且轻柔地以导管的弯曲度顺应性将导管完全拔除。②拔管后患者保持头侧位，嘱患者自主咳嗽，继续吸氧，必要时再次吸引口、鼻、咽腔分泌物。拔管期间注意观察患者意识、心率、血压、呼吸、SpO_2 等的变化。③牙齿松动患者，避开牙齿松动一侧，嘱患者张口，防止牙齿脱落。④如果在正常操作流程中拔管遇到阻力，应停止操作，立即检查套囊内的气体是否抽吸干净，如有特殊情况告知麻醉医生，再行紧急救治处理。

（3）拔管后护理：①注意患者呼吸情况，警惕并发症(喉痉挛、喉头水肿、舌后坠等)的发生；②观察患者生命体征的变化，尤其是血氧饱和度的变化；③观察患者有无声音嘶哑及咽喉疼痛等不适的情况；④拔管后复查患者动脉血气分析并追踪结果。

6. 管道护理

引流管应标识清晰，妥善固定，防止管道脱落、输液针头脱出、自行拔管等意外。观察伤口敷料有无渗血、渗液现象以及引流液的颜色、性质及量，如有异常及时报告医生处理。

7. 安全管理

麻醉未醒前，注意约束患者肢体，加床栏防护，预防坠床、约束性伤害等。

8. 用药护理

正确及时执行各种医嘱，注意观察患者用药后的效果，有无不良反应；保持输液通畅，防止液体外渗，视病情调节输液速度，必要时用输液泵控制输液。

9. 疼痛管理

①患者苏醒后常规采用疼痛量表评估疼痛程度，根据疼痛评分采取相应的措施；②有镇痛泵的患者应及时连接镇痛泵装置；③对患者进行心理护理，以减轻其焦虑。

(二)恢复室常见并发症的护理

1. 低氧血症

低氧血症主要由肺不张、肺水肿、肺栓塞、误吸、支气管痉挛等原因引起 PaO_2<60 mmHg、氧饱和度<90%。

临床表现：患者呼吸困难、发绀、心率加快、血压升高。

麻醉恢复期常见并发症
的观察与护理PPT

护理：①吸氧，托住患者下颌，予以面罩辅助呼吸，若低氧血症未改善，必要时予呼吸机机械通气；②保持呼吸道通畅，及时清理呼吸道分泌物；③病情允许患者取半坐卧位，鼓励患者咳嗽咳痰，深呼吸，促进呼吸功能恢复；④去除诱因，遵医嘱予以药物治疗；⑤监测患者动脉血气，遵医嘱处理，纠正低氧血症。

2. 上呼吸道梗阻

上呼吸道梗阻主要是由于患者肥胖、颈部短粗、肌力未完全恢复(麻醉药物及肌松药的残余作用)、局部肿胀(出血、过敏、水肿)等原因，引起舌后坠、喉痉挛、气道水肿、手术切口水肿、误吸、声带麻痹等情况。

临床表现：患者吸气困难、打鼾、呈深睡眠状态、血氧饱和度明显下降。

护理：①最有效的解决方法是使患者头部后仰，托下颌，面罩加压给氧，梗阻不能解除则需要经鼻或口腔放置通气道，必要时气管插管，如插管失败，紧急予以环甲膜穿刺，暂时缓解患者缺氧状态，并尽早行气管切开术。②及时清理呼吸道分泌物或呕吐物，面罩加压给予纯氧，鼓励患者咳嗽。③气道水肿者遵医嘱予以地塞米松，可用 0.25%肾上腺素 0.5~1.0 mL 雾化吸入。④颈部手术患者注意切口有无肿胀出血，如有异常应立即通知手术医生行气管插管，并准备返回手术间再次手术。⑤注意甲状腺手术、胸部手术、气管手术患者的发音及咳嗽情况，判断有无双侧声带麻痹症状。⑥误吸患者予头低足高位，头偏向一侧，必要时气管插管，反复行支气管冲洗，监测其动脉血气，遵医嘱用药，纠正水电解质紊乱。

3. 心律失常

麻醉手术刺激、麻醉药物、电解质紊乱、术前合并心血管疾病等原因均可诱发心律失常。常见心律失常有窦性心动过速、窦性心动过缓、室上性心律失常、室性期前收缩。

临床表现：心电示波改变、血压升高或降低、胸闷等不适。

护理：①严密监测患者心电图，观察心电图波形，评估心律失常类型，及时报告医生；②配合医生查找原因，去除诱因，对症处理；③遵医嘱用药，纠正水电解质失衡；④必要时备除颤仪。

4. 高血压

高血压主要与麻醉手术刺激、麻醉深度过浅、药物、术前合并心血管疾病、疼痛、恶心、呕吐、低氧血症、尿管刺激等有关。

临床表现：围手术期血压值超过术前的 30%，持续时间 30 分钟以上；有头晕、心悸、胸闷等症状。

护理：①严密观察患者血压变化，必要时实时监测动脉血压；②查找原因，去除诱因，对症处理，如疼痛、恶心、尿管刺激；③遵医嘱用药；④加强心理护理。

5. 低血压

低血压主要与患者本身合并心脏疾病，使用麻醉药物，失血失液导致血容量不足，发生过敏反应等有关。

临床表现：围手术期血压相比术前降低 30%，出现心肌缺血、尿少、胸闷出汗、脉搏细速、皮肤湿冷等休克表现。

护理：①严密监测患者血压变化，了解患者基础血压；②病情允许调整休克体位，及时予以加温保暖；③协助医生查找低血压原因，去除病因，对症处理，如评估麻醉用药的量及麻醉平面，有无过敏反应、输血反应、失血失液等情况；④加快输液速度，遵医嘱使用血管活性药物，严密观察患者用药效果及不良反应；⑤伴缺氧患者调节氧浓度，保持有效通气；⑥必要时监测动脉血气。

6. 恶心、呕吐

恶心、呕吐主要与服用阿片类镇痛药、吸入麻醉药物、中年女性、眩晕病史、饱胃、手术时间、手术部位、腹胀等因素有关。

临床表现：恶心、呕吐。

护理：①评估是否为恶心呕吐高危患者，严格控制患者术前禁食禁饮时间；②饱胃、腹胀、急诊手术患者予以胃肠减压；③患者头应偏向一侧，防止误吸，及时清洁口腔，保持呼吸道通畅；④遵医嘱使用止呕药物，密切观察药物效果；⑤心理护理。

7. 低体温

低体温主要与手术室温度、手术时间、手术部位暴露、大量输入未加温液体等有关。

临床表现：体核温度低于 36℃。

护理：①严密监测患者体温变化，采用两种以上方法测量体温；②提高室温，积极予以复温措施，避免不必要的体表暴露；③输液可用加温装置，血制品需要在常温下放置 30 分钟后输入；④患者出现寒战时，遵医嘱予以盐酸曲马多注射液对症处理。

8. 谵妄

谵妄主要与患者高龄、脑功能障碍、创伤、酗酒、营养不良、焦虑抑郁等易发因素有关。促发因素包括：使用抗胆碱药物、手术刺激、应激反应、脑供氧不足、代谢障碍、睡眠障碍等。

临床表现：有定向力障碍、记忆力下降、睡眠障碍、错觉、幻觉、情感障碍等表现。

护理：①密切观察患者病情，测量其生命体征，保持气道通畅；②加强安全管理，约束带松紧适宜，注意患者四肢皮肤温度、血运情况；③合理使用镇静药物；④去除病因，减少不良刺激（尿管、尿潴留、疼痛、焦虑）。

9. 躁动

躁动主要与患者术前脑功能障碍、年龄、长期服用精神和镇静药物、肌松药残留作用、术前使用阿托品及东莨菪碱、代谢紊乱、饮酒等因素有关。常见的刺激因素：尿潴留、尿管刺激、疼痛等。

临床表现：①大声喊叫、四肢乱动、挣扎、起床；②不配合医务人员拔除监护设备及各种导管，有定向力障碍，可能伴有血压升高、呼吸增快等生命体征的改变。

护理：①予以吸氧处理、保持气道通畅，及时清理呼吸道分泌物；②加强安全管理，约束带松紧适宜，注意四肢皮肤温度、血运情况；③输液通路及管道多重固定，放置于合适位置，防止导管脱落；④分析躁动原因，去除病因，减少不良刺激（尿管、尿潴留、疼痛、焦虑）；⑤遵医嘱使用镇痛镇静药物，观察药物反应，维持循环稳定；⑥专人护理，加强沟通，予心理护理。

10. 疼痛

疼痛主要与麻醉药物作用减退、手术应激、手术切口张力、患者年龄及疼痛的耐受能力等有关。

临床表现：主诉疼痛，伴有痛苦面容、烦躁不安、心率加快、血压增高、呼吸加快、甚至心律失常。

护理：①观察患者生命体征有无变化；②麻醉苏醒后常规采用视觉模拟评分法（VAS）评估患者疼痛程度，中重度疼痛者应及时报告医生处理；③使用镇痛药物后观察镇痛效果，注意有无恶心呕吐、呼吸抑制、皮肤瘙痒等不良反应；④手术后持续镇痛，做好生命体征监测；⑤注意手术切口情况，预防出血、感染引起疼痛；⑥疼痛知识宣教。

三、出室患者的评估与交接

恢复室麻醉医生根据患者 Steward 评分或改良 Aldrete 评分及转出标准评估患者能否转出 PACU。

（一）转出前评估

（1）查看输液部位有无肿胀、输液是否通畅，特殊药物的输注有无醒目标识。

（2）查看患者全身皮肤情况，有无压力性损伤、电灼伤及其他异常。

（3）查看患者引流管标识是否清晰、固定是否牢靠、引流是否通畅，仔细观察引流液的性质及量有无异常。

（4）检查伤口敷料是否干燥、固定是否妥当。

（5）根据专科特点评估患者四肢活动等情况。

（6）特殊患者提前通知病区做好相关准备。

（二）安全转运

（1）遵医嘱携带氧气、简易人工呼吸器等抢救设施。

（2）PACU护士与麻醉医生、手术医生共同护送患者，电话通知电梯等候。

（3）检查各引流管固定情况，将各引流管放置于合适的位置，防脱出。

（4）根据患者年龄、体重、病情、手术后体位要求，采取合适的搬运方法。如骨科颈椎、腰椎手术患者搬运时注意保护颈椎、腰椎，避免扭曲；搬运肾脏、肝脏手术患者应动作轻柔，防止患者出血；搬运老年、高血压、心脏病患者宜慢，防止发生脑梗死、心肌梗死等并发症。常用搬运方法：①一人搬运法，适合病情较轻或清醒的小手术患者，麻醉护士站于患者头部一侧，负责患者头颈部，按照移动患者双脚—臀部的顺序移至病床；②三人搬运法，适合病情较重、体重较轻患者，麻醉护士负责托住患者头、颈、肩部，一人负责背、腰、臀部，另一人负责膝盖和腿部；③四人搬运法，适合病情重、体重较重的大手术患者，麻醉护士站于患者头侧，负责头颈部，患者腰部两侧左右各一人，一人一手放于腰部，一手放于肩部，另一人负责双腿，同时用力将患者搬运至病床，责任护士注意各引流管及输液情况；④使用过床易，可以使患者平稳安全地过床，减轻搬运时的痛苦，避免搬运中造成不必要的损伤。搬运过床时注意观察患者呼吸、面色，有无发绀等情况，将患者头偏向一侧，防止呕吐物误吸；注意保护患者头部、手术部位、各引流管和输液管。

（5）根据麻醉要求及各专科特点协助患者取舒适卧位。

（6）护送患者时注意安全防护，保护患者隐私，注意保暖。护士站在患者头侧，观察患者神志、面色、呼吸、有无发绀、呕吐等情况。发现异常及时通知医生，并对症处理。

（三）与病房责任护士交接

患者转运至病床后，立即给予吸氧、心电监护，按血氧饱和度、血压、心电导联线的顺序连接各导联线，监测患者生命体征。与病房护士共同评估患者意识及清醒程度，核对患者手腕带信息。具体交接内容如下。

1.患者意识

PACU转运人员须与病房接班人员进行患者的身份识别，如核对床头卡、手腕带信息，与患者进行交流，患者意识清楚，定向力正常，同时注意患者有无声音嘶哑。

2. 患者一般情况

了解患者麻醉方式、手术方式、术中情况、术后诊断等，患者生命体征情况、镇痛泵情况。

3. 出入水量

了解术中及麻醉恢复期间出入水量，包括出血量、尿量、输血量、液体量。

4. 伤口与引流管

检查患者伤口敷料有无渗血渗液、引流管的种类及数量、引流液的性质及量。

5. 输液管道

查看患者输液管路是否通畅、目前有无输注特殊药物、静脉置管处有无肿胀瘀青等情况。

6. 皮肤

协助患者翻身，查看患者皮肤，注意保暖，保护患者隐私。

7. 肢体活动度

根据各专科特点评估并测试患者的肢体活动度。

8. 药品、物品

对患者的特殊物品和药品、私人物品、病历、影像资料进行交接等。

9. 其他特殊内容

包括交接患者血气结果异常值、疼痛及呕吐情况等。如患者转入 ICU 时，除常规交接上述内容外，还应详细向 ICU 医护人员交代患者入 ICU 的原因，PACU 内的抢救情况等。

10. 记录

交接完毕后详细记录转科交接单，双方确认签名，转运人员带回转运物品方可离开。

（四）健康宣教

1. 卧位

（1）全身麻醉未清醒患者，取平卧位，头偏向一侧，使口腔分泌物或呕吐物易于流出，避免误吸。

（2）蛛网膜下隙阻滞麻醉者，应平卧或取头低脚高卧位 6~8 小时，防止脑脊液外渗而致头痛。

（3）硬脊膜外阻滞麻醉者应平卧 6 小时。

（4）局部麻醉以及全身麻醉清醒的患者，可根据手术部位和患者状况调整体位。①颅脑手术患者，如无休克或昏迷，可取 15~30° 头高脚低斜坡卧位；②颈、胸部手术者，取高半坐卧位，以利于呼吸与引流；③腹部手术者，取低半坐卧位或斜坡卧位，以减少腹壁张力，便于引流，并可使腹腔渗血渗液流入盆腔，避免形成膈下脓肿；④脊柱或臀部手术者，取俯卧位或仰卧位；⑤腹腔内有污染者，在病情允许的情况下，尽早改为半坐卧位或头高脚低位等。

2. 饮食

根据各专科要求指导患者进食。①非腹部手术，视手术大小、麻醉方法及患者的全身反应而定：体表或肢体的手术，全身反应较轻者，术后即可进食；手术范围较大，全身反应明显者，待反应消失后方可进食；局部麻醉者，若无任何不适，术后即可进食。椎管内麻醉者，若无恶心、呕吐，术后 3~6 小时可进食；全身麻醉者，应待麻醉清醒，无恶心、呕吐后方可进食。一般先给予流质，以后逐步过渡到半流质或普食。②腹部手术，尤其是消化道手术后，一般需禁食 24~48 小时，待肠道蠕动恢复、肛门排气后开始进食少量流质，逐步递增至全量流质、半流质、软食、普食。术后留置空肠营养管者，可在术后第 2 日自营养管输注肠内营养液。

3. 其他

(1)告知全身麻醉患者因术中置入气管导管，会有咽部不适的感觉。有的椎管内麻醉患者当天会感觉下肢麻木，随着药物代谢下肢会逐渐恢复知觉，可行被动按摩，麻醉后第 2 日如仍有下肢麻木感，应报告医生会诊。椎管内麻醉穿刺部位敷料可于术后 24 小时后取下。

(2)保持呼吸道通畅，指导患者正确排痰，用双手保护伤口，减少伤口张力，学会深呼吸和有效咳嗽，排出气管深部的分泌物。

(3)术后第一次起床活动，可能会有头晕的感觉，应有医护人员协助，避免起床过快，防止直立性低血压的发生。

(4)指导患者正确使用镇痛泵，并交代相关的注意事项。

(施树清　章艳　李金花)

第六章

麻醉中监测

麻醉中监测PPT

学习目标

1. 了解麻醉中各种监测方法及目的。
2. 熟悉麻醉中各种监测指标正常值及临床意义。
3. 掌握麻醉中各种监测的护理配合及不良反应的预防及处理。

第一节　呼吸监测

一、呼气末二氧化碳浓度监测

呼气末二氧化碳分压监测（postapneic end-tidal carbon dioxide pressure, $P_{ET}CO_2$）是无创的连续监测，可反映患者整个呼吸周期的连续变化，监测呼吸的节律和频率，提示每个呼吸异常的具体环节，还可以提供心排血量、代谢活动以及呼吸肌的功能状况，是降低麻醉死亡率和发病率的重要措施。

呼吸监测PPT

(一)定义

呼气末二氧化碳是指呼气终末期呼出的混合肺泡气中的二氧化碳分压或含有的二氧化碳浓度值。$P_{ET}CO_2$ 正常值为 35 ~ 45 mmHg，通常比动脉血二氧化碳分压（partial pressure of carbon dioxide in artery, $PaCO_2$）低 2 ~ 5 mmHg，此差别反映了肺泡无效腔通气。

(二)$P_{ET}CO_2$的波形

1. 正常$P_{ET}CO_2$波形

正常$P_{ET}CO_2$波形分4段(图6-1-1)。

(1)Ⅰ相：A-B为吸气基线，处于零点，是呼气的初始期，这个阶段的气体为无效腔气，无CO_2。

(2)Ⅱ相：B-C段为呼气上升支，为肺泡气和无效腔气的混合气，CO_2水平急剧升高。

(3)Ⅲ相：C-D段为呼气平台，呈水平形，为呼气或肺泡高峰期，气体为肺泡气，D点为$P_{ET}CO_2$值，为最高CO_2水平。

(4)Ⅳ相：D-E段为呼气下降支，患者吸气时新鲜气体进入，迅速而陡直下降至基线水平。

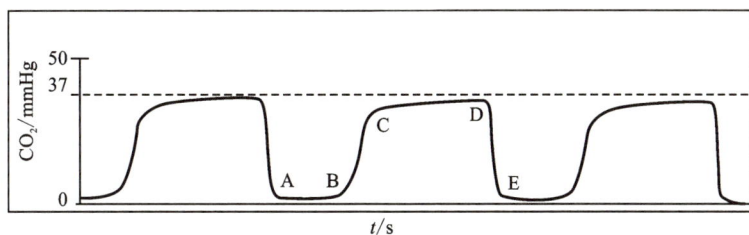

图6 1-1　正常的$P_{ET}CO_2$波形图

2. 分析$P_{ET}CO_2$波形图

(1)波形高度：代表肺泡气CO_2浓度，即$P_{ET}CO_2$。
(2)基线：代表吸入气CO_2浓度，一般等于零。
(3)频率：为自主呼吸或机械通气频率。
(4)节律：反映患者呼吸中枢或呼吸肌的功能状态。

(三)监测意义

1. 评价肺泡通气

在呼吸机治疗或麻醉手术过程中，应评价患者肺泡通气情况，确保其血碳酸浓度正常。

2. 反映循环功能

休克、心脏骤停及肺梗死、肺血流量减少或停止时，$P_{ET}CO_2$可迅速下降至0，CO_2波形消失。$P_{ET}CO_2$监测还有助于判断胸外心脏按压是否有效，复苏是否成功，当$P_{ET}CO_2$>10 mmHg时，表示肺已有良好血流，但还应排除过度通气引起的$P_{ET}CO_2$降低。

3. 判断人工气道的位置及通畅程度

如果气管和气管导管部分堵塞，$P_{ET}CO_2$和气道压力升高，压力波形高尖，平台降低。

4. 及时发现呼吸机故障

如呼吸回路断开、扭曲、漏气、阻塞时，$P_{ET}CO_2$ 波形与数值显示消失。呼气活瓣失灵和钠石灰失效时 $P_{ET}CO_2$ 升高，误吸后 $P_{ET}CO_2$ 急剧升高。

5. 诊断肺栓塞

患者发生空气、羊水、血栓或脂肪栓塞时，$P_{ET}CO_2$ 突然降低，区别于低血压时 $P_{ET}CO_2$ 的逐渐降低。

6. 代谢监测及恶性高热的早期诊断

恶性高热时 CO_2 含量增加，$P_{ET}CO_2$ 不明原因突然升高，为正常值的 3~4 倍，经有效治疗后 $P_{ET}CO_2$ 首先开始下降。静脉滴注碳酸氢钠过快、过多也可引起血中 CO_2 含量突然升高，$P_{ET}CO_2$ 增加。

（四）呼气末二氧化碳监测的护理

（1）保持监测设备性能完好，密切监测 $P_{ET}CO_2$ 数值变化。

（2）准确连接呼吸回路管道，避免导管打折、扭曲。

（3）保持监测装置清洁，如被患者痰液污染，应及时清理消毒。

（4）监测仪使用完毕注意与监护仪断开，避免长时间连接造成仪器损耗。

（5）某些二氧化碳监测仪需定期进行校准，减少测量误差。

二、吸入氧气浓度监测

吸入氧浓度（fraction of inspiration O_2，FiO_2）即自然呼吸或通过鼻导管、面罩或呼吸机等机械装置吸入空气、氧气或其他混合气体中，氧气所占的容积百分比，其范围一般为 21%~100%。吸入氧气的浓度监测主要包括麻醉机辅助呼吸状态下的监测，以及自主呼吸状态下的氧浓度监测。

（一）麻醉机辅助呼吸状态下 FiO_2 监测

麻醉机有 FiO_2 监测模块，该模块一般安装在供气部分，监测呼吸机输出的氧浓度，以保证吸入新鲜空气-氧混合气体的浓度。浓度的传感器有两种，包括氧电极和氧电池，氧电极要每年更换或加液一次，氧电池为随弃型。它们的共同缺点是使用寿命仅一年左右，一旦呼吸机的氧电池失效，呼吸机将持续报警，以致呼吸机不能正常使用。

（二）自主呼吸状态下 FiO_2 监测

鼻导管吸氧浓度的计算公式为：

$$吸氧浓度（\%）= 21\% + 4 \times 氧流量（L/min）$$

式中，21% 是大气中的氧浓度。正常情况下，只需大气氧浓度就可以满足人体需要。只有患阻塞性肺疾病或者弥散性肺疾病的患者，其氧气的吸入和利用受到影响时，才需要增加氧浓度。一般阻塞性肺疾病的患者选择低浓度低流量吸氧，吸氧浓度不超过 30%；有弥散功能障碍的患者需提高氧流量。不同疾病的患者缺氧所采用的吸氧方式也不同。

三、脉搏血氧饱和度监测

血氧饱和度是血液中氧合血红蛋白（HbO_2）的容量占全部可结合的血红蛋白容量的百分比，正常值≥95%。脉搏血氧饱和度是指通过对动脉脉搏波动的分析，测定血液在一定的氧分压下，氧合血红蛋白占全部血红蛋白的百分比值。成人脉搏血氧饱和度正常值≥95%，<90%为低氧血症。脉搏血氧饱和度（SpO_2）监测是一种无创性操作，应用方便、反应灵敏，随时以波形和数字显示机体动脉血氧合情况变化，还可以显示脉率，并且有报警装置，已成为麻醉手术期间基本和重要的监测手段，还可在运送患者时监测，提高患者的安全性。脉搏血氧饱和仪采用荧光光度计测量血红蛋白吸收的变化，将不同规格和形状的传感器妥善固定在毛细血管搏动部位（手指、脚趾、耳垂或前额），即可测得脉率、脉搏波形及脉搏血氧饱和度。

（一）脉搏血氧饱和度的监测意义

SpO_2监测能及时有效地评价和反映围麻醉期的机体氧合和血氧饱和程度，为早期发现低氧血症提供有价值的信息，提高了麻醉和呼吸治疗的安全性。通过SpO_2监测，间接了解患者动脉血氧分压（PaO_2）的高低，以便了解组织的氧供情况。

（二）脉搏血氧饱和度的影响因素

(1)检测部位血流量不足。
(2)环境中光线的影响。
(3)探头与局部组织的对合程度。
(4)皮肤过厚或皮肤色素沉着。
(5)血管活性药物的影响。
(6)监测部位经常移动或不正常移动等。

第二节　循环监测

一、动脉血压监测

动脉压（arterial blood pressure，BP），即血压，指血液在血管里流动时对单位面积血管壁产生的压力或压强。动脉血压值的大小取决于心排血量和外周阻力。

循环监测PPT

（一）血压正常值

正常成人安静状态下的血压范围为收缩压90~139 mmHg（12.0~18.6 kPa），舒张压为60~89 mmHg（8.0~12.0 kPa），脉压30~40 mmHg（4.0~5.3 kPa）。体位、运动、用药、吸烟、摄入咖啡因、情绪等均会影响血压变化。

(二)血压异常的原因

1.血压升高

血压升高常见于颅内压增高、麻醉过浅、外部刺激、术前合并高血压、肾功能不全、心率加快、升压药作用等。

2.血压降低

血压降低常见于心功能不全、麻醉过深、循环抑制、失血过多、有效循环血容量不足、降压药作用等。

(三)血压的测量方法

血压的测量方法可分为两大类:无创性测量法和有创性测量法。

1.无创性测量法

(1)无创血压监测:无创血压监测是麻醉手术围手术期的常规监测项目,根据袖套充气方式不同,分为手动测压法与电子自动测压法,电子自动测压法又称自动无创性测压法(automated noninvasive blood pressure,ANIBP),是临床麻醉和ICU中使用最广泛的血压监测方法之一,主要采用振荡技术。

(2)无创性血压监测护理:①避开患者手术消毒部位,选择健康侧肢体,必要时可选择下肢,下肢血压比上肢血压高20~40 mmHg/10~20 mmHg。②尽量避开输液通路、血氧监测一侧肢体,避免肢体活动和压迫袖套而引起的血压测不准确,甚至测不出,如寒战、躁动、肘关节弯曲。③避免测压过于频繁、测压时间太久和间隔太短而引起的肢体缺血、麻木等并发症。④注意在低血压、休克和低温麻醉时,其测定值和真实值相比均有一定的差异。⑤对有意识障碍、外周神经血管病变、动静脉功能不全及心律不齐者慎用。

2.有创性测量法

(1)有创动脉血压监测:有创动脉血压监测是将动脉导管置入动脉内直接测量动脉内血压的方法。适用于休克、危重症、严重的周围血管收缩、重大手术或存在高循环功能障碍风险的手术患者的血压监测。与临床常见的无创血压监测相比,有创血压监测可以提供连续、可靠、准确的监测数据。正常情况下有创血压比无创血压高2~8 mmHg,危重患者可高10~30 mmHg。

(2)测压途径:①桡动脉,为首选途径,因桡动脉位置表浅且相对固定,穿刺易于成功。但应首先进行Allen试验。②足背动脉,常作为备选血管,足背动脉保留方便,不易随患者的活动而使留置针脱出。③股动脉,搏动清晰、易于穿刺,但不便于管理、保留时间短,有潜在感染风险。④肱动脉,穿刺点在肘窝部,肱动脉的外侧是肱二头肌肌腱,内侧是正中神经。

Allen试验(视频)

肱动脉与远端的尺、桡动脉之间有侧支循环,遇有侧支循环不全,肱动脉的阻塞会影响前臂和手部的血供。肱动脉穿刺并发症少,数值可靠,但出血概率大,临床少用。⑤尺动脉,人类90%的手部血液是由尺动脉供给,经Allen试验证实手部供血以桡动脉为主

者,选用尺动脉穿刺可提高安全性,但成功率低。

(3)动脉压波形图:①正常动脉压波形(图6-2-1),可分为收缩相和舒张相。主动脉瓣开放和快速射血入主动脉时为收缩相,动脉压波迅速上升至顶峰,即为收缩压。血流从主动脉到周围动脉,压力波下降,主动脉瓣关闭,直至下一次收缩开始,波形下降至最低点即为舒张压。动脉压波下降支出现的切迹称重搏切迹。②异常动脉压波形(图6-2-2),圆钝波波幅中等强度降低,上升和下降支缓慢,顶峰圆钝,重搏切迹不明显,见于收缩功能降低或血容量不足患者。不规则波波幅大小不等,期前收缩波的压力低平,见于心律失常患者。高尖波波幅高耸,上升支陡,重搏切迹不明显,舒张压低,脉压宽,见于高血压及主动脉瓣关闭不全患者。主动脉瓣狭窄者,下降支缓慢及坡度较大,舒张压偏高。低平波的上升和下降支缓慢,波幅低平,表示严重低血压,见于低血压休克和低心排综合征患者。

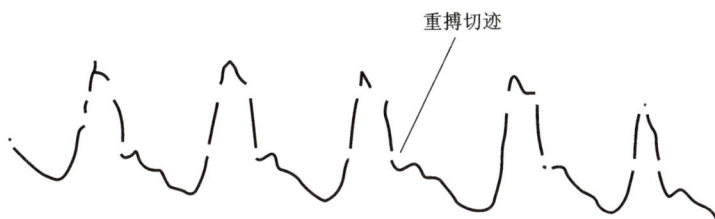

重搏切迹

图6-2-1　正常动脉压波形

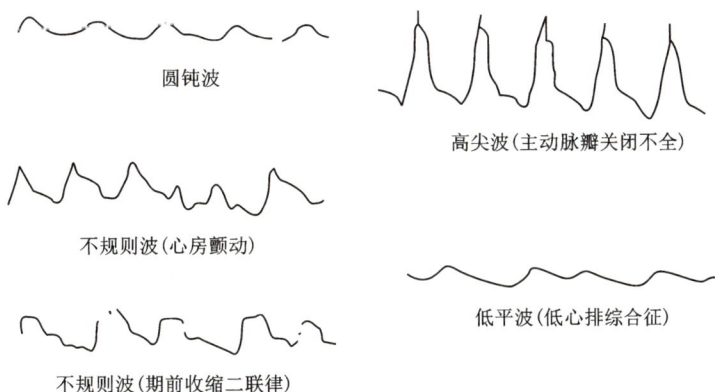

圆钝波

高尖波(主动脉瓣关闭不全)

不规则波(心房颤动)

低平波(低心排综合征)

不规则波(期前收缩二联律)

图6-2-2　异常动脉压波形

(4)有创动脉测压的临床意义:用于循环功能不稳定,无创血压不能满足急剧变化的血流动力学的情况下;用于需要持续观察动脉压,估计血压波动大的手术,如体外循环手术、大血管手术和肝移植手术等;在用听诊器听取血压不清楚时,仍可反映出平均动脉压的水平;动脉测压管可以方便地反复采取动脉血标本做血气分析和其他生化检查。

(5)有创动脉测压护理:①动脉穿刺前应常规检查患者侧支血供,常用 Allen 试验。

②穿刺需准备的物品：局部麻醉药、穿刺针、压力传感器与 2~4 U/mL 肝素盐水预冲装置。③应将动脉测压管连接紧密，固定牢固，防止松脱引起大出血。④保持动脉测压管通畅。应用肝素盐水经常冲洗，但注意避免输入肝素过多而造成凝血障碍，如管道内有凝血块应及时抽出加以疏通，禁止向血管内推注、将凝血块冲入体内，禁止动脉给药。⑤测压前进行零点校对，每次体位变动均须重新调零。⑥抽取血液标本时，应将管道中的液体全部抽出后再取血，以免因血液稀释而影响检测结果，在取血标本过程中要防止空气进入，以免引起动脉内气栓。⑦预防动脉栓塞形成：每次经测压管抽取动脉血后，均应立即用肝素盐水进行快速冲洗，以防凝血。动脉置管时间长短也与血栓形成呈正相关，在患者循环功能稳定后，应及早拔出，还要防止管道漏液，测压管道的各个接头应连接紧密，压力袋内肝素盐水漏液时应及时更换，各个三通应保持良好性能等，以确保肝素盐水的滴入。⑧预防感染：各项操作要严格遵守无菌技术原则。所用的套管针、连接管、三通换能器等均只能一次性使用。定时观察穿刺部位有无血渍、肿胀等现象，插管处用无菌透明贴膜覆盖。三通及换能器要用无菌治疗巾包裹并妥善放置，防止污染，定时更换治疗巾。待循环稳定后，尽早拔除测压管，测压管留置一般不宜超过 4 天。⑨拔管时应注意压迫时间，拔管后应局部压迫 5 分钟后，用纱布球和宽胶布加压覆盖，以免引起出血和血肿形成。胶布加压固定时不可环绕手腕一周，以免远端肢体缺血坏死。

二、中心静脉压监测

中心静脉压（central venous pressure，CVP）是指右心房或靠近右心房的上、下腔静脉的压力，正常值为 4~12 cmH$_2$O。CVP 受右心泵血功能、循环血容量及体循环静脉系统血管紧张度等因素影响，是临床观察血流动力学的主要指标之一。

（一）中心静脉测压方法

CVP 可以通过中心静脉导管（central venous catheter，CVC）和经外周静脉穿刺的中心静脉导管（peripherally inserted central catheter，PICC），但必须是导管尖端开口且尖端位置在右心房与上腔静脉交界处的 PICC。以下是 CVP 的测压方法。

1. 零点核准

零点核准相当于平卧时腋中线第四肋间水平处，先使输液管与测压管相通，使液体充满测压管，液面要高于患者实际的 CVP 值，但不能从上端管口流出。

2. 测压

关闭输液通路使测压管与静脉导管相通，测压管内液面下降，当液面不再下降时的读数，即为患者 CVP 值。

3. 关闭测压管

关闭测压管，开放输液通路，如果采用监测仪测压，即可随时观察 CVP 曲线变化和 CVP 的值。

(二)中心静脉穿刺并发症及其防治

1. 感染

感染为 CVP 监测的常见并发症,感染率为 2%~5%,因此在操作过程中应严格遵循无菌操作原则,加强护理。

2. 出血和血肿

颈内静脉穿刺时可能穿破椎动脉和锁骨下动脉,在颈部形成血肿,透析患者肝素化后或凝血机制不好的患者更易发生。因此,穿刺前应熟悉局部解剖,掌握穿刺要点,一旦误穿入动脉,应局部压迫止血,对肝素化患者,延长局部压迫时间。

3. 心律失常

导管插入过深时,对心肌造成机械性刺激可诱发心律失常。操作过程应持续监测 ECG,避免导丝或导管插入过深,发生心律失常时可将导管退出 1~2 cm。

4. 其他

其他并发症包括气胸、血胸、气栓、血栓、神经和淋巴损伤等,虽然发生率很低,但是后果严重。因此,必须加强预防措施,熟悉解剖位置,认真操作,一旦出现并发症,应立即采取积极的治疗措施。

与传统 CVC 比较,PICC 具有诸多优势,但是由于其长度较长、直径较小,与传统 CVC 比较,PICC 更容易发生脱位、血栓性静脉炎和导管故障。颈部或胸部解剖变异患者、气管切开或高感染风险患者更适合使用 PICC 置管;凝血功能异常、血小板异常减少及异常肥胖症的危重患者,以及输液持续时间>15 天的患者均建议使用 PICC。

(三)中心静脉压监测的护理

1. 预防空气栓塞

在使用中心静脉导管输液过程中应及时关注液体余量,避免液体走空或输液袋倒置;通过中心静脉给药时注意排尽三通接口处的空气,并注意三通方向是否正确;连接镇痛泵前应认真检查镇痛泵管道内空气是否排尽,避免空气进入患者体内。

2. 留置时间

CVC 留置时间过长发生感染、静脉炎和深静脉血栓形成的风险明显增大,需要长时间测压的患者建议使用 PICC,PICC 可留置半年至 1 年。

3. 妥善固定导管

患者变动体位时注意保护导管,体位变动后应仔细检查导管深度,并注意检查导管是否通畅、回血是否顺利。长期留置的导管应 7 天更换 1 次无菌贴膜,贴膜下如有血渍或因汗液过多而松动时应及时更换。

4. 预防导管阻塞

导管阻塞是留置中心静脉导管常见的并发症之一,其可能原因包括:①未按时封管或封管方法不当;②患者的血液呈高凝状态;③胸腔压力增大,如呕吐、剧烈咳嗽等引起血液回流,导致血液反流在导管内凝集形成血栓;④输注甘露醇、脂肪乳剂等大分子物质后未充分冲管致药物沉淀阻塞导管。所以,要遵循导管维护原则及时正确冲封管,输注大分子药物后需要使用 20 mL 的 0.9%氯化钠注射液彻底冲管，患者出现剧烈呕吐和咳嗽后及时冲管。

5. 其他

用中心静脉导管测中心静脉压时，应尽量避免输入升压药、降压药或其他急救药物，以免测压时引起病情变化，或最好使用双腔静脉导管。测压时应避免咳嗽、躁动、体位变化等因素，以免影响效果。

（四）临床意义

中心静脉压与血压结合的临床意义，见表 6-2-1。

表 6-2-1　中心静脉压与血压结合的临床意义

中心静脉压	血压	意义	处理原则
低	偏低	血容量不足	充分补液
低	正常	血容量轻度不足	适当补液
高	偏低	心功能不全	强心
高	偏高	血管收缩，循环阻力增加	适当选用血管扩张药

三、肺动脉压监测

肺动脉导管，又称 swan-ganz 导管。利用肺动脉导管能迅速进行右心各部位压力及心输出量的测定。在肺动脉主干测得的压力为肺动脉压（pulmonary arterial pressure, PAP），在肺小动脉嵌入部位所测压力为肺小动脉嵌压（pulmonary arterial wedge pressure, PAWP）或肺毛细血管嵌入压（pulmonary capillary wedge pressure, PCWP）。

（一）监测方法

测定血流动力学各项数据时，只需通过调节各三通的开关即可测得。肺动脉测压管与监测仪相通则显示肺动脉压力波形与肺动脉压。气囊充气后监测仪则显示肺小动脉嵌入压的波形与压力。右心房开口与监测仪直接相通时则显示右心房压。

（二）临床意义

1. 右心房压

右心房压正常值为 2~6 mmHg，反映静脉血容量和静脉血管的张力及右心室的功能状态。右心房压升高见于右心衰竭、右室心肌梗死、肺动脉栓塞等。右心房压降低提示血容量不足。

2. 右心室压

右心室压正常值为 18~30 mmHg/2~8 mmHg：反映右心室排血时的阻力，无右心室流出道梗阻及肺动脉狭窄时，右心室收缩压几乎等于肺动脉压力，当右心室流出道狭窄和肺动脉瓣狭窄时右心室收缩压升高。右心室舒张压反映右心室的充盈情况，当右心衰竭和右心室舒张期容量增多时可引起右心室舒张压升高。

3. 肺动脉压

肺动脉压正常值为 15~30 mmHg /6~12 mmHg，反映肺小动脉和肺毛细血管床的血流量与梗阻情况。在肺毛细管无梗阻时，肺动脉舒张压近似 PCWP，可以反映左心室功能。肺动脉压增高见于左心衰竭、某些先天性心脏病伴有肺动脉高压、原发性肺动脉高压。肺动脉压降低见于右心室流出道狭窄和肺动脉瓣狭窄。

4. 肺毛细血管楔压

肺毛细血管楔压正常值为 8~15 mmHg，测压管连接于导管端孔，然后向气囊内注气 1.2 mL，导管向前推进嵌入肺动脉分支。此时测得的压力即为肺毛细血管楔压，其压力类似左心房压。

(三) 并发症防治

1. 心律失常

心律失常多发生在插管过程中，是比较常见的并发症，由导管尖端接触心肌壁或心瓣膜所致，可出现室性期前收缩、室上性心动过速等心电图改变，将导管退出后，室性期前收缩很快消失。操作中必须有持续心电监护，插入的导管如遇到阻力时不可强行进入。

2. 导管气囊破裂

导管气囊破裂常见于反复使用的导管，因气囊弹性丧失所致。气囊破裂后致使肺动脉嵌入压指标丧失，且可能由于再次的气囊充气造成气栓形成。气囊充气最大量不能超过 1.5 mL，临床上可用空气、二氧化碳气体或盐水充胀气囊，但由于后两种方法操作不便及放气困难等而很少采用。

3. 感染

患者全身或局部感染均可能发生，应常规应用抗生素预防感染。

4. 静脉炎

静脉炎发生率较高，与导管对局部刺激有关。静脉炎严重者宜拔出导管并对症处理。

5. 肺栓塞

静脉血栓脱落或因持久的导管嵌入肺小动脉可致肺栓塞。因此，应严密观察肺动脉压波形，必要时调整导管位置。因静脉血栓引起的肺栓塞，应积极进行抗凝、溶栓等治疗。

6. 肺动脉破裂

肺动脉破裂见于肺动脉高压、血管壁变性的患者，由于导管在肺动脉内反复移动、气囊过度充气所致。应注意气囊内保持适当的充气量并严密监测肺动脉压力改变。

7. 导管异常

导管在心腔内扭曲、打结，因导管质软、易弯曲，插入血管长度过长时易发生扭曲、打结。故应注意导管置入长度，从右心房进入肺动脉一般不应超过 15 cm，发现扭曲应退出。

(四)肺动脉导管的护理

麻醉护士不仅要掌握肺动脉导管适应证、禁忌证及并发症的内容,还要熟练掌握整套测压装置的连接、管腔的护理、测压方法及各监测指标变化的临床意义。

1. 术中监测护理

(1)严格执行无菌操作原则。

(2)导管置入约 45 cm 时,准确向球内注入适量的气体(一般为 0.8~1.5 mL)。

(3)送管过程中密切监测患者心电图波形及心率、心律、呼吸、血压的变化,观察患者反应、发现异常心律要及时报告医生并给予处理。

(4)妥善固定并紧密连接好各管道及测压装置,排尽空气,严防连接处松脱而造成出血、空气栓塞等不良后果。

2. 置入导管后护理

(1)检查导管置入长度,测压装置连接是否正确,每小时用 0.01% 的肝素盐水 3~5 mL 冲洗测压管道 1 次,以保证管道通畅。进行各项操作时,要小心仔细,以防导管牵拉脱出。躁动患者加约束带以保证安全。

(2)正确进行测压操作护理要点:①正确连接各测压管,压力换能器应与压力计隔膜紧密接触,其内应充满液体,严防空气进入;②准确记录测量数据,波形有异常变化时,及时查找原因并调整好导管的位置;③校零方法与时间、影响压力测定的因素、局部与全身的观察同中心静脉监测。

(3)持续监测时,导管顶端最好在肺动脉内。不测压时,导管气囊应处于放气状态。需记录肺小动脉嵌入压时,再向气囊内充气,充气时注意充气量要适量,不超过 1.0 mL,尽量缩短嵌顿时间,应在 2~3 分钟以内,防止肺梗死的发生。充气过度会引起气囊破裂而形成气栓,如怀疑气囊破裂时,应将注入气囊的气体抽出,同时拔除导管。

(4)导管留置时间一般为 72 小时,病情稳定时应及早拔管。拔管应在监测心律变化的条件下进行。拔管后 24 小时内应注意患者局部有无渗血及肢体有无肿胀等症状。

(5)心理护理:护士在导管置入的全程监护中要做好心理护理。耐心向患者说明监测的意义,观察患者的反应,保证患者的安全和舒适,消除患者的各种顾虑,使监测顺利进行,取得预期的效果。

四、心电监测

围术期心电图(electrocardiography,ECG)可用于监测心率、检测和诊断心律失常和心肌缺血、监测起搏器功能及电解质异常。但心电图不能反映心排血功能和血流动力学改变,也不能替代其他监测手段。

(一)注意事项

(1)根据患者病情,协助患者取平卧位或半卧位。

(2)密切观察患者心电图波形,及时处理干扰等。

(3)每日定时回顾患者 24 小时心电监测情况,必要时记录。

（4）根据患者病情设定报警上下限，不得关闭报警声音。

（5）定时观察患者粘贴电极片的皮肤，定时更换电极片和电极片的位置。

（6）对躁动患者，应固定好电极和导线，避免电极脱位以及导线打折、缠绕。

（7）停机时先向患者说明，取得合作后关机，断开电源。

（二）常见心律失常和心肌缺血心电图特点

1.窦性心动过速

（1）病因：窦性心动过速是术中、术后常见的心律失常。引起的原因为麻醉过浅、外部刺激（疼痛、恶心呕吐、躁动等）、CO_2 蓄积、有效血容量减少等。

（2）心电图诊断要点：①成人心率大于 100 次/min；②心律规则；③Ⅱ、Ⅲ 及 aVF 导联 P 波直立，见图 6-2-3。

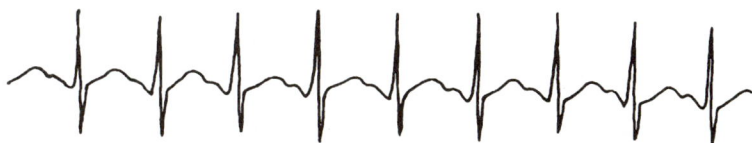

图 6-2-3　窦性心动过速

2.窦性心动过缓

（1）病因：窦性心动过缓原因为麻醉过深、循环抑制、迷走神经兴奋、手术触及延髓循环中枢等。

（2）心电图诊断要点为：①心率小于 60 次/min；②心律规则；③Ⅱ、Ⅲ 及 aVF 导联 P 波直立，见图 6-2-4。

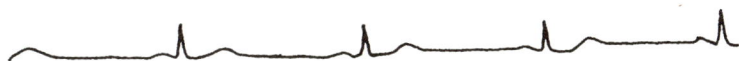

图 6-2-4　窦性心动过缓

3.室上性心动过速

（1）病因：常见为预激综合征，房室结双通道占 30%，其他病因包括冠心病、原发性心肌病、甲状腺功能亢进、洋地黄中毒等，室上性阵发性心动过速常伴有各种器质性心脏病，如冠心病、急性心肌梗死、二尖瓣脱垂、艾勃斯坦畸形以及 Q-T 间期延长综合征。诱因包括运动、过度疲劳、情绪激动、妊娠、饮酒或吸烟过多等。

（2）阵发性室上性心动过速（图 6-2-5）的诊断要点：①室性早搏连续出现 3 次以上；②QRS 波群呈宽大畸形，心室率为 140~180 次/min，很少超过 180 次/min；但小儿可在 200 次/min 以上；③RR 间期规整，或稍不匀齐，RR 间期互差偶有超过 0.03 秒；④逆行性 P 波偶可见到，位于 QRS 波群呈，1∶1 传导或 2∶1 传导，RP 间期>0.20 秒；⑤窦性 P 波有时可能见到，时隐时现，窦性 P 波与 QRS 波群无关，有时可见心室夺获与心室融合波。

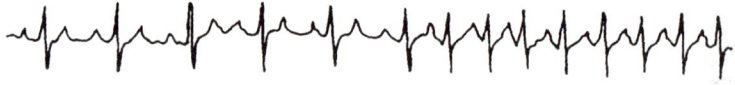

图6-2-5　阵发性室上性心动过速

（3）多源性房性心动过速的诊断要点：①心房率超过100次/min，常为130~180次/min；②同一导联中有两种或两种以上不同形态的P′波、P′-P′间期不同、P′-R间期不同；③P′波与P′波之间有等电位线；④心房率、心室率快而不规则，但常伴有不同程度的房室传导阻滞，易出现心室漏搏，所以R-R间期不等；⑤常无起止突然的特点。

4. 心房颤动、扑动

（1）病因：心房扑动与颤动的病因基本相同，最常见者为风湿性心脏病、二尖瓣狭窄，其次是冠心病、甲亢性心脏病、心肌病（包括克山病）、心肌炎、高血压性心脏病。

（2）心房颤动的诊断要点：①各导联P波消失，而代之以f波；②f波大小不一，形态不同、间隔不整，f波的频率为450~600次/min；③RR间期绝对不整；④心室率一般增快，但通常<160次/min，应用洋地黄之后或慢性心房纤颤，心室率可变慢；⑤长期的房颤，因心房肌肌肉纤维数量减少，f波可变得纤细而不易辨认；⑥心房纤颤的QRS波群时间、形态一般正常，但因心室周期波动较大，出现于长短周期的心搏可呈室内差异性传导；⑦心房纤颤应用洋地黄过量时，可诱发非阵发性交界性心动过速及完全性房室传导阻滞，此时心室律可变为规整，其不同点在于，前者心室率为70~100次/min，QRS时间、形态正常；后者的心室率为40~60次/min，QRS波群呈宽大畸形（图6-2-6）。

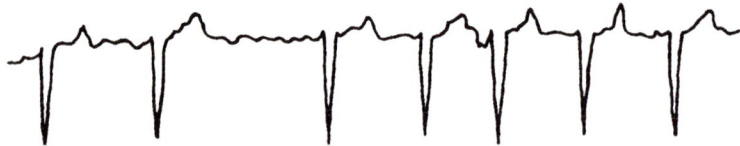

图6-2-6　V$_1$导联，心房颤动

（3）心房扑动的诊断要点：①各导联P波消失，而代之以F波；②F波呈波浪形或锯齿状，形态大小一致，FF间隔规整；③F波的频率一般为250~350次/min；小儿常在300次/min以上；④F∶R比例多为2∶1，故心室率一般在140~160次/min；⑤QRS波群时间、形态一般正常，也可呈室内差异性传导，特别是在房室传导比例为2∶1与4∶1交替出现时，出现于长短周期的心搏易呈室内差异性传导（图6-2-7）。

5. 期前收缩

（1）病因：期前收缩是最常见的心律失常，可以见于正常人，但是心脏神经症与器质性心脏病的患者更容易发生，情绪激动、精神紧张、疲劳、消化不良、过度吸烟、饮酒或者是喝浓茶都会引起它的发作，也可以没有明显诱因，洋地黄、奎尼丁、氯仿等药物毒性作用、缺钾以及心脏手术和心导管检查都可引起。

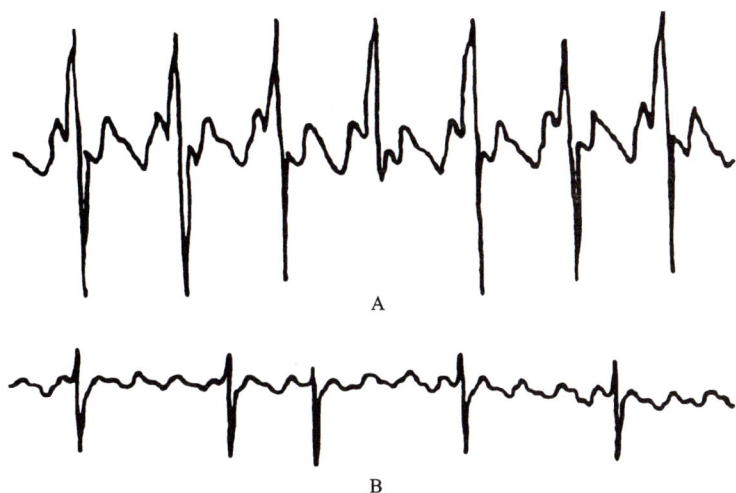

图 6-2-7　Ⅱ导联，心房扑动

（2）房性期前收缩的诊断要点：①心律不规则，有提前出现的 P 波；②P 波形态与窦性 P 波不同；③P-R 间期正常，但当房早伴房室传导阻滞时，P-R 间期可延长（图 6-2-8）；④P 波后的 QRS-T 波可正常或畸形，出现畸形的 QRS-T 波时称房早伴室内差异性传导。

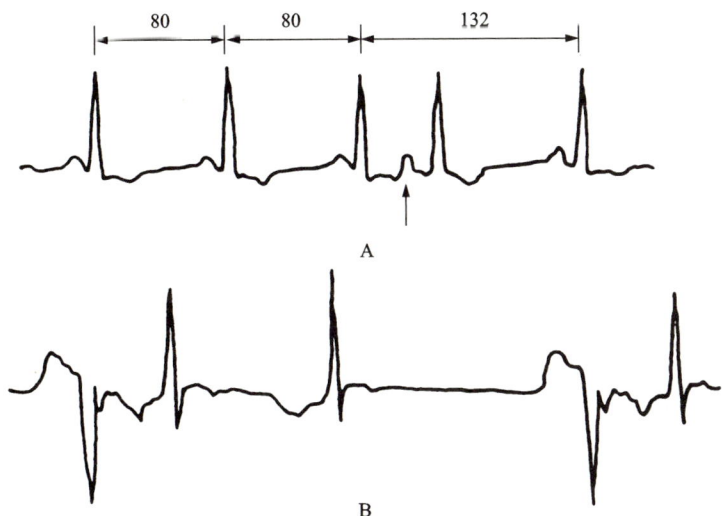

图 6-2-8　房性期前收缩

（3）交界性期前收缩又称结性期前收缩。诊断要点：①心律不规则；②Ⅱ、Ⅲ、avF 导联中 P 波倒置，P 波与 QRS 波关系不定；③P-R 间期，如 P 波出现于 QRS 波前，P-R 间期常小于 0.12 秒，但亦可延长，甚至出现完全性传导阻滞；④QRS 波基本正常，当有室内差异性传导时亦可增宽（图 6-2-9）。

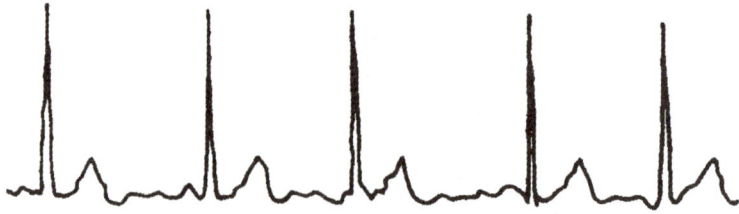

图 6-2-9　交界性期前收缩

（4）室性期前收缩的诊断要点：①心律不规则；②P 波被掩盖，有时仅能从 ST 段或 T 波上的切迹加以辨认；③QRS 波宽大畸形且提前出现；④ST 段和 T 波与 QRS 波相反；⑤QRS 波后出现代偿间歇。

（5）室性期前收缩可以单个地出现连续两个室性期前收缩，亦可成对出现两个室性期前收缩。当室性期前收缩的发生时间正好落在前一个搏动的 T 波上时，称 R-on-T 现象，极易诱发心室颤动；当室性期前收缩由心室内多个兴奋灶发生时，其配对时间不固定，QRS 波的形态亦各异，称多源性期前收缩；亦可以每间隔一个正常搏动出现一个室性期前收缩，称室性二联律，或一个正常搏动两个室性期前收缩，称室性三联律（图 6-2-10）。

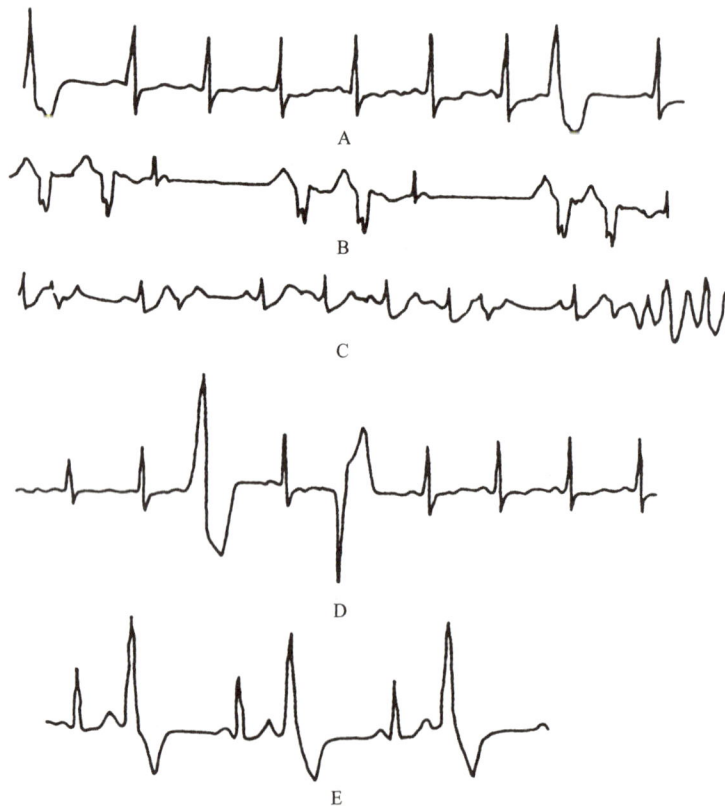

图 6-2-10　Ⅱ导联，室性期前收缩

6. 室性心动过速

（1）病因：常见的病因为器质性心脏病，如冠状动脉性心脏病、高血压性心脏病、风湿性心脏病以及心肌炎、先天性心脏病、电解质紊乱、甲亢、贫血均可引起。

（2）心电图诊断要点：连续出现 3 个或 3 个以上的室性期前收缩，且其频率超过 100 次/min 时，称室性心动过速（图 6-2-11）。

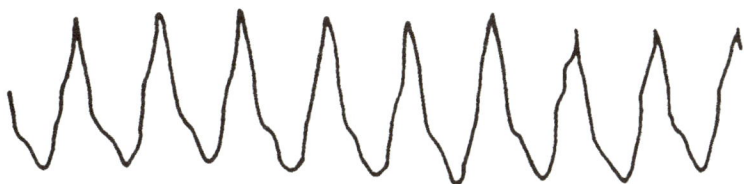

图 6-2-11　Ⅱ导联，室性心动过速

（3）鉴别诊断：①室上性心动过速伴室内差异性传导（如预激综合征的室上上性心动过速所表现的假性室性心动过速）；②室上性心动过速伴束支传导阻滞。

7. 房室传导阻滞

房室传导阻滞按从轻至重的程度大致分成：一度、二度文氏、二度莫氏和三度（完全性房室传导阻滞）。

（1）病因：引起房室传导阻滞的原因主要有以下几个方面。①器质性心脏病，如慢性风湿性心脏病、急性心肌梗死、心肌病、心内膜炎、冠状动脉痉挛、主动脉瓣狭窄、心脏肿瘤等。②药物中毒，如奎尼丁、洋地黄等药物过量时，有可能引起房室传导阻滞。③部分健康人因为迷走神经张力过高，也会出现房室传导阻滞。④由各种原因引起的心肌炎。⑤心脏手术、运动、甲亢、先天性心血管疾病、原发性高血压等也可引起房室传导阻滞。

一度阻滞的原因可以是病理性的，如心肌病变、电解质紊乱，也可以是生理性的，如迷走神经兴奋，或是由药物如洋地黄、钙通道阻滞药和 β 受体拮抗药等引起。运动负荷和阿托品试验后消失者，应为迷走神经兴奋所致，多见于年轻人。二度文氏型发病原因与一度相同，也可见于迷走神经兴奋的健康者。

二度莫氏型基本是心脏的器质性病变造成，有演变成三度传导阻滞的可能，应给予高度重视。

三度房室传导阻滞为心脏的器质性病变造成。病变部位可在房室结、希氏束或希氏束以下。

（2）心电图特点。

一度房室传导阻滞：①心律规则；②P 波后均有正常的 QRS 波；③P-R 间期大于 0.20 秒（图 6-2-12）。

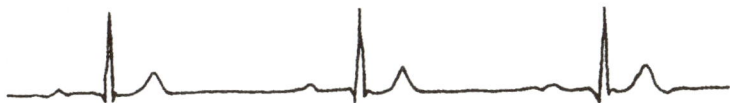

图 6-2-12　Ⅱ导联，一度房室传导阻滞

二度Ⅰ型房室传导阻滞：①心房率不受影响，心房律规则；②心室率少于心房率，心室律不规则；③QRS波正常；④P-R间期进行性延长，最终导致QRS波（心室搏动）脱漏，以后周而复始（图6-2-13）。

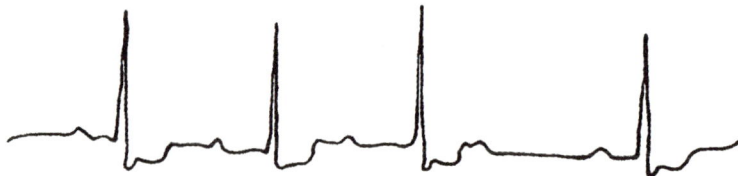

图6-2-13   Ⅱ导联，二度Ⅰ型房室传导阻滞

二度Ⅱ型传导阻滞：①带有1个以上的QRS波脱漏，脱漏前的P-R间期可以不延长或略有延长，但将保持固定；②QRS波增宽，当阻滞部位在希氏束时QRS波可正常（图6-2-14）。

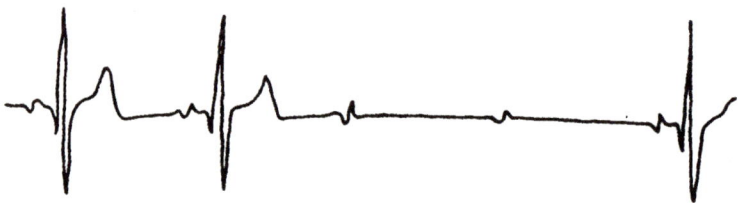

图6-2-14   Ⅱ导联，二度Ⅱ型房室传导阻滞

三度房室传导阻滞：若发生在房室结，QRS波可正常，频率约为40~60次/min（图6-2-15）。若发生在结下水平，常提示结下传导系统有广泛的器质性病变，QRS波形态呈增宽变异状，频率低于40次/min。由于心室中的起搏点是不稳定的，故可出现室性停搏。

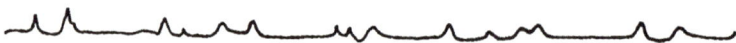

图6-2-15   Ⅱ导联，三度房室传导阻滞（QRS波大致正常）

8. 心室颤动

心室颤动是心搏骤停的常见形式之一，此时心室已经失去了正常整体收缩功能，心脏就停止了射血。心室颤动心电图特点为：出现振幅、波形及节律均无规则的室颤波（图6-2-16）。一旦发现患者出现心室颤动，应立即按心搏骤停处理。

五、容量监测

（一）围术期容量评估

1. 概念

体液包括细胞外液和细胞内液。细胞外液又包括血浆、组

容量监测PPT

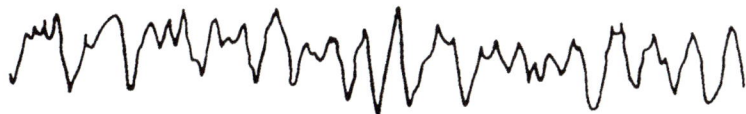
图 6-2-16　Ⅱ导联，心室颤动

织液和第三间隙液。血浆和血细胞等有形成分构成了血管内容量。通过心血管系统进行有效循环的血量称为有效循环血量。围术期容量监测是麻醉管理的重要组成部分，容量负荷过重、容量不足均不利于患者的预后。合理的容量治疗可以通过补液增加心脏的前负荷，进而增加心排出量，改善患者的血流动力学状态，保证组织灌注。但是补充容量增加心脏前负荷，却不一定能增加心排出量，有时甚至会适得其反。所以在进行容量治疗前预测患者对补液的反应尤为重要，即在容量治疗前应该准确评价患者的容量反应性。

2. 容量评估的内容及临床意义

目前关于容量评估的客观指标有：血压、心率、中心静脉压、肺动脉楔压、左室舒张末容积、每搏量变异度、胸腔内压力等。虽然有效循环血量与机体总容量有相关性，但是当血管通透性改变(如感染性休克)和心功能不全时，就需要具体情况具体分析。

3. 有效循环血量的评估

(1)通过血液中血红蛋白(Hb)估计急性出血量。围术期急性出血后，机体依靠自身调节作用使液体重新分布，出现不同程度的血液稀释。一般认为血红蛋白每下降 1 g/dL，出血量约 400 mL，出血期间使用缩血管药物或液体治疗都会影响该评估方法的准确性。

(2)对于慢性失血者来说，虽然有效循环血量得到充分代偿，但是内源性红细胞代偿性生成增加，因此不能用血红蛋白来估计出血量。

4. 血压和心率的评估

(1)血压和心率是心脏对全身组织器官灌注的原动力，对有效循环血量改变非常敏感。有效循环血量改变后，一般血压和心率也会发生相应的改变。

(2)当有效循环血量减少时，机体可通过减慢心率来维持左心充盈；随着血容量进一步减少，血压显著下降，压力反射兴奋交感神经系统，心率增快，代偿性增加心输出量。

(3)对于低血容量性休克，在补充血容量后，血压升高，心率减慢。

(4)快速输入大量液体时，心肌耗氧显著增加而氧供减少，单位时间内氧气供需无法保持平衡，易出现心律失常，甚至出现奔马律。此时如果出现心率突然减慢，预示着可能即将发生室颤或心搏骤停。

5. 静脉系统压力指标的评估

(1)液体压力是一定量液体作用于接触面所产生的力量，是容量与血管壁或心房心室内壁相互作用的结果。因此，压力指标并不能直接反映容量的多少。

(2)中心静脉压与右心功能相关，肺动脉楔压与左心功能相关。

（3）对于无明显器质性心脏病的患者，中心静脉压和肺动脉楔压呈现一定的相关性，它们的动态变化可以反映回心血量的变化，可以用来评估机体容量的多少。

6. 经食管超声心动图的应用

（1）经食管超声心动图（TEE）在围术期的应用使麻醉科医生可以更为直观地观察心脏的结构与功能。

（2）对于非心脏手术，它可以直观地反映左心室充盈，并可以作为反映机体容量的一个直接指标。

（3）TEE 可监测心脏的解剖结构及位置关系，心肌收缩与舒张特性，整体心脏功能，血流动力学的变化等。

（4）TEE 五级评分法评分大于或等于 2 分，持续 1 分钟，即提示发生心肌缺血。

7. 代谢指标的评估

代谢指标的评估能反映全身组织代谢状况，指标有混合静脉血氧饱和度（SpO_2）、pH、乳酸值等。

8. 血管外容量的评估

尿量、皮肤黏膜、胃黏膜 pH 测定在一定程度上可以间接反映血管外容量的情况，但是这些指标的特异性不高，干扰因素亦很多。维持有效循环血量的稳定是确保围术期组织正常灌注与代谢的首要任务。随着科技不断发展，监测机体的代谢指标，特别是监测特异性的组织代谢指标将是围术期容量监测的发展方向。

（二）液体治疗

1. 液体治疗的概念

液体治疗是在一定的目标指导下，调节心输出量，保证组织器官灌注，从而确保组织细胞氧供应的一种治疗方法。通过液体治疗和使用血管活性药物，维持血容量和液体的动态平衡，可以减少围术期不良事件的发生率，降低危重患者的死亡率。

2. 液体治疗目的

（1）维持内环境的稳定，纠正已经遭到破坏的水、电解质及酸碱和热量平衡，恢复有效的细胞外液量，维持内环境的恒定，避免细胞代谢紊乱和器官功能损伤。

（2）维持血容量和液体的动态平衡，补偿手术时的失血及因麻醉、气道蒸发、出汗及尿液、胃液、手术野及内脏表面暴露蒸发等丢失的液体损失。

（3）改善微循环，保证组织器官良好的灌注，预防和治疗术中休克，改善末梢循环。维持满意的心排出量和氧气运输量，防止及纠正酸中毒。维持合适的血压，确保重要脏器有效的组织灌注。

（4）维持麻醉平稳，保证麻醉中抢救及复苏和治疗的给药通路，保证术中安全。

（5）保证术后快速康复，手术预后常与组织灌注情况有关。组织的灌注和代谢正常，可降低酸血症的发生率，术后的恶心及呕吐率也会大大地降低。

3. 液体治疗的原则

（1）针对性：输液的量、质、速度等要有针对性。采用短期目标导向性输液，前提是根据血流动力学指标来判定。

（2）选择性：根据患者的需要，选择各类容量制剂，以满足患者术中的体液平衡。

（3）阶段性：所选择使用的液体应该分组、分段按先后顺序合理应用。

（4）安全性：一般使用配制好的液体，尽量避免临时配制，以减少污染及微粒栓塞的发生率；采用一次性输液器闭式输注，加用三通，留置针固定牢固，保证管道通畅，排气完全，防止发生气体栓塞。对于需要控制输液量的患者，限制术中输液量为4~6 mL/（kg·h），目的是减少心功能不全和组织水肿并发症。

（5）可靠性：对于大手术或危重患者，需要术前提前在锁骨下静脉或经颈内静脉等部位进行中心静脉置管输液治疗。

4.液体治疗的护理措施

（1）术前迅速建立有效的静脉通道：①术前建立有效的静脉通道是实施液体治疗的前提与基础，建议选择四肢较粗大的血管或者中心静脉置管。②有血流动力学改变者需提前做好动脉置管，连续监测动脉血压。③留置针选择较粗的18号或16号，并妥善固定，必要时进行四肢约束。

（2）输液速度的控制与调节：①在液体治疗的早期，需要快速补液时，液体输注速度可呈线性滴注，待循环稳定后可以调至80~100滴/min，或根据液体总量计算，进行匀速滴注。②对于心力衰竭的患者需适当控制输液速度，注意补液总量和单位时间内的输注量。

（3）保证管路通畅：①输注液体时保证静脉通路通畅，防止导管受压及扭曲。②随时观察患者的输液部位是否肿胀，尤其是在输注血管活性药物时，需要双人核查，保证药物剂量及用药速度准确无误。③尽量选择微量泵泵注，如需要紧急推注时选择中心静脉给药，以防出现药物渗出导致局部血管及皮肤坏死。

（4）留置导尿管：麻醉患者需要常规术前留置导尿管，以便监测围术期尿量，一般尿量大于或等于100 mL/h，可以视为液体平衡的基本标准。

（5）准确记录出入水量：液体需要量是根据患者生理需求量及丢失量的多少来计算的。因此，准确地记录出入水量可以为医生提供可靠的临床资料。

（6）心理护理：①对于清醒患者，要做好心理护理。②护士要以热情、和蔼、关切及同情的态度深入浅出地讲解液体治疗的有关知识，消除患者的心理负担，使其配合治疗。

5.液体治疗并发症的监测

（1）低体温：①实施液体治疗时，大量液体短时间直接进入患者体内，若输液的温度与体温相差过大，机体来不及调节，可引起体温降低。②低体温可影响心脏功能和凝血功能，导致手术失败。③进行液体治疗时需要我们做好患者的体表保温，随时监测患者的体温，及时使用输液输血加温装置，使输入液体的温度达到36~37℃，确保患者肛温在37℃左右。④同时使用可相对准确地反映人体深部温度的热敏传感器持续监测肛温，用复温毯或暖风机为患者保持正常体温。

（2）心律失常：①血管活性药物的应用、体温的变化，都可能影响心率和心律。②严密监测心电图ST段改变，防止低血容量或低心排血量引起的心肌缺血。③随时备好硝酸甘油、胺碘酮、西地兰、利多卡因，以及肾上腺素等心血管急救药物。

（3）术后水钠潴留及组织水肿：①容量不足可以导致机体灌注不足和器官功能障碍，而水钠潴留则是术后肠麻痹及相关并发症发生的主要原因。②术中应用平衡液维持出入水量，避免输液过度和不足，辅助应用血管活性药物以防止术中低血压，避免肠道低灌注对吻合口漏的潜在影响。③降低低血压相关急性心肌损伤、急性肾损伤以及术后肠梗阻的发生率。④术中维持血压不低于术前基线血压20%，对于无肾功能损伤者，术中可以考虑适当给予胶体溶液。

（4）输液反应及过敏反应：严密观察患者有无输液反应及过敏反应的发生，如患者出现气道压突然增高或皮肤出现红疹，应识别患者可能出现输液反应或过敏反应。若发生输液或过敏反应立即停止输液，并及时对症处理；予以吸氧，静脉注射肾上腺素、甲强龙、地塞米松等措施。

第三节　体温监测

体温的恒定是维持机体各项生理功能的基本保证，机体通过产热和散热的方式维持核心温度为37℃±0.2℃，人体正常体温调节系统由温度感受器、体温调节中枢及效应器3部分组成。人体核心体温受严密调控维持在37℃左右，外周体温较核心体温低2~4℃。如有较大的偏差将引起机体代谢功能的紊乱。围术期，由于内脏或肢体大面积、长时间的暴露，大量补液及麻醉药对机体体温调节功能的影响等因素造成体温变化。随着外科手术的发展，一些特殊手术如大血管置换、重要脏器移植和体外循环等均需有控制地将体温降低。因此，对体温的有效监测和调节是保证麻醉手术成功、降低术后并发症的重要措施之一。

体温监测PPT

一、定义

体温监测分为体核温度监测和体表温度监测。

1. 体核温度（core temperature）

体核温度指机体深部，包括心、肺、脑和腹部器官的温度，又称深部温度。体核温度比体表温度高，且比较稳定。

2. 体表温度（shell temperature）

体表温度指机体表层，包括皮肤、皮下组织和肌肉等的温度，又称表层温度，体表温度一般可以实时测量，监测方法也很标准。

二、监测目的与监测方法

（一）监测目的

体温监测目的是确保患者围术期体温稳定，维持机体有效运转，防止意外发生，保证患者安全。

(二)监测方法

临床上快速、精确舒适的体温监测方法如电子温度计及红外线体温计等，已逐渐将传统的水银体温计淘汰。新的体温监测方法可实现连续监测并可数据联网传输，使得围手术期患者体温监测简便易行。

三、监测位置

(一)核心体温监测位置

核心体温最能反映机体热量状态，监测部位包括鼓膜、肺动脉、远端食管、鼻咽部，但这些部位多数不便测量。

(二)体表温度监测位置

体表温度的监测部位一般有前额、颈部、口腔、腋窝。前额和颈部温度与核心温度相关性小，口腔、腋窝温度虽接近于核心温度但麻醉中不易管理，故均不宜于麻醉中应用，鼓膜温度与核心温度的相关性较好。由于体内各部的温度并不一致，所以对不同部位的温度监测有不同的生理意义。儿童核心体温比成年人高(36.5~38.0 ℃)且降温快，2 岁以下小儿采取直肠测温。

四、常用的体温监测仪

(一)水银体温计

水银体温计是临床上最常用的一种体温表，是一根灌满水银的玻璃管，体温计插入口腔、腋窝或肛门后，利用水银受热膨胀原理，得出温度变化，曾经是临床上常见的体温监测工具，其操作简单，使用方便。但由于其准确性较低且含有带毒性的重金属水银，已逐步淘汰；也由于管理不便，在麻醉中不宜使用。

(二)电子体温计

电子温度计目前在体温监测中较为常见，有热敏电阻和热敏电偶两种类型，前者利用温度计中的电阻随温度改变而改变的原理，后者利用两种金属构成的电流与其接受的温差有关的原理制成。电子体温计准确度较高，可实现体温连续监测，是围手术期监测鼻咽温度或食道下段温度的常用工具，但置入温度探头可能给患者带来不适感，建议待患者意识消失后置入并监测。

(三)红外线体温计

红外线体温计主要用于鼓膜温度的测定，由于其反应速度快、与核心温度有较好的相关性，且测量时无不适感。可以用于术前及术后患者清醒时的温度测量，不足的是探头为一次性使用，位置安放不当将影响测定结果，并且只能间断测定不能连续观察。

（四）液晶温度计

液晶温度计形状似胶带贴于患者额部，体温的改变可在胶带上显示，由于测定的是皮肤温度，与核心温度有一定误差，故其临床意义尚在认识中。

（五）无创体温监测系统

新型无线体温传感器可贴在体表，并通过隔热材料隔绝体表温度的流失，形成核心温度与体表温度的等温效果，并由此记录下核心温度，其最大的优势是可以通过无线技术把连续体温数据接入监护仪，便于建立连续的体温管理数据库。

五、体温监测的临床意义

体温监测自麻醉前 1 小时开始，术中体温监测应具动态连续性，应持续监测或至少每隔 15~30 分钟监测 1 次，手术前、手术中至离开 PACU 期间仍需进行体温监测。建议术前开始体温监测，作为患者基础体温值，为实施预保温提供参考。术后体温监测，不仅可评估术中采用保温措施的效果，也可为后续治疗提供良好条件。

第四节　麻醉深度监测

麻醉深度（depth of anaesthesia，DOA）监测一直是麻醉医生关注的问题。麻醉深度取决于麻醉药剂量和手术刺激这两种拮抗因素之间的平衡。最佳麻醉深度需要足够量的麻醉药来维持无意识状态而不影响重要器官的功能。一般情况下，麻醉医生主要通过观察患者临床体征如心率、呼吸、血压、瞳孔反射、脉搏血氧饱和度、流泪、眼球运动、面部表情等判断麻醉深度

麻醉深度监测PPT

和调整麻醉用药。然而，肌肉松弛剂和血管扩张剂等药物的使用，使对这些体征的分析变得困难，并影响判断，通过简单的临床观察并不能完全掌握麻醉深度水平，目前临床上常使用一些脑电图衍生参数来监测 DOA。

一、目的

麻醉深度监测可提高麻醉的安全性和质量，保护患者的生命和促进患者术后康复，并为患者提供更好的体验，保证患者安全。

二、适用范围

麻醉手术患者。

三、监测类别

脑电图（electroencephalogram，EEG）是反映神经通信和状态的最普遍的非侵入性信

号,通过放置在患者前额的电极传感器,来测量和描述额叶皮层自发或诱发的节律性生物电活动以监测无意识状态深度。清醒状态下的 EEG 波形呈低幅、高频信号,术中全身麻醉药可引起 EEG 频率、波形的改变及出现爆发性抑制,变为高幅、低频信号,而这些均与麻醉药物种类有关,并且在麻醉不同阶段有不同的特点,麻醉期间的严重脑缺血或低灌注也可以通过脑电图的变化来检测。根据不同的算法设计了许多 EEG 衍生指数,包括脑电双频指数(bispectral index,BIS)、正负反应熵(E-Entropy)、听觉诱发电位(auditory evoked potentials,AEP)等。

(一)BIS

BIS 是将脑电图频率、振幅、位相 3 种特性经快速变换而来的脑电图定量指标,以 0(抑制状态)和 100(清醒状态)之间的无量纲数来定量表示不同脑电信号频间的联系程度,是目前评估麻醉深度最使用广泛的系统。

全身麻醉期间 BIS 的目标范围是 40~60。BIS 主要反映大脑皮质的兴奋或抑制状态,与镇静、意识、记忆高度相关。与主要抑制大脑皮质的麻醉药如硫喷妥钠、丙泊酚、依托咪酯、咪达唑仑和挥发性吸入麻醉药等的镇静或麻醉深度有非常好的相关性;而与氯胺酮、吗啡类镇痛药、右美托咪定等无相关性。

BIS 主要监测麻醉中的镇静成分变化,对麻醉中的镇痛成分监测不敏感。因此,BIS 用于麻醉深度监测的临床价值与麻醉方法和麻醉用药剂量、大小密切相关。BIS 监测意识水平存在滞后现象,敏感性相对较低,不适用于新生儿、神经系统疾病患者和服用精神活性药物的患者。

(二)E-Entropy

E-Entropy 通过测量自发性脑和额肌肌肉活动中的有序或无序水平来帮助管理患者的全身麻醉。它使用专有算法处理数据,产生两个指示麻醉深度的参数。第一个值为反应值,数值范围是 0~100,对面肌的活动敏感,常是镇痛不足的信号,当反应值快速升高时,表明麻醉恢复。第二个值为状态值,数值范围是 0~91,是基于脑电图的稳定参数,可用于评估麻醉药对大脑的催眠作用。反应值总是高于或等于状态值。

当监测麻醉深度时,反应值与状态值之差可以用作次要目标值,反映了伤害性反应,临床相关的阈值目标范围是 40~60。E-Entropy 仅适用于 2 岁以上的患者,同 BIS 一样不适用于神经障碍的患者和服用精神活性药物的患者。

(三)麻醉/脑电意识监测系统指数

麻醉/脑电意识监测系统(Narcotrend)是通过普通心电电极在头部任意位置采集分析即时的脑电信号,自动分析分级后在彩色触摸屏上显示患者的麻醉深度意识状态。可以指导个体化麻醉药、镇静药的用量调节,让麻醉深度意识监测更加精确、安全、简单、经济。

使用光谱分析自动分析原始脑电图产生许多参数,将脑电信号分类为 6 个阶段:从 A 阶段(清醒)到 F 阶段(非常深度催眠),阶段 D 是常规普通麻醉状态,E 是深麻醉状态。作为 A-F 量表的一个改进,最新版本还计算了 EEG 指数(100=清醒,0=非常深入分型)。

临床上将其用于对静脉麻醉药物丙泊酚、依托咪酯、硫喷妥钠和吸入麻醉药物氟烷、安氟醚、地氟醚、七氟醚的麻醉监测。有研究表明,Narcotrend 指数用于指导麻醉实施,可减少麻醉用药量、缩短患者恢复时间,但与 BIS 一样不能反映麻醉中的镇痛成分。

(四)听觉诱发电位(AEP)

AEP 是听觉系统在接受声音刺激后,从耳蜗毛细胞至各级中枢产生的相应电活动。包括脑干听觉诱发电位,中潜伏期听觉诱发电位及长潜伏期听觉诱发电位。中潜伏期听觉诱发电位与麻醉深度有较好的相关性。对 AEP 曲线连续片段的不同振幅进行处理,衍化出 AEP 指数(AEP index,AEPI 或 AAI),其不仅可监测麻醉的镇静成分,而且还可监测手术伤害性刺激引起的镇痛和体动等成分的变化。AAI 是 AEP 形态的数量化指标,范围从 100(清醒状态)到 0(深镇静状态),推荐的手术麻醉范围是 15~25。AAI 较 BIS 能更加可靠地反映意识的存在与消失。

(五)患者状态指数

患者状态指数(patient status index,PSI)通过 4 通道脑电图计算获得,该算法主要依赖于脑电波的功率谱和频率谱以及位相信息等特征,它还显示双边密度光谱阵列和双边 4 通道原始 EEG 波形,量表由 0~100 组成,最佳麻醉深度为 25~50。PSI 是新近应用于临床的一种监测麻醉深度和镇静的量化脑电参数,已用于评估镇静和全身麻醉状态下的意识水平。

(六)体感诱发电位

体感诱发电位(somatosensory evoked potential,SEP)是指躯体感觉系统的外周神经部分在接受适当刺激后,在其特定的感觉神经传导通路上记录出的电反应。主要反映周围神经、脊髓后索、脑干、丘脑、丘脑反射区及皮质感觉区的功能状态。根据其在受到刺激后诱发电位潜伏期长短不同,可分为短、中、长潜伏期诱发电位,其中短潜伏期体感诱发电位(SSEP)受到的影响因素相对较少,波形较稳定,可反复记录,因此在临床上应用得最多。与躯体感觉传导通路有关的解剖通路主要有两条,即后索内侧丘索投射系统和脊髓丘脑投射系统。前者主要传递由关节、肌肉、肌腱等组织传入的深感觉信息,是体感诱发电位的主要传导通路。后者主要传递痛觉、温度觉和触觉,其主要与体感诱发电位中的中长潜伏期诱发电位有关,而与短潜伏期体感诱发电位无关。目前临床上常用的体感诱发电位主要为:上肢正中神经和尺神经体感诱发电位,下肢胫神经和腓神经体感诱发电位。

1. 常用体感诱发电位

(1)上肢正中神经体感诱发电位的检测方法:通常对腕部正中神经进行刺激,选用方波脉冲电刺激,一般强度在周围神经动作电位波幅仅为其最大值的 50% 时,SEP 的波幅可以达到最大,实际操作中以肌肉抽动阈值以上数毫安即可。

(2)下肢胫神经体感诱发电位的检测方法:通常对踝部胫神经进行刺激,采用与上肢体感相同刺激方法刺激。

2. SEP 影响因素

(1)年龄：一般 7~8 岁后才能获得中枢传导速度的正常值，老年人 SEP 波幅可增高。

(2)性别：一般女性潜伏期和峰间潜伏期较男性短。

(3)温度：检测中肢体温度应保持在 34℃。

3. SEP 在麻醉深度监测中的应用

在神经外科、骨外科或脊髓外科手术中监测脊髓或脑的功能可减小神经的损害。

第五节 神经肌肉兴奋传递功能监测

神经肌肉兴奋传递功能监测是指术中对肌松药作用于神经肌肉接头，阻滞神经肌肉兴奋的传递监测。监测神经肌肉兴奋传递功能，目前最好的方法是使用神经刺激器，就是用超强电刺激外周运动神经，诱发该神经支配肌群的肌收缩。根据肌收缩效应评定肌松药作用的强度、时效及阻滞性质。

神经肌肉兴奋传递功能监测PPT

一、目的

神经肌肉兴奋传递功能监测可以指导麻醉医生在围术期科学合理地使用肌松药，减少肌松药的不良反应和术后及时正确地使用肌松拮抗药，逆转残余肌松作用等的重要手段。

二、神经刺激器的选择

1. 脉冲波

神经刺激器产生的脉冲波要求是单相、波宽为 0.2~0.3 ms 的矩形波，并在输出电极上表明电极的极性。恒电流输出优于恒电压输出，恒电流的可变强度范围为 0~70 mA，最大不超过 80 mA。要求在皮肤电阻抗改变的情况下，也不影响恒电流输出。

2. 脉冲波的频率及组合方式

神经刺激器所产生的脉冲波频率及组合方式即能产生刺激的种类，包括单刺激、4 个成串刺激、强直刺激、强直刺激后单刺激肌颤搐刺激计数和双短强直刺激等。单刺激和 4 个成串刺激应有手控触发和持续刺激选择开关，在持续刺激时，单刺激应有 0.1 Hz 和 1.0 Hz 两种频率，4 个成串刺激的串间间隔时间不应小于 10 秒。强直刺激目前所用频率为 50 Hz，持续刺激时间为 5 秒。

三、刺激电极

刺激电极有皮肤表面电极及皮下针形电极两类。表面电极有橡皮电极和一次性氯化银或涂导电胶的电极。表面电极置于皮肤表面的电阻抗较大，且受皮肤表面油脂和毛发的影响，使用时应清洁局部皮肤及在电极表面使用导电胶，表面电极的直径为 7~8 mm，这些能保证有足够大的电流刺激位于电极皮下深层的神经。用针形电极刺入所需刺激的神经干邻近的皮下组织内，针形电极由于电阻抗小，所需刺激电流也小，针形刺激电极尤其适用于肥胖患者，但必须防止针形电极刺入神经干或血管内，长时间较高电流刺激可能引起局部组织灼伤。

四、刺激神经部位

刺激神经的选择应为表浅的、容易固定的和刺激条件易保持稳定的运动神经分支，且其所引起的肌收缩效应容易观察或记录。最常用的刺激部位是尺神经，此外还有正中神经、胫后神经、面神经颞支等。刺激神经时必须把负极放在所需刺激神经上面或邻近神经处。

（1）尺神经在腕横韧带深部尺侧腕肌腱的外侧和尺动脉的内侧。临床上最常用的刺激部位是在前臂近腕部刺激尺神经，观察拇内收反应。拇内收短肌是唯一由尺神经支配引起拇内收的肌肉，且尺神经定位容易，观察拇内收反应方便。

（2）正中神经在腕部横越屈侧支持韧带的深部，进入手腕部和手指的屈长肌群均由尺神经和正中神经支配。

（3）胫神经在腘窝中部附近与动脉伴行，在腘窝部刺激胫神经引起踝关节跖屈。

（4）胫后神经，该神经在胫骨内踝之后变浅，在皮肤及筋膜之下，位于胫后动脉的后内侧。在该部位刺激此神经可引起足母趾跖屈。

（5）腓神经，该神经在腓骨头后绕过腓骨头颈部，在此刺激腓神经可引起足背屈。

（6）面神经自茎乳突出来，从腮腺内穿出，分出多个分支支配浅表的面部表情肌，为避免电极直接刺激肌肉如额肌、眼轮匝肌等引起肌肉收缩，刺激面神经的电极应紧靠耳屏部。

练习题

（朱晓琴　易静芬　卢应青）

第七章

不同方式麻醉的护理

不同麻醉方式的护理PPT

第一节　局部麻醉护理

局部麻醉（local anesthesia）简称局麻，是指在患者保持清醒状态的情况下，使用局部麻醉药物暂时阻断某些周围神经的传导，使机体某一部分的感觉神经传导功能暂时被阻断，痛觉消失，运动神经传导保持完好或有不同程度的阻断。这种阻滞完全可逆，对组织不产生损害，还可以产生一定程度的术后镇痛作用，具有安全有效、患者清醒、生理循环功能影响小、局部反应轻、并发症少等特点。

局部麻醉护理PPT

一、局部麻醉的方法

局部麻醉按照阻滞部位不同，可分为表面麻醉、局部浸润麻醉、区域阻滞麻醉、局部静脉麻醉、神经传导阻滞麻醉。

（一）表面麻醉

将渗透作用强的局部麻醉药与局部黏膜接触，使其透过黏膜阻滞浅表的神经末梢而产生局部麻醉作用的方法称为表面麻醉。表面麻醉仅能解除黏膜产生的不适，用于角膜、鼻腔、咽喉、气管及支气管部位。临床上常用的表面麻醉药是0.5%~1%的丁卡因溶液。

1. 操作方法

(1)眼科手术:嘱患者平卧,将配置好的局部麻醉药滴入眼结膜囊1~2滴,然后让患者闭眼,重复3~5次,作用可达20分钟,可重复追加。

(2)鼻腔手术:嘱患者平卧,将装有局部麻醉药的喷雾器喷入或者用浸有局部麻醉药的棉片挤去多余的药物,塞入鼻腔需要麻醉的部位,3~5分钟即可,可用于鼻息肉摘除、鼻甲及鼻中隔手术。

(3)咽部、气管及支气管手术的表面麻醉:嘱患者张口,将局部麻醉药喷入咽喉部,每次3~4下,间隔2~3分钟,重复2~3次。

(4)尿道表面麻醉:用注射器将局部麻醉药推入尿道,或者用浸有局部麻醉药的棉棒塞于尿道,3~5分钟即可。

(5)皮肤表面麻醉:将局部麻醉药乳膏涂在皮肤表面,可减轻疼痛。

2. 注意事项

(1)浸有局部麻醉药的棉片敷于黏膜表面前应挤去多余的药液,放置位置须正确,以防吸收过多产生毒性。

(2)严格控制剂量,事先备好复苏用具及抢救药品,防止剂量过大吸收后抑制心肌。

(3)使用表面麻醉药前需使用阿托品,保持黏膜干燥。

(4)涂抹于气管导管外壁的局部麻醉药软膏应为水溶性的局部麻醉药。

(二)局部浸润麻醉

局部浸润麻醉是指将局部麻醉药沿着手术切口线分层注射,以阻滞中枢神经末梢的方法。

1. 药物选择

常用的局部麻醉药(表7-1-1)主要有短、中、长效3类。

表7-1-1　局部浸润麻醉常用局部麻醉药

局部麻醉药	普通溶液			含肾上腺素溶液	
	浓度/%	最大剂量/(mg·kg⁻¹)	作用时效/min	最大剂量/(mg·kg⁻¹)	作用时效/min
短时效					
普鲁卡因	0.5~1.0	7	15~30	8.5	30~90
氯普鲁卡因	1.0~2.0	11	30~60	14	40~70
中时效					
利多卡因	0.5~1.0	4.5	60~120	7	90~180
加哌卡因	0.5~1.0	4.5	60~120	7	60~120
长时效					
布比卡因	0.25~0.5	3	180~360	3	300~480
罗哌卡因	0.25~0.75	3	180~360	/	

注:罗哌卡因本身是温和的血管收缩药,添加肾上腺素益处不明显,故不推荐使用含肾上腺素溶液。

2.注意事项

（1）注入局部麻醉药至神经末梢分布多且有粗大神经通过的组织，如筋膜下、肌膜下和骨膜等位置，则需加大局部麻醉药剂量，必要时需提高局部麻醉药浓度。

（2）穿刺进针速度应缓慢，改变进针方向时须先退针至皮下，避免针干弯曲或折断。

（3）每次注药前应先回抽，避免注入血管内。

（4）每次注药不要超过极量。

（5）感染和癌肿部位不宜使用。

（三）区域阻滞麻醉

区域阻滞麻醉是指围绕手术区四周和底部注射局部麻醉药，以阻滞进入手术区的神经干和神经末梢。其操作要点和注意事项与局部浸润麻醉相同，主要优点为操作简单，避免穿刺病理组织。详见本章第三节。

（四）静脉局部麻醉

静脉局部麻醉又称 Bier 阻滞，是指在肢体的近心端结扎止血带后，在肢体的远端静脉注入局部麻醉药以阻滞止血带以下部位的麻醉方法。常用药物为 0.25% 普鲁卡因、0.5% 普鲁卡因和 0.5% 利多卡因。它的优点在于药物主要作用于周围小神经及神经末梢，对神经干作用小。常用于成人四肢的短小手术，因易出现局部麻醉药中毒反应，故现已很少使用。

（五）神经阻滞麻醉

详见第七章第三节。

二、局部麻醉的护理

（一）手术前的护理配合

1.患者评估

麻醉医生与麻醉护士应在择期手术前 24 小时完成术前访视，了解患者的病情、意识状态、配合程度、治疗情况、皮肤情况，询问患者有无高血压、心脏病等病史，有无特殊用药史、过敏史、既往麻醉史等。

2.术前对症处理

了解患者现有的治疗情况，对营养不良、贫血、水电解质和酸碱平衡紊乱的患者，在病情允许的情况下，给予积极的术前治疗，提高患者对手术及麻醉的耐受性。

3.心理护理

了解患者的心理状态，耐心、亲切地与患者交谈，向患者简单介绍局部麻醉的方法、手术的基本情况以及麻醉时需要配合的体位和注意事项、术后疼痛的处理等，消除其内心的恐惧，使其能以良好的精神状态主动配合手术及护理，取得满意的手术和麻醉效果。

4. 环境用物准备

确认环境温湿度符合操作要求、手术间用物准备齐全、无菌物品符合灭菌要求、一次性使用物品在有效期内、仪器设备和急救设施均处于完好备用状态。

5. 用药准备

检查麻醉前用药情况，尤其是局部麻醉药用量大、浓度较高的手术，应使用苯二氮䓬类和巴比妥类药物镇静，提高机体对局部麻醉药作用的耐量。

(二)手术中的护理配合要点

1. 环境准备

保持手术间适宜的温湿度，温度维持在 22~26℃，湿度为 40%~50%。

2. 心理护理

介绍手术团队和手术室环境，缓解患者紧张焦虑的情绪，取得患者的合作。手术中用亲切的话语鼓励和安慰患者，使其能更好地配合麻醉及手术的开展。

3. 安全核查

认真执行查对制度，核对患者的基本信息、术前备皮及用药等情况。核对禁食、禁饮时间，同时与麻醉医生、巡回护士认真填写手术安全核查表，与患者共同确认患者手术部位、手术方式、麻醉方式、知情同意等内容。

4. 建立静脉通道

开放有效的静脉通路，遵医嘱输入相应液体，妥善固定导管，保持管道通畅。

5. 监护准备

连接心电监护仪，监测患者的心率、呼吸、血压、血氧饱和度。根据手术要求，协助麻醉医生摆好麻醉体位。

6. 局部麻醉药物的准备

根据麻醉医生的医嘱抽取、配制局部麻醉药，并贴好药品标签，注明药名、浓度、时间。

7. 病情观察

给药后密切观察患者病情及体温、心率、脉搏、呼吸、血压、瞳孔等变化，观察患者有无局部麻醉药不良反应，并将生命体征、麻醉用药情况记录于麻醉单上。麻醉成功后协助麻醉医生观察麻醉效果，根据麻醉效果、手术情况及患者情况决定是否追加麻醉药用量。若出现意外情况，立即协助麻醉医生参与抢救，并做好抢救记录。

8. 局部麻醉药中毒的预防与处理

(1)预防：①采用"最小有效剂量"和"最低有效浓度"的给药原则。②注射局部麻醉药前必须常规回抽，确认无血、无气后方可注射。③在血管丰富部位注射时，可加入肾上腺素来延缓局部麻醉药吸收及作用时间。④给药速度不宜过快。⑤如患者出现面部表情惊恐、多语、寒战、肌肉抽动等症状应立即停止给药，积极处理。⑥麻醉前使用巴比妥类药物(1~2 mg/kg)镇静，预防毒性反应。

(2)处理：①立即停止用药，予吸氧、辅助呼吸，必要时行气管插管控制呼吸。②发生惊厥时适当约束患者，立即遵医嘱给予镇静止惊类药物，如硫喷妥钠 50~100 mg、地西泮 2.5~5.0 mg、苯巴比妥等。③保持静脉通道通畅。④加快补液，使用利尿药，加速局部麻醉药的排泄，必要时可行血液透析。⑤治疗心律失常，患者若发生心率、呼吸骤停时，应积极予以心肺复苏。

(三) 手术后护理要点

1. 转运患者

(1)手术结束后，整理好患者的随身衣物，根据手术及患者情况，由麻醉医生、巡回护士一同将患者送回病房，必要时，请手术医生一同护送。

(2)转运途中保持输液通畅，巡回护士应站在患者头侧，询问患者有无不适，密切观察患者的面色、嘴唇颜色，持续监测脉搏、血氧饱和度的变化，如有特殊情况，立即处理。有引流管的患者还需要保持引流管通畅，并妥善固定。

(3)转运过程中应备好抢救药物、人工简易呼吸器、氧气瓶、负压吸引器，以防止意外发生。

2. 患者的交接

麻醉医生或麻醉护士与病房护士详细交接患者，包括患者的基本信息、麻醉方法、手术情况、术中液体情况，并在交接卡上签字确认后方可离开病房。

3. 健康教育

告知患者及其亲属麻醉后的注意事项。

4. 术后随访

按要求进行术后随访，如有并发症及时上报麻醉医生，做好相关处理，并做好术后随访记录。

第二节　椎管内麻醉护理

椎管内麻醉(intrathercal anesthesia)是指将局部麻醉药注入椎管内，阻滞脊神经的传导，使该神经根支配的相应区域产生麻醉作用，使其运动、感觉、反射功能暂时性障碍。根据药物注入椎管内腔隙位置的不同可分为硬膜外阻滞、蛛网膜下隙阻滞(简称脊髓麻醉或腰麻)。

一、硬膜外阻滞的护理

硬膜外阻滞(epidural anesthesia)是椎管内麻醉的一种，是指将局部麻醉药注射到硬脊膜外间隙中，阻滞脊神经根，使其支配的区域产生暂时性麻痹的麻醉方法。根据脊神经根阻滞的位置不同，可分为高位硬膜外阻滞、中位硬膜外阻滞、低位硬膜外阻滞和骶管阻滞 4 类。

(一)适应证与禁忌证

1. 适应证

硬膜外阻滞主要用于腹部及以下的手术；颈部、上肢及胸部也可应用，但管理复杂；疼痛的治疗及诊断；对于有妊娠高血压的患者可调控血压。

2. 禁忌证

硬膜外阻滞禁忌证包括低血容量，严重的水、电解质紊乱及严重的循环、呼吸功能不全；穿刺部位有炎症；椎管内肿瘤；脊柱畸形或病变、脊髓病变；精神疾病患者及不合作者；菌血症；血液低凝状态等。

(二)常用麻醉药物

常用麻醉药物主要有利多卡因、丁卡因、布比卡因、普鲁卡因、罗哌卡因等。

(三)麻醉前准备与用药

1. 术前访视

(1)术前1天，麻醉护士与麻醉医生一起访视患者，了解患者的基本情况，意识状态、配合程度以及手术要求；询问患者有无高血压、心脏病等病史，重点检查患者循环系统代偿能力，是否能耐受此种麻醉；了解患者既往麻醉史，包括局部麻醉药物过敏反应、气道通畅程度、插管难度、血管穿刺难度及麻醉并发症等。

(2)术前心理护理：访视患者时，麻醉护士应向患者及其亲属讲解硬膜外阻滞的方法、体位的摆放要求和体位配合的重要性，告知患者正确的体位配合对麻醉医生操作的顺利进行至关重要。耐心听取和解答患者提出的问题，提高患者对手术及麻醉的应激能力，降低其恐惧和焦虑感。对于过度紧张而难以自控者应告知病房医生，必要时应请心理专家会诊并进行药物治疗。

(3)与患者及其亲属交代术前禁食、禁饮的时间，完善术前准备。

(4)评估患者脊柱是否有畸形，穿刺部位是否有感染，是否适宜进行硬膜外麻醉，有无硬膜外阻滞禁忌证。

2. 麻醉前用药

(1)硬膜外阻滞的局部麻醉药剂量大，为预防中毒反应，术前1~2小时可给予苯二氮䓬类或巴比妥类药物。对阻滞平面高、范围大或迷走神经兴奋的患者，应同时加用阿托品，以防脉率减慢。术前有疼痛者可适量使用镇痛药。精神紧张患者，可酌情给予镇静药。

(2)术前、麻醉前用药剂量不宜过大，应让患者保持清醒状态，以利于配合阻滞平面的确定。

3. 用品准备

术前协助麻醉医生备好一次性硬膜外穿刺包、皮肤消毒液、0.9%氯化钠注射液、麻醉机、氧气、负压吸引器、简易人工呼吸器、气管插管用物、全身麻醉药品、急救物品等。

（四）麻醉操作前护理要点

1. 一般护理

向患者介绍麻醉医生、手术医生，麻醉医生和巡回护士认真填写安全核查表，检查患者局部皮肤、术前用药、局部麻醉药过敏试验结果等情况，与患者及其亲属共同确认患者身份信息、麻醉方法、手术部位、手术方式等内容。

2. 开放静脉通路

开放有效的静脉通路，连接三通管，遵医嘱输入相应液体，并妥善固定导管保持管道通畅。连接心电监护仪，监测患者的心率、呼吸、血压、血氧饱和度。

3. 配置药物

遵医嘱配制麻醉药物，配药时必须严格执行"三查七对"和"无菌原则"，麻醉药与其他药物标签清楚且分盘放置，避免混淆。如无禁忌证可在麻醉药中加入浓度为 $1:200000$ 肾上腺素，目的是延长麻醉时间，但其剂量必须准确。高血压患者局部麻醉药中不能加入肾上腺素。

4. 急救用品准备

硬膜外阻滞一旦发生全脊髓麻醉，常导致患者呼吸循环骤停。因此，必须准备气管插管、人工通气设备、给氧装置及急救药品。

（五）操作中护理配合

1. 穿刺部位选择

穿刺点根据手术部位选定，一般取支配手术范围中央的相应棘突间隙。各种手术部位选用的穿刺间隙及导管方向见表 7-2-1。

表 7-2-1　手术部位选用的穿刺间隙及导管方向参考表

手术部位	手术名称	穿刺间隙	导管方向
颈部	甲状腺、甲状旁腺、颈淋巴系上肢各种手术	颈$_{4-5}$ 或颈$_{5-6}$	向头
上肢	上肢各种手术	颈$_7$、胸$_1$	向头
胸壁	乳癌根治	胸$_{4-5}$	向头
		胸$_{2-3}$ 或胸$_{5-6}$	向头
上腹部	胃、胆、脾、胰、肝手术	胸$_{8-9}$	向头
中下腹	小肠、结肠手术	胸$_{9-10}$	向头
泌尿系统	肾、肾上腺、输尿管手术	胸$_{10-11}$	向头
	膀胱切除、前列腺手术	胸$_{11-12}$ 腰$_{3-4}$	向头
盆腔	子宫全切	胸$_{11-12}$ 腰$_{3-4}$	向头
	剖宫产、宫外孕	胸$_{11-12}$	向头
会阴	肛门、会阴、尿道手术	腰$_{3-4}$ 或骶管阻滞	向尾
下肢	大腿、小腿手术	腰$_{2-3}$ 或腰$_{3-4}$	向头

2. 皮肤消毒

穿刺前用碘伏消毒皮肤，消毒后穿刺点处需铺孔巾或无菌单上下界距穿刺点 20 cm 以上，两侧至腋后线。

3. 体位摆放

一般可取侧卧位或坐位。

(1)侧卧位：取左侧或右侧卧，两手抱膝，大腿贴近腹壁，头部尽量向胸部屈曲，使腰背部向后弓成弧形，使棘突间隙张开，便于穿刺。背部与床面垂直，并平齐手术台沿，避免前俯或后倾，可有利于穿刺等操作。

(2)坐位：臀部与手术台边沿相齐，两足踏于凳上，两手置于膝盖上，头下垂，使腰部向后弓出。这种体位需有麻醉护士协助，以维持患者保持体位不变。如果患者于坐位出现头晕或血压变化等症状，应立即平卧，经处理后改用侧卧位穿刺。

4. 操作方法

硬膜外间隙穿刺术有直入法和旁入法两种。颈椎、胸椎上段及腰椎的棘突相互平行，多主张用直入法。胸椎的中下段，棘突呈瓦叠状，椎间隙狭窄，穿刺困难时可用旁入法。老年人棘上韧带钙化，脊柱弯曲受限制或棘突间隙不清者，一般都宜用旁入法。

(1)直入法：在选定棘突间隙靠近下棘突的上缘处作皮丘，然后再做深层浸润，可先用 15 G 锐针刺破皮肤和韧带，再将硬膜外穿刺针沿针眼刺入。针的刺入位置必须在脊柱的正中矢状线上。针尖经皮肤—皮下—棘上韧带—棘间韧带—黄韧带等组织层次，穿透黄韧带有阻力骤失感，提示已进入硬膜外间隙。

(2)旁入法：旁入法是在棘突间隙旁开 1.5 cm 处进针，穿刺针与皮肤呈 75°角对准棘突间孔刺入，避开棘上韧带和棘间韧带，经黄韧带进入硬膜外间隙。

(3)连续硬膜外阻滞的置管方法：当确定硬膜外穿刺针进入硬膜外腔后，将针的斜面朝向头侧或尾侧，通过硬膜外穿刺针内腔置入标有刻度的 20 G 导管。导管应穿过穿刺头端并进入硬膜外间隙 3~4 cm，用无菌敷料固定好导管。

(六)操作过程中监护与管理

1. 体位管理

麻醉护士应协助患者摆好穿刺体位，保护患者的隐私，注意暴露肢体的保暖，妥善固定患者的四肢，穿刺时嘱患者勿咳嗽或移动体位。

2. 心理护理

患者在穿刺时处于清醒的状态，穿刺过程中易因穿刺引起的不适感而紧张焦虑。在不影响麻醉医生无菌操作的前提下，麻醉护士可以与患者聊天，轻揉患者肩部、握住患者双手，转移患者的注意力。

3. 导管固定

麻醉医生穿刺成功后，可注入少许 0.9% 氯化钠注射液或空气，应无阻力，确认位置正确，导管通畅，回抽无血或脑脊液后，协助固定导管。

4. 核对药物

给药过程中严格执行双人核对制度，核对麻醉药物标签、剂量、浓度，正确无误后方可注射麻醉药，注药时提醒麻醉医生用过滤器。

5. 病情观察

协助麻醉医生测定麻醉平面，待麻醉平面稳定后协助患者由侧卧位改为手术体位。更换体位后需调整输液速度，防止体位改变引起的血容量不足。如有置入连续硬膜外导管的患者更换体位时需注意保护好腰背部的穿刺导管，避免导管脱出。密切观察患者生命体征的变化，每 5~10 分钟监测 1 次并记录于麻醉单上。及时询问患者有无不适、有无进行性麻木感或嘱患者抬腿，检查下肢活动度，观察患者有无心率下降、呼吸减慢、血压下降等不良反应的发生。如果注药后 5 分钟内患者出现下肢痛觉和运动消失以及血压下降等症状，则提示局部麻醉药已误入蛛网膜下隙，严重时可发生全脊麻，应立即告知麻醉医生进行抢救。

6. 硬膜外阻滞术中常见并发症的处理

（1）血压下降：一般由于外周血管扩张，回心血量减少，血压下降，一般发生在用药后 20 分钟，应立即加快输液速度，补充血容量并静脉注入麻黄碱 5~10 mg。

（2）呼吸困难：麻醉平面过高易导致膈肌抑制，患者可出现呼吸抑制，严重时可导致呼吸困难，甚至呼吸停止。因此术中必须仔细观察患者的呼吸情况，如出现呼吸抑制可予鼻导管或面罩给氧，严重者予气管插管，机械通气处理。

硬膜外阻滞的并发症PPT

（3）全脊髓麻醉：是一种严重的并发症，处理不及时，容易造成患者死亡。患者可出现全部脊神经支配的区域均无痛觉、低血压、全身发绀、意识丧失及呼吸心跳停止。一旦出现全脊髓麻醉，应协助麻醉医生迅速气管插管控制呼吸，严密观察患者生命体征及意识状态，遵照医嘱加快输液速度和滴注血管收缩药，升高血压。

（4）脊神经异常广泛阻滞：一般发生在注入首次剂量局部麻醉药后 20~30 分钟，患者出现胸闷、呼吸困难、说话无力、烦躁不安、甚至呼吸停止等症状，尤其是肥胖、身体虚弱、腹内压高的患者和糖尿病以及动脉粥样硬化的老年人或局部麻醉用量过大的患者应时刻警惕。为预防此类情况，可置管后先注入试验量，并测试阻滞平面。

（七）手术结束后护理要点

1. 测定麻醉平面

手术结束后，再次协助麻醉医生测定麻醉平面，做好尚未完全恢复感觉的肢体和阻滞区域的保护。在病情允许的情况下，适当约束四肢，但要注意松紧适宜，保持适当的活动度，拉好床挡，避免损伤未完全恢复感觉的肢体。

2. 导管管理

为避免导管发生扭折、盘旋、漏液、断裂，应用无菌贴膜或胶布固定好硬膜外导管。对不需镇痛者，应协助医生拔出硬膜外导管，穿刺部位用无菌贴膜固定，避免穿刺部位感染。对需要连续硬膜外阻滞放置术后镇痛泵的患者，应按医嘱配好镇痛泵，连接硬膜外导管。

3. 转运患者

（1）由麻醉医生、手术医生和巡回护士一起将患者用转运床送至病房或恢复室。送至恢复室的患者应予以常规监测生命体征，待患者苏醒后，通知麻醉医生查看，达到出室标准，即可送至病房继续观察。

（2）转运前检查输液是否通畅，有无堵塞或渗出，确保转运途中静脉通路通畅。转运途中备好简易人工呼吸器，转运护士应站在患者头侧，密切观察患者面色、嘴唇颜色等的情况，持续监测脉搏与血氧饱和度，将患者安全送至病房。有管道者还需保持引流管的通畅固定。

4. 患者交接

麻醉医生或巡回护士与病房护士详细交接，告知患者及其亲属术后平卧4~6小时。非腹部手术患者若无恶心、呕吐，术后3~6小时可进食，腹部手术患者在病房医护人员的指导下进食。术后其亲属可以播放轻松的音乐，帮助患者分散其注意力，使其心情放松，减轻不适感。交接完毕，在交接单上签字。

5. 术后随访

术后与麻醉医生一同访视患者，查询患者是否有头痛、腰痛、恶心、呕吐、尿潴留、穿刺部位感染、肢体活动障碍、感觉异常等并发症，应特别注意有无硬膜外血肿，如有问题立即配合麻醉医生给予相关处理，对于持续硬膜外镇痛的患者应拔除镇痛泵。

二、骶管阻滞的护理

骶管阻滞（caudal block）是硬膜外阻滞的一种，是指经骶裂孔穿刺，将局部麻醉药注入骶管空隙内，阻滞骶神经。骶骨阻滞是小儿常用的麻醉方式之一。

（一）适应证和禁忌证

1. 适应证
骶管阻滞麻醉适应证包括肛门、直肠、会阴部手术。

2. 禁忌证
骶管阻滞麻醉禁忌证有骶管畸形、骶尾部皮肤感染、过度肥胖骶裂孔摸不清、凝血障碍等。

（二）常用麻醉药

骶管阻滞麻醉常用麻醉药主要有1%~1.5%利多卡因、0.5%布比卡因或0.5%罗哌卡因。

（三）穿刺操作与护理配合

1. 穿刺前准备
（1）麻醉前访视患者评估患者是否适宜进行骶管阻滞，有无骶管阻滞禁忌证，应用骶管阻滞是否安全可靠。

（2）骶管阻滞用于小儿腹部手术时，对于麻醉平面高、阻滞范围广或迷走神经兴奋的患者,应加用阿托品。

（3）其他准备工作同硬膜外阻滞的护理。

2. 穿刺部位

先定位尾骨尖,沿中线向头方向摸,约4 cm处(成人),可触及一个有弹性的凹陷,即为骶裂孔,在孔的两旁可触到蚕豆大的骨质隆起,是为骶角。两骶角连线的中点,即为穿刺点。

3. 体位

可取侧卧位或俯卧位。取侧卧位时,腰背应尽量向后弓曲,双膝屈向腹部。取俯卧位时,髋部需垫厚枕以抬高骨盆,暴露骶部。

4. 消毒范围

同硬膜外阻滞麻醉。

5. 操作方法

在骶裂孔中心作皮内小丘,但不作皮下浸润,否则将使骨性标志不清,妨碍穿刺点定位。将穿刺针垂直刺进皮肤,当刺到骶尾韧带时有阻力消失的感觉。此时将针干向尾侧方向倾倒,与皮肤呈30°~45°顺势推进2 cm即可达到骶管腔内。接上注射器,抽取无血、无脑脊液,注射0.9%氯化钠注射液和空气,无阻力,也无皮肤隆起,证实针尖确在骶管腔内,即可以注入实验用量局部麻醉药。观察5分钟,无蛛网膜下隙阻滞现象,即可以分次注入其余药液。

6. 病情观察

（1）麻醉护士应密切观察患者的生命体征,与患者做好沟通,耐心解释麻醉后可能出现的不适,嘱患者如有不适立即告知医生护士。

（2）注药过程中观察患者的血压、脉搏及呼吸的变化,同时观察患者有无全脊髓麻醉征象,如血压有无下降、下肢有无进行性麻木感,嘱患者抬腿、检查下肢活动情况。如有异常,立即通知麻醉医生。

7. 其他事项

同硬膜外阻滞护理。

（四）术后护理

1. 体位

患者由于仍然有麻醉药残余的作用,运动与感觉功能的缺失。因此,在搬动患者时要特别注意。动作应轻柔、平稳,避免体位的剧烈变动导致患者血压显著下降。术后采取合适的体位可以减轻患者痛苦与损伤。不要将患者的关节过度伸直,且不要将被服压在脚趾上。

2. 氧气吸入

患者应常规吸氧直到运动及感觉功能充分恢复。

3. 病情观察

骶管阻滞常用于婴幼儿及年长儿的手术,因小儿病情变化快,更应加强病情观察,做好心理护理及术后监护工作。骶管阻滞易导致术后尿潴留,应对患者膀胱的相关体征进行检查，调整补液量和补液速度，如膀胱过度充盈应给予听流水声等方法，协助患者排尿或插入导尿管处理。

4. 其他事项

同硬膜外阻滞的护理。

三、蛛网膜下隙阻滞的护理

蛛网膜下隙阻滞(spinal anesthesia)又称脊麻或腰麻，是指将局部麻醉药注入蛛网膜下隙脑脊液中，作用于脊神经根，使脊神经根、背根神经节及脊髓表面部分产生不同程度的阻滞作用。

(一)适应证与禁忌证

1.适应证

蛛网膜下隙阻滞适应证有下腹部、盆腔、下肢、肛门及会阴部位的手术以及分娩镇痛。

2.禁忌证

(1)中枢神经系统疾病：如脊髓、脊神经根病变、马尾综合征、脑脊膜膨出等。

(2)感染：如全身败血症、穿刺部位感染、粘连性蛛网膜炎等。

(3)脊柱疾病：如脊柱外伤、畸形，脊柱结核，脊柱强直。

(4)低血容量、急性失血性休克、凝血功能障碍患者。

(5)严重的心血管疾病患者、严重腰背疼痛患者。

(6)不合作的小儿及精神病患者。

(二)常用麻醉药

蛛网膜下隙阻滞常用麻醉药主要为普鲁卡因、利多卡因、丁哌卡因、丁卡因、左旋布比卡因、罗哌卡因。

(三)穿刺操作与护理配合

1.穿刺前准备

(1)麻醉前访视：术前1天与麻醉医生一起访视患者，评估患者是否适宜进行腰麻，有无腰麻禁忌证，应用腰麻是否安全可靠及术前准备完成情况。

(2)麻醉前准备和用药：蛛网膜下隙阻滞前，麻醉护士应了解患者的情况、手术要求以及术中可能发生的问题，配合麻醉医生做好术前各种准备，以保证患者安全，避免发生并发症和意外事件。麻醉前用药不宜过重，用量不宜过大，应让患者保持清醒状态，以利于阻滞平面的调节。

(3)其他准备同硬膜外阻滞的护理。

2.穿刺部位及体位

(1)穿刺部位：常选择腰3~4棘突间隙。

(2)体位：同硬膜外阻滞。

3. 消毒范围

穿刺前用碘伏消毒皮肤，消毒范围：上至肩胛骨下角，下至尾椎，两侧至腋后线。消毒后穿刺点处需铺孔巾或无菌单。

4. 操作方法

(1)直入法：用左手拇、食两指固定穿刺点皮肤。将穿刺针沿棘突间隙中点，与患者背部垂直，针尖稍向头侧作缓慢刺入，并仔细体会针尖处的阻力变化。当针穿过黄韧带时，有阻力突然消失"落空"感觉，继续推进时常有第二个"落空"感觉，提示已穿破硬膜与蛛网膜而进入蛛网膜下隙。

(2)旁入穿刺法：于棘突间隙中点旁开1.5 cm处做局部浸润。穿刺针与皮肤呈75°对准棘突间孔刺入，经黄韧带及硬脊膜而达蛛网膜下隙。

5. 阻滞平面的调节

(1)注药完毕，协助麻醉医生调节和控制麻醉平面以达到手术所需要的范围。注药后一般应在5~10分钟之内调节患者体位，超过此时限，药物已与脊神经充分结合，体位调节的作用就会失效。

(2)遵医嘱控制给药速度：速度愈快，麻醉范围愈广，相反注射速度愈慢，药物愈集中，麻醉范围愈小。一般以每5秒注入1 mL药物为宜，但利多卡因容易扩散，注射速度还可以减慢。鞍区麻醉时，注射速度可减至每30秒1 mL，以使药物集中于骶部。

6. 病情观察

注药及协助麻醉医生调节麻醉平面的过程中麻醉护士应密切观察患者的面色、表情、呼吸、血压及脉搏的变化，发现异常情况，及时告知麻醉医生进行处理。

(1)血压下降和心率缓慢：蛛网膜下隙阻滞平面超过第四胸椎时患者常出现血压下降，心率减慢症状，多数于注药后15~30分钟发生，此时应加快输液速度，立即静脉注射麻黄碱15~30 mg，可使血压立即回升；对心率缓慢者可考虑静脉注射阿托品0.3~0.5 mg以降低迷走神经张力。

(2)呼吸抑制：因胸段脊神经阻滞引起肋间肌麻痹，可出现呼吸抑制，表现为胸式呼吸微弱，腹式呼吸增强，严重时患者潮气量减少，咳嗽无力，不能发声，甚至发绀。此时应立即给予有效吸氧，进行辅助呼吸，直至肋间肌张力恢复为止。如果发生全脊椎麻醉而引起呼吸停止，血压骤降，或致心搏骤停，应立即施行气管内插管人工呼吸，维持循环等抢救。

(3)恶心、呕吐：常因血压下降而缺血、缺氧，使呕吐中枢兴奋，或由麻醉后胃肠蠕动亢进、手术牵拉内脏及对术中辅助药物敏感等引起。可针对病因使用升压药、止吐药、吸氧或暂停手术处理。

7. 其他事项

同硬膜外阻滞的护理。

(四)术后护理

1. 测定麻醉平面

手术结束后，再次测定麻醉平面，做好尚未恢复感觉的肢体和阻滞区域的保护。连续腰麻的患者，因导管较细，为避免拔管时导管断裂，可将患者处于侧卧位，嘱其放松、深呼吸，使肌肉松弛，再将导管轻柔拔出。拔出后应检查导管完整性，穿刺部位用无菌纱布覆盖并妥善固定。

2. 健康教育

向患者及其亲属说明需禁食、禁饮至肛门排气，再在医护人员的指导下从少量流质开始进食。去枕平卧6~8小时，以免出现头痛，有异常情况及时通知医生和护士。

3. 其他事项

同硬膜外阻滞的护理。

第三节　神经阻滞麻醉护理

神经阻滞麻醉是指将局部麻醉药注入神经干、丛、节等部位，暂时阻滞该区域的感觉和运动传导，使其产生麻醉作用，达到手术无痛目的的一种麻醉方法。神经阻滞麻醉是局部麻醉的一种，广泛用于清醒、能够配合的患者的麻醉、术后镇痛以及慢性疼痛病的诊疗。因低年龄的小儿合作性较差，如用于小儿或配合欠佳的患者则需要在全身麻醉或深度镇静的状态下进行。实施神经阻滞技术时，麻醉医生可根据手术的部位、预计手术时间、是否需要离床活动以及控制术后镇痛的持续时间来选择不同的区域组织阻滞技术。因此，在行神经阻滞麻醉护理时，需要麻醉护士熟知解剖知识且对局部解剖和体表解剖定位的标志有一定的了解，熟悉各种常用神经阻滞的适应手术种类，了解神经刺激器和超声诊断仪的使用方法。

一、常用的周围神经阻滞技术

颈丛神经阻滞PPT

（一）颈丛神经阻滞

颈丛神经来源于C_1~C_4脊神经，发出隔神经，支配椎体前方肌肉和颈部带状肌肉群的神经。颈丛神经阻滞可分为颈浅神经阻滞和颈深神经阻滞。颈深神经丛分段支配颈部肌肉，同时支配三叉神经面部以下与躯体T_2水平以上的皮肤感觉。

适用手术范围：颈浅丛神经阻滞仅产生皮神经范围麻醉效果。颈丛阻滞可用于颈部淋巴结清扫、整形修复及颈动脉内膜剥脱术。双侧颈丛阻滞可用于气管切开术和甲状腺切除手术。

1. 颈浅丛神经阻滞法

（1）体位要求：患者去枕取仰卧位，头偏向对侧，双手自然放置于身体两侧。若胸锁乳突肌摸不清楚时，可让患者抬头。

（2）定位：胸锁乳突肌后缘中点为穿刺点。

（3）操作方法：用络合碘常规消毒穿刺点及周围的皮肤，用4~5 cm长22G针从穿刺点垂直缓慢进针直至出现落空感，注射10 mL局部麻醉药即完成浅丛阻滞。

2. 颈深丛神经阻滞

(1)体位要求：患者取仰卧位，颈稍后仰，头偏向对侧。

(2)定位：在 C_2、C_3、C_4 处行三点穿刺。(C_2：乳突尖下方 1~1.5 cm；C_3：2、4 颈椎横突之间；C_4：乳突尖至锁骨中点连线的中点。)

(3)操作方法：患者皮肤常规消毒后，分别在 C_2、C_3、C_4 横突上方作皮丘后，用 5 cm 长的 22G 针垂直，稍偏向尾侧刺入皮肤，进针 1.5~3 cm 可触到横突，在引出异感、回抽无血、无脑脊液后注入局部麻醉药 3~4 mL。也可在 C_4 横突单点进行颈深丛阻滞，当针尖抵达第 4 颈椎横突，回抽无血无脑脊液后一次注入局部麻醉药 10~15 mL。

(二)臂丛神经阻滞

臂丛神经阻滞是指将局部麻醉药注入臂丛神经干周围，使其所支配的区域产生神经传导阻滞的麻醉方法。可以通过肌间沟径路、锁骨上径路、锁骨下径路、腋路进行阻滞。

1. 肌间沟径路臂丛神经阻滞

(1)适用手术范围：肩部和肱骨近端手术。

(2)体位要求：患者去枕取仰卧位，头稍偏向一侧，手臂垂直贴于体旁，充分暴露颈部。

(3)定位：嘱患者抬头，确定胸锁乳突肌锁骨头，在其后缘可触及一条小肌肉即前斜角肌，前斜角肌外缘可摸到中斜角肌，两条斜角肌之间的间隙即肌间沟。在锁骨上方约 1 cm 处可触及细条横向走行的肌肉，即肩胛舌骨肌，该肌与前、中斜角肌构成一个三角，该三角靠肩胛舌骨肌处或锁骨上方约 2 cm 处即为穿刺点。

(4)操作要求：皮肤常规消毒后，用左手食指定位并按住肌间沟，右手持 3~4 cm 长的 22 G 针垂直刺入皮肤，进针 1~2 cm，突破筋膜，患者手臂、肩部出现异感或运动反应，固定针头，回抽无脑脊液或血液，可根据所需阻滞范围推入局部麻醉药 10~30 mL。注药时可用手指压迫穿刺点上部肌间沟，促使药液向下扩散，使神经阻滞更加完善。

2. 锁骨上径路臂丛神经阻滞

(1)适用手术范围：肘关节、前臂和手部的手术。

(2)体位要求：患者取仰卧位，头偏向对侧，肩下垫薄枕，手臂下垂内收，使锁骨和肩部压低。

(3)定位：标记锁骨两端，锁骨中点上 1~1.5 cm 处为进针点。

(4)操作要求：皮肤常规消毒，以 4 cm 长 22G 针从穿刺点穿刺，穿刺针刺入皮肤向第 3 胸椎椎体方向进针，深度为 1~2.5 cm，直到上肢出现异感或触及第 1 肋骨，沿第 1 肋骨面前后移动寻找异感，出现异感后回抽无气体无血液后即可注入局部麻醉药 20~30 mL。

3. 锁骨下径路臂丛神经阻滞

(1)适用手术范围：上臂肱动脉中段远端部位的手术。

(2)体位要求：患者取仰卧位，去枕，头偏向对侧，患侧肩下垫一薄枕使肩关节充分外展，上肢下垂紧贴身体旁。

(3)定位：锁骨下缘中点下方 2 cm 处，常用神经刺激器或超声影像协助定位。

（4）操作要求：皮肤常规消毒，取 5~10 cm 长 22G 针从穿刺点垂直方向进针，通过神经刺激器、异感的方法确定臂丛神经后固定针尖，回抽注射器确定无血无气后可缓慢注入局部麻醉药 20~30 mL。

4. 腋路臂丛神经阻滞

（1）适用手术范围：肘关节及其远端部位的手术。

（2）体位要求：患者取仰卧位，头置于枕垫上并稍转向术肢对侧，患侧手臂外展 90°与身体垂直，肘屈曲 90°，前臂外旋，手背向床且靠近头部呈"军礼状"。

（3）定位：在腋窝触摸到腋动脉搏动，沿动脉走向取动脉搏动最高点为穿刺点。

（4）穿刺方法：皮肤常规消毒，左手固定腋动脉搏动处，右手持 2~4 cm 长的 22 G 针在腋动脉搏动最高点与动脉呈 10°~20°夹角刺进皮肤，缓慢进针至出现刺破纸样的落空感。松开持针手指，针随动脉波动而摆动，即进入腋路臂丛神经鞘内。固定针头，接注射器回抽无血液后，即可注入局部麻醉药 30~35 mL。此法局部麻醉药易误入腋动脉，容易导致神经损伤和全身毒性反应，操作时应注意。

（三）肋间神经阻滞

（1）适用手术范围：胸、腹壁的手术或镇痛，心肺有严重疾病的患者应慎用。

（2）体位：单侧阻滞时患者取侧卧位，阻滞侧在上；双侧阻滞时宜采取俯卧位，腹下垫软枕以减少腰部弯曲，将上肢尽量外展，使肩胛骨向两侧分开。

（3）定位：每一肋骨角处的下缘与肋后角线相交处即为穿刺点。

（4）操作方法：皮肤常规消毒，取 2~3 cm 长 22G 短斜面穿刺针，在肋骨下缘处做皮丘，由皮丘直刺肋骨骨面，并注入 0.5 mL 局部麻醉药。然后将穿刺针稍立起，沿肋骨面向肋下缘移动，针尖划过肋骨下缘后再刺入约 0.3 cm 即达肋间隙。此时有落空感，回抽无气体无血液后注入局部麻醉药 3~5 mL。

（四）坐骨神经阻滞

（1）适用手术范围：膝以下不需止血带的各类手术，也可联合其他周围神经阻滞用于大腿和膝关节手术。

（2）体位：患者取侧卧位，待阻滞侧向下，下腿伸直，上腿髋关节和膝关节弯曲，身体稍向前倾。

（3）定位：过股骨大转子与髂后上棘连线中点做一垂直线，该垂直线与股骨大转子至骶管裂孔处连线的交点即为穿刺点。

（4）操作方法：皮肤常规消毒，用 10~12 cm 长 22G 穿刺针，经皮垂直进针直至引出足部运动反应（如跖屈、背屈、内翻或外翻）。固定针尖，反复回抽确认无血液后缓慢注入局部麻醉药 20~30 mL。

（五）股神经阻滞

（1）适用手术范围：大腿前部与髌骨的手术、股四头肌肌腱修补术、膝关节关节镜手术、软组织探查术以及股骨与髌骨术后镇痛。合用骶骨神经阻滞时可用于全部下肢手术的麻醉。

（2）体位：患者取仰卧位，双下肢稍分开，患侧足向外展。

（3）定位：在腹股沟韧带下面扪及股动脉搏动，于股动脉外侧 1 cm 处，相当于耻骨联合顶点水平处即为进针穿刺点。

（4）操作方法：皮肤常规消毒，将 5 cm 长 22G 穿刺针从穿刺点垂直刺入，在股动脉外缘处缓慢进针，针尖越过深筋膜触及筋膜下的股神经可出现异感，异感可以放射到大腿前面，膝、小腿的内侧和足部，回抽无血液后注入局部麻醉药 5~10 mL。

二、神经阻滞麻醉的护理要点

（一）手术前护理要点

1. 麻醉前访视

（1）麻醉护士应与麻醉医生一起在患者择期手术前 24 小时完成麻醉前访视，查看病历了解患者的基本情况，查看术前检查结果有无异常，有无既往麻醉史、局部麻醉药过敏史，有无严重心血管系统、呼吸系统及其他系统合并症，了解患者目前的治疗情况。

（2）测量患者的生命体征，了解患者的生理、心理状态，合作程度，耐心、亲切地与患者及其亲属交谈，向其解释神经阻滞麻醉的特点、操作方法、体位、需要配合的步骤以及术后的注意事项，减轻患者心理负担，消除其内心的恐惧，缓解焦虑情绪。

（3）查看患者拟穿刺处皮肤的情况，评估患者是否适合神经阻滞麻醉。

2. 环境及用物准备

（1）确认环境温湿度符合操作要求。

（2）查看手术间用物准备齐全、无菌物品符合灭菌要求、一次性使用物品在有效期内。

（3）麻醉机、监护仪等仪器设备和急救设施均处于完好备用状态。

（4）备好急救药品和全身麻醉药品。

（5）对需要利用超声引导和神经刺激器的手术还需要检查超声仪和神经刺激器的状态，需行连续神经阻滞用于术后镇痛的患者，还应准备镇痛泵。

3. 检查麻醉前用药的情况

同局部麻醉护理。

（二）手术中护理

1. 术中监测

术中常规监测患者心电图、血压、体温、呼吸频率及血氧饱和度的情况。

2. 体位

麻醉护士根据麻醉医生要求协助患者摆放合适的麻醉体位，特别对于肥胖患者和消瘦患者要避免体位相关性神经压迫损伤，肘部使用保护垫，避免局部压迫，正确使用止血带或加压包扎。适当约束患者，避免突然改变体位而发生危险。

3. 皮肤消毒准备

准备皮肤消毒剂，消毒穿刺区域。为了减少感染的风险，应重视皮肤褶皱处的消毒，操作应严格执行无菌操作原则，采用超声引导技术时，应保证超声探头的无菌，可采用医用手术薄膜或专用的超声探头套件进行隔离。

4. 术中沟通

行神经阻滞麻醉的患者需保持清醒，避免在深度镇静下实施神经阻滞，使患者保留一定的沟通能力，以减少术中神经损伤，尽早发现是否有局部麻醉药中毒。术中及时与患者沟通，嘱患者有异感及不适时及时诉说。

5. 病情观察

(1)麻醉成功后，配合麻醉医生测试确认麻醉效果，可以轻掐患者的皮肤，询问患者的感觉，并注意观察注药过程中患者有无不适，有无不良反应发生。

(2)遵医嘱根据患者情况、手术情况、手术时间及所用药物追加麻醉药物。

(3)穿刺过程中若不慎误穿动脉，应立即拔出穿刺针并压迫5分钟以上，避免血肿形成以及由此发生肢体缺血。

6. 其他注意事项

同局部麻醉术中护理

(三)术后麻醉护理

1. 患者转运

(1)手术结束后整理好患者用物，将患者搬至转运床上，由麻醉医生、巡回护士、手术医生一起将患者送至病房或恢复室。如是单纯周围神经阻滞，患者意识清醒，待手术后病情稳定可直接送回病房，如合并其他麻醉方法、患者有特殊情况可送至恢复室继续观察。

(2)转运途中，护士需携带简易人工呼吸器，必要时携带氧气瓶(袋)和便携式负压吸引器。转运护士应站在患者头侧，密切观察患者的面色、嘴唇颜色、心率及血氧饱和度的情况，以防转运途中发生意外。

2. 患者交接

(1)患者安全转运至病房或麻醉恢复室后，麻醉医生或巡回护士与病房或恢复室护士进行详细交接，包括患者姓名、住院号、术中情况、手术情况、麻醉方法、伤口敷料、出入量情况等，如有连续神经阻滞用于术后镇痛者需双方确认导管是否在体内，是否固定牢固，镇痛泵是否工作正常等。

(2)同患者和亲属交代患者术后禁食禁饮时间、镇痛泵的使用等相关注意事项。交接双方在交接单上确认签字。单纯周围神经阻滞麻醉术后患者意识清醒可正常进食。

3. 病情监护

常规监测患者的心率、呼吸、血压、体温、血氧饱和度。有引流管的患者需确保引流管固定、引流通畅。每5~10分钟记录一次生命体征。患者麻醉未醒时应加强巡视，待患者苏醒后，通知麻醉医生查看，达到出室标准，由恢复室护士送至病房。

4. 术后随访

术后 1~3 天随访，以便早期发现患者可能出现的神经损伤，并做好记录。

第四节　全身麻醉护理

全身麻醉(general anesthesia)是指麻醉药物经呼吸道吸入、静脉或肌肉注射等方法进入体内，使中枢神经系统受到抑制的一种麻醉方式。患者表现为神志消失、全身痛觉丧失、遗忘、反射抑制和一定程度的肌肉松弛。全身麻醉的主要目的是保证患者安全，同时起失忆、催眠(意识丧失)、镇痛作用，达到手术需要的适宜肌肉松弛或制动状态，阻断自主神经和感觉神经对伤害性刺激的反应。全身麻醉是临床最常用的麻醉方法，分为吸入麻醉、静脉麻醉和静脉吸入复合麻醉 3 类。全身麻醉的围术期护理可分为术前麻醉护理、术中麻醉护理和麻醉苏醒期护理。

一、术前麻醉护理

(一)麻醉前访视

1. 成人麻醉前访视内容和要点
参照第四章第一节麻醉访视。

2. 小儿麻醉前访视的内容和要点
小儿麻醉必须进行麻醉前访视，评估小儿的病情、择期手术的必要性和患儿及其亲属的心理状况等。小儿麻醉意外，多数与术前评估不到位有关。

(1)病史及体格检查：术前除应了解患儿与该次手术相关的病史外，还应熟知其并存的病史、过敏史、检查检验结果，既往有无手术麻醉经历，有无意外情况发生及治疗过程。了解患儿的身高、体重及发育情况。重点评估其呼吸、心血管功能状态及合作程度，较复杂的并存疾病应该请相关专科会诊。

(2)宣教及心理护理：小儿麻醉术前宣教不仅要关注患儿，更重要的是要对 10 岁以下患儿的亲属进行宣教。因对麻醉知识缺乏了解，担心麻醉药会影响患儿的智力，分离的不适和对手术的恐惧，患儿及其亲属都会有不同程度的焦虑心理。麻醉护士应向他们通俗易懂地讲解麻醉过程，患儿和其亲属获得的信息越多，越容易减轻其焦虑和紧张情绪。同时使他们感到可以信赖，消除陌生感，更好地与医护人员合作。

(3)禁食禁饮：讲解术前禁食禁饮的必要性，防止麻醉中出现呕吐以致误吸。6 个月以内婴儿麻醉前 6 小时禁食牛奶，4 小时禁食母乳，麻醉前 2 小时禁饮果汁、清液。6~36 个月婴幼儿麻醉前 6 小时禁食，禁饮 2 小时。3 岁以上儿童麻醉前 8 小时禁食牛奶、食物，麻醉前 2 小时禁饮清液。

(4)评估患儿皮肤完整性：查看皮肤情况，特别是穿刺部位皮肤，评估动静脉、中心静脉等穿刺的难度，以便做好相应人员、设备及物品的准备工作。

(二)麻醉前准备

1. 成人麻醉前准备

参照本书第四章第二节麻醉前准备。

2. 小儿麻醉前准备

(1)麻醉用物：小儿年龄跨度大，对于所有的麻醉用物，如穿刺针、气管导管、喉罩、口鼻咽通气道、血压袖带、穿刺包、呼吸回路等，需要备齐各种型号规格。麻醉前除准备与年龄相适应型号的各类用物，还应准备大1号和小1号的用物各1个，以便快速取用。

(2)药品准备：小儿药物应用剂量小，国内尚无专门的小儿剂型的麻醉药物，所有的麻醉药物需要稀释至低浓度才能确保药品准确输注。小儿在麻醉过程中出现并发症的概率高，出现病情变化时会迅速引起呼吸循环功能障碍，所以在麻醉前应常规准备稀释配置好的急救物品，确保抢救及时。

(3)环境准备：小儿体温中枢发育不成熟，容易随环境变化引起体温异常。所以手术室内的温度一般应保持在24~26℃，湿度50%~60%。备好热气垫、加温设备、输液加温器等设备，根据年龄准备适当的转运设备(如转运暖箱等)并在转运期间盖好被子。对可能出现发热的疾病应提前备好冰袋、冰盐水等。

(4)人文关怀：儿童手术室应在设计和装饰上更加童趣化，可以在墙上喷涂合适的图画，并准备儿童喜欢的玩具、绘本，播放轻松欢快的音乐。尽量为患儿创造一个温馨的环境，减少患儿因分离产生的焦虑和恐惧心理，让患儿更有亲切感和安全感，使其更加配合手术和麻醉的开展。

二、术中麻醉护理

为了提高患者对麻醉及手术的耐受性和安全性，使麻醉能够平稳实施，减少围术期的并发症，保证手术顺利进行和术后迅速恢复，做好术中麻醉期间的观察和护理至关重要。

(一)成人术中麻醉护理要点

1. 麻醉诱导期的护理

全身麻醉诱导是通过静脉麻醉或吸入麻醉使患者从清醒状态转为麻醉状态的过程。按照诱导方式可分为静脉快速诱导、吸入麻醉诱导和保留自主呼吸诱导。因诱导过程中患者的生命体征和内环境变化剧烈，可能出现心律失常、气道梗阻、呕吐误吸等并发症，是麻醉过程中风险最集中出现的阶段，因此麻醉诱导期的护理尤为重要。

(1)环境准备：保持手术间适宜的温湿度，在患者意识消失前保持环境安静，避免喧哗，不说与手术无关的话题，以免增加患者的心理负担。

(2)体位：协助麻醉医生摆好麻醉体位，全身麻醉诱导期的体位常规为仰卧位，头下垫体位垫，肩下垫软枕，使患者感到舒适。适当约束、固定四肢，避免肢体神经受压，避免影响呼吸循环功能。麻醉后，将患者安置在特定的手术体位，若术中需改变患者体位时，应尽量动作轻柔，防止出现管道脱落和管道移位等意外。

（3）建立静脉通路：选择合适的静脉留置针，建立两条以上的静脉通路，连接好三通，遵医嘱输入相应的液体，保持输液通畅，调节好输液滴速，保证麻醉和手术的顺利进行。

（4）心理护理：麻醉诱导时陪伴在患者身旁，可用言语轻声安慰，必要时握住患者的手，适当给予患者支持和鼓励，消除其紧张、焦虑的情绪。

（5）麻醉护士应了解各种麻醉药物的药效、作用时间、用法用量和注意事项，协助麻醉医生做好麻醉诱导。诱导开始前先用面罩给氧，严格遵医嘱给药，推注药物时应双人核对，采取分次注入的方式，从小剂量开始。整个给药过程中注意观察患者生命体征的变化，严密监测其各项参数，及时分析判断，及早发现病情变化，随时配合麻醉医生处理突发事件，积极参与抢救。

（6）气管插管配合：麻醉护士需协助麻醉医生进行气管插管，协助患者去枕，头后仰，垫高肩部，固定体位。声门暴露后，选择合适大小的导管递给麻醉医生，气管导管插入合适的深度，如有管芯，在套囊经过声门后，轻柔拔出管芯，同时向下送导管，以免拔管芯时将导管带出。退出喉镜时将牙垫放置于上下门齿之间，听诊双肺呼吸音是否对称，避免插入过深或过浅。将套囊充气，以不漏气为宜，气压过高，容易导致气管内壁黏膜长时间受压而缺血坏死，气压过低可导致漏气。确定插管成功后，用长胶布固定导管和牙垫，连接麻醉机予机械通气。

（7）眼睛保护：注意保护患者的眼睛，可用保护膜或眼罩覆盖眼睛，避免眼睛长时间暴露引起感染，损伤眼角膜。

2. 麻醉维持期的护理

麻醉维持阶段是指从麻醉诱导完成到手术结束这段时间。麻醉护士在整个麻醉维持过程中应密切观察患者生命体征的变化，与麻醉医生配合，及时处理术中可能出现的各种情况，保持患者内环境的稳定和脏器功能的正常。

（1）病情监测：持续监测患者生命体征及病情变化，包括心率、呼吸、血压、血氧饱和度、气道压、呼气末二氧化碳分压等，应每5~10分钟在麻醉单上记录一次。

（2）呼吸监测：全身麻醉可引起各种不同程度的呼吸抑制，因此应严密监测呼吸频率、幅度、节律、PaO_2、气道压、$PaCO_2$、潮气量等变化，同时观察患者的口唇黏膜、皮肤及手术野出血的颜色，及时判断是否有呼吸道梗阻、缺氧或 CO_2 蓄积现象。$PaCO_2$ 的正常值为 35~45 mmHg，若 $PaCO_2>50$ mmHg，则提示通气不足，应上调呼吸机参数，延长呼气时间，促进二氧化碳排出。若 $PaCO_2<35$ mmHg 则提示通气过度，可下调参数，降低呼吸频率，减少潮气量，缩短呼气时间等。

（3）循环监测：麻醉过浅可使血压升高、心率增快；麻醉过深可抑制心肌收缩功能，引起外周血管舒张和阻力降低，使血压降低。麻醉维持期应常规监测患者心电图、血压、血氧饱和度以及术中出血量、输液量、输血量、尿量、用药量等的变化。根据术前心肺功能及禁食、禁饮等情况，利用必要的循环监测措施对术中失血及围术期液体进行补充。

（4）液体监测和管理：维持静脉输液的通畅，根据术前访视情况计算手术期液体的需要量(包括麻醉手术期间的生理需要量、术前累计缺失量、麻醉导致的血管扩张造成的相对血容量不足、术中失血失液量及第三间歇丢失量),保证有效循环血容量。术中观察患者皮肤、颈静脉充盈度、尿量等的变化。若患者出现四肢厥冷、皮肤花斑纹、末梢循环差、颈静脉塌陷、尿量少、眼眶凹陷,则提示循环血容量不足,应加快补液速度。若皮肤出现凹陷性水肿、颈静脉怒张、眼球结膜水肿,则提示补液过多,应减慢输液速度。必要时可行血气分析,了解水、电解质与酸碱平衡的情况。根据医嘱补液,谨记补液原则:先快后慢、先晶后胶、先盐后糖、见尿补钾、宁少勿多。

(5)体温监测:体温是重要的生命体征之一,因此术中需密切监测患者体温的变化。室温过低、长时间的暴露、静脉输液、术野使用冲洗液、手术创面大等均可使患者体温降低。低体温时可使用加温毯、输液加温等保温措施。术前或术中患者有高热时,应常规采用物理降温或者药物降温。

(6)熟练掌握麻醉药物的药理学特性:根据手术进程预测手术刺激,协助麻醉医生及时调节麻醉深度,给予适量的镇痛药、镇静药和肌松药,抑制不良应激,保证麻醉的平稳性。

(7)积极配合医生处理术中可能出现的各种并发症:如呼吸道梗阻、呼吸机故障、分泌物过多、误吸、气道痉挛、低氧血症、心律失常、高二氧化碳血症等。麻醉期间并发症的预防与处理参照本教材第八章。

(二)小儿术中麻醉护理要点

小儿由于不能合作,所以基本上以全身麻醉作为首选和普遍的麻醉方式。即使复合区域阻滞或者神经阻滞麻醉,也多辅以全身麻醉或镇静。

1.用物准备
麻醉开始前再次检查麻醉机、监护仪等设备处于正常使用状态,参数调节与患儿相符。有困难气道者,还应准备困难气道车、纤维支气管镜等。气源及负压吸引通路通畅,处于备用状态,急救物品、药品处于随手可取的位置。

2.建立有效静脉通路
由于小儿静脉穿刺难度大,穿刺成功后容易出现药物渗漏、留置针滑出血管等情况。所以必须确认有可靠的静脉通路再开始麻醉,以免出现麻醉意外而没有有效的静脉通路,从而导致严重的后果。

3.遵医嘱给药
执行口头医嘱必须清晰复述,并请麻醉医生核对。熟悉各种麻醉药的药理作用及使用注意事项,对使用时有特殊要求或者有配伍禁忌的药品应按说明书规范操作。输液过程中注意观察输液速度,避免因输液速度过快而诱发肺水肿、心力衰竭等并发症。输液量的计算除了参考常用的公式外,更应该关注患儿前囟及眼眶是否有凹陷、皮肤弹性以及尿量等情况。

4.麻醉中监护
有效的麻醉中监护是保证患者安全的重要措施。应常规监测患者心率、呼吸、血压、呼气末二氧化碳、体温等的变化。婴儿特别是新生儿,呼气末二氧化碳监测结果常不准确，应抽取动脉血查血气分析进行对照。对于一些危重症患儿，只要使用动脉置管和中心静脉导管对术中麻醉管理有利，就应该采取路厄导管或一次性有创血压传感器进行有创监测，不能因为小儿穿刺难度大而随意放弃。重视监护仪报警，调节报警限值及报警音量，出现报警第一时间处理。值得注意的是，任何仪器设备报警时，都应先查看患者情况，不允许只顾调节仪器而忽视患者的具体情况。小儿皮肤娇嫩，对于手术时间超过 2 小时的，应及时更换血氧探头及袖带位置，防止出现皮肤损伤或影响肢体血运。

5. 配合麻醉医生进行气管插管术

气管导管的内径(mm)选择：年龄/4+4。经口气管导管置入深度(cm，距门齿)：年龄/2+12。对学龄期儿童进行气管插管前，应注意认真查看其牙齿松动及脱落情况，放置喉镜或牙垫时都应尽量避开松动的牙齿，动作应轻柔，避免损伤。

6. 协助麻醉医生进行区域阻滞麻醉、中心静脉穿刺

操作前准备好所需要的物品，操作过程中严密监测患者生命体征的变化，发现异常及时提醒医生调整或者停止操作。小儿的区域阻滞麻醉常常在全身麻醉或者镇静后进行，麻醉护士应注意保持患儿穿刺体位不改变，从而保证穿刺的成功率。中心静脉穿刺应考虑小儿排泄和呕吐物污染穿刺部位，以及因患儿哭闹、躁动引起意外拔管的问题。导管常规用缝线固定，透明敷贴应严密贴合于干燥的皮肤上，可加盖无菌敷料，发现污染及时更换。

三、麻醉苏醒期护理

(一)成人麻醉苏醒期护理要点

全身麻醉后的患者由于麻醉药、肌松药及镇静镇痛药作用未完全消失，易发生呼吸道梗阻、通气不足、恶心、呕吐或循环功能不稳定等并发症，若术后未进行仔细观察和评估，则可能出现意外，甚至死亡。因此，全身麻醉患者手术结束后，将由麻醉医生、手术医生、巡回护士一起将患者从手术间转入恢复室。麻醉恢复室护士应在麻醉医生的指导下继续进行恢复期监测，直至患者苏醒，病情稳定后转至其他治疗单元。

1. 物品及药品准备

呼吸机、麻醉机、监护仪、氧气装置、负压吸引装置、简易复苏囊等仪器设备应处于完好备用状态，备好急救药品和麻醉药品。

2. 交接患者

患者入恢复室后，手术间麻醉医生或巡回护士应与恢复室医生及护士进行详细交接，内容包括患者的基本信息、特殊病史、术中用药、估计出血量、液体输入量、尿量、手术过程等。检查患者皮肤的完整性，尤其是手术时间长，营养状况差的患者应重点检查其受压部位的皮肤。观察伤口渗血、渗液的情况，保持敷料的干洁固定，检查静脉输液及各种引流管道的功能，妥善固定并保持输液通畅和有效引流。

3. 体位

全身麻醉后常规取去枕平卧位，抬高下颌使气道通畅。气管重建等手术为减轻切口张力，可在头部垫软枕，保持头部前倾 15°～30°。若患者分泌物多或气道有梗阻，清醒

的患者可适当抬高床头，头偏向一侧，鼓励其咳嗽，吐出分泌物。未清醒的患者应置侧卧位，必要时可放置口咽或鼻咽通气道。

4. 呼吸监测

（1）护士应对患者的呼吸功能现状进行准确评估，充分了解各种可能影响患者气体交换的因素。常规监测患者呼吸频率、呼吸波形、脉搏血氧饱和度、呼气末二氧化碳分压、潮气量等，必要时应进行血气分析，监测 PaO_2、$PaCO_2$。

（2）正常的呼吸频率为 16~20 次/min，呼吸频率过慢见于严重缺氧、中枢神经系统疾病或阿片类药物过量，大于 20 次/min 即提示有潜在的呼吸功能不全，大于 30 次/min 常表现为明显的呼吸窘迫，但应排除疼痛刺激、应激、胸腹部疾患以及胸腹部敷料包扎过紧导致的浅促呼吸。

（3）若患者出现三凹征、辅助呼吸肌费力、潮式呼吸等，则提示麻醉药残余作用抑制呼吸中枢或肌松恢复差，可能有中枢神经系统并发症，应立即告知麻醉医生，开放气道，必要时辅助通气或气管插管。

5. 循环监测

观察患者的病情，特别是皮肤颜色和水肿情况。出现发绀、水肿、颈静脉扩张、呼吸急促等情况可能意味着患者心血管系统有问题。对于苏醒期的患者还应持续准确监测并记录患者血压，并将所测血压值告知麻醉医生。低血压时遵医嘱予升压药并观察尿量及引流液的量、颜色及性状，判断有无术后继续出血。失血失液过多者根据患者心功能情况加快输血输液。高血压时明确诱因，及时镇静镇痛，做好心理疏导。术前有高血压的患者，遵医嘱予降压药，及时纠正缺氧和二氧化碳潴留、改善通气状况。合理控制输液量，防止补液过多。

6. 气道管理

全身麻醉患者苏醒过程中，分泌物、异物及气管导管对咽部或声带的刺激可能会导致喉痉挛，阻塞气管入口，严重降低通气气流。须及时清理呼吸道分泌物，吸痰前常规给纯氧 2~3 分钟，每次不超过 10 秒。痰液黏稠结痂时，可在吸痰前滴入 0.9% 氯化钠注射液 3~5 mL 稀释后再进行抽吸。拔管后鼓励患者深呼吸，指导其进行有效咳嗽，同时应做好术后镇痛管理，以免患者因害怕疼痛而影响呼吸功能恢复。一旦发生气道梗阻，应立即配合麻醉医生进行抢救处理。如患者发生舌后坠时，应立即唤醒患者，若患者无反应可迅速托起其下颌使其头部后仰，梗阻症状改善后予侧卧或者头偏向一侧；梗阻未解除者可放置口咽或者鼻咽通气道，严重者可再次配合麻醉医生行气管插管。当患者发生喉痉挛和喉头水肿时应立即托起下颌开放气道，清除呼吸道分泌物，予面罩给氧。放置口咽通气道者，可调整口咽通气道的位置或去除口咽通气道予简易人工呼吸器加压给氧或呼吸机辅助呼吸。遵医嘱使用糖皮质激素。以上措施无效者予气管插管，插管失败者配合医生进行气管切开。

7. 体温监测

全身麻醉术后，大多数患者会在围术期出现轻度低体温的现象。因此，对于术前或术中有体温异常者应连续监测其体温。对低体温的患者应采取主动加温措施，如提高室内温度、使用加温毯加温、液体加温等。高热患者按高热护理常规护理，如给予退热药、冰袋、冰枕物理降温等。

8. 疼痛管理

术后疼痛可影响患者的呼吸、心血管、胃肠道的功能，引起神经内分泌代谢的改变，容易导致患者躁动、恐惧、焦虑。应明确疼痛诱因，根据患者年龄和病情选择适宜的疼痛评估工具进行疼痛评估，遵医嘱给予镇痛药。给药后及时、准确记录患者镇痛前后生命体征改变、镇痛效果、不良反应及处理方法和结果。

9. 苏醒期延迟

正确判断麻醉后苏醒延迟的原因，密切观察苏醒延迟患者的生命体征。对神经外科术后患者，尤其应检查记录患者的意识、瞳孔大小、对光反射等情况。及时提醒医生测血糖或进行血气分析。

10. 出入量管理

遵医嘱调节输液速度，如需严格控制输液速度的患者可采取输液泵进行液体输注。及时记录引流液的量、颜色、性质，如有异常，立即报告麻醉医生予以处理。

11. 心理护理

麻醉苏醒期，护士应观察患者的心理及精神状况，大多数患者因伤口疼痛，各种管道刺激，容易出现烦躁情绪，护士应该多与患者耐心沟通、交流，安慰患者，帮助患者疏导心理问题，耐心解答患者的各种关于麻醉后症状的疑惑，消除患者的忧虑和担心，以利于术后恢复。

12. 文件书写

规范文件书写，每隔 5~10 分钟记录一次患者的生命体征于 PACU 记录单上。

(二)小儿麻醉苏醒期的护理要点

小儿麻醉苏醒期护理(视频)

1. 床单位

由于儿童基本以全身麻醉为主，且并发症多、病情变化快，加之体型较小等特点，建议将患者头侧朝外放置，以便于观察及抢救。新生儿患者尽量安排单间，若不能满足则应安排在非通道且人流较小的区域。遇特殊患者应在床头悬挂相应醒目标识。

2. 体位

小儿常规取去枕平卧位，应抬高肩部使气道通畅。若患儿分泌物多或气道有梗阻应置侧卧位，拔除气管导管后可适当抬高床头，四肢手术者应注意保持患肢高于心脏水平。

3. 氧疗

常规予以低流量给氧，若不能满足氧合需求则视情况调整给氧方式，自主呼吸未恢复前应给予呼吸机辅助通气。气管插管的患儿即使自主呼吸恢复，在拔管前严禁脱离呼吸机改鼻导管给氧的方式观察呼吸情况，等待拔管。这不仅不利于呼吸道管理，且易造成气道梗阻导致二氧化碳蓄积等不良后果。

4. 苏醒期监测

儿童时期身体各器官发育不完善，氧储备较成人低，一旦发生病情变化则进展迅速，快速影响各脏器功能导致不可逆损害。所以在监护过程中应特别重视各种仪器的报警，严密观察患儿情况，发现异常及时向麻醉医生汇报并进行合理的处置。

（1）严密监测患者的生命体征、神志、肌力、皮肤颜色、疼痛、出入水量等。必要时进行血气分析，了解患者通气、组织灌注及酸碱平衡状态。

（2）对机械通气患儿应进行连续的呼气末二氧化碳监测，能快速准确地了解和判断患儿的通气循环功能。

（3）重视体温监测，术前或术中有体温异常者应连续监测其体温。高热患儿按高热护理常规处理，低温患儿复温时应防止烫伤。

（4）椎管内麻醉患儿还应评估及监测麻醉平面的改变。

5. 约束

小儿麻醉后应常规约束肢体并加床栏。由于儿童体积较小，身体柔软度好，年龄小不易配合等特点，约束并不能完全防止坠床、拔管等意外的发生。所以更应重视床旁监护和人文关怀，让患儿多一些安全感，少一些分离焦虑。如出现谵妄、躁动、疼痛等情况，应及时汇报麻醉医生进行处理。

6. 防治早期并发症

由于小儿生理机能尚未成熟，在麻醉恢复期保护性反射未恢复，相比成人更容易发生各种并发症。此时，严密有效的监护是防止并发症发生的关键。在小儿 PACU 最常见的并发症为呼吸系统并发症，所以合理的呼吸支持，保证有效的通气尤为重要。而适当的麻醉用药、维持循环功能稳定、维持体温正常、维持酸碱平衡及电解质稳定，亦可减少术后并发症的发生率。此外，还应注意观察伤口渗血、渗液情况，保持手术切口敷料清洁、干燥、固定，避免脱落。观察并记录引流液颜色、量与性状。发现异常应及时处理并报告手术医生。

7. 气管拔管护理

气管拔管指征应根据患儿的病情综合考虑，尚没有单一的指征能适用于所有儿童患者。小儿 PACU 内气管拔管需至少满足以下要求：

（1）咽喉反射、吞咽反射、咳嗽反射恢复。

（2）意识基本恢复，呼唤能睁眼。

（3）自主呼吸正常，呼吸交换量满意，潮气量>8 mL/kg。吸入空气时 SaO2>92%，PaO_2>80 mmHg，$PaCO_2$<45 mmHg。

（4）循环稳定，与麻醉前基础血压相比收缩压变化在±20%以内，不需要紧急处理的心律失常，皮肤颜色正常。

（5）肌力恢复好，非手术肢体能自主活动。

拔管前应备好再次插管的用物、口咽或鼻咽通气道、全身麻醉药、急救药等。插管困难，急症手术患儿避免呕吐物反流，新生儿必须完全清醒才能拔管。胃肠道手术患儿需保持有效的胃肠减压。拔管前或气管内吸痰前后吸纯氧，尽量提高患儿的氧储备。气管内吸痰时间每次<10秒，防止缺氧。如果由 PACU 护士拔管，需在麻醉医生指导下执行拔除气管导管流程。

8.心理护理

在我国大多数的PACU都为无陪单元，婴幼儿容易产生分离焦虑，而年长患儿容易产生恐惧心理。不良的心理反应不但能引起机体明显的病理生理改变，危及麻醉恢复期患者的安全，还会加重患者的心理创伤。所以心理护理在PACU尤为重要。对于年长患儿，在其苏醒时，医护人员应及时陪伴在其床旁，并用和蔼亲切的话语，比如"手术已经结束了，一切情况都挺好，你的家人在外边等着你，过一会儿我们会送你回病房"等语言对其安抚，可以迅速消除患儿紧张的情绪，从而更加主动地配合各项操作与治疗。对于常常哭闹不止的婴幼儿，言语的劝慰一般不起作用，可以用抚触、轻拍背部、提供小玩具等方法，分散其注意力及增加其安全感。

练习题

（胡巧　蒋丽丹　李旭英　王玉花）

第八章

麻醉常见并发症护理

麻醉常见并发症护理PPT

1. 了解麻醉常见并发症的种类及病情分级或分类方法。
2. 熟悉麻醉常见并发症的影响因素，预防或减少并发症的发生。
3. 熟悉麻醉常见并发症的临床表现，做到准确评估、判断。
4. 掌握麻醉常见并发症的处理原则和护理措施。

第一节　呼吸系统并发症

呼吸系统并发症PPT

一、呼吸道梗阻

呼吸道是气体进出肺的必经之路，保持呼吸道通畅是进行有效通气的前提。各种原因引起的呼吸道梗阻和呼吸道高敏反应是造成通气障碍的主要原因，若处理不及时或不当，可导致不同程度低氧血症与高二氧化碳血症，甚至造成患者死亡。麻醉期间的呼吸道梗阻多为急性，按其发生部位可分为上呼吸道梗阻和下呼吸道梗阻，按阻塞程度可分为完全性阻塞和不完全性阻塞。常见的呼吸道梗阻包括舌后坠、喉痉挛、支气管痉挛、气道水肿、反流和误吸。

（一）舌后坠

舌后坠是由于下颌骨和舌肌松弛，患者取仰卧位时在重力作用下，其舌体坠向咽部而形成的一种呼吸道阻塞。麻醉期间，由于神经肌肉阻滞恢复不完全，易发生舌后坠，这是麻醉期间最常见的上呼吸道梗阻。

1. 评估

（1）影响因素。①患者因素：如舌大、颈短、下颌骨短小的患者，以及术前具有鼾症的患者，易发生舌后坠。②麻醉因素：全身麻醉或区域性阻滞麻醉中辅助使用了镇静或镇痛药物，若术后药物代谢不完全，则易发生舌后坠。

（2）护理评估。①评估患者病情、生命体征、意识及合作程度。②评估患者血氧饱和度。③评估患者口腔、咽部情况及呼吸道的堵塞程度。

2. 临床表现

当舌后坠阻塞咽部后，如为不完全阻塞，患者随呼吸发出强弱不等的鼾声，如为完全阻塞，即无鼾声，只见呼吸动作而无气体交换，SpO_2 呈进行性下降，用面罩行人工呼吸挤压呼吸气囊时阻力很大。

3. 预防与处理

（1）预防。①做好术前评估，对舌后坠高危患者，应严格把握拔管指征，待患者苏醒完全后再拔管。②监测患者生命体征和呼吸状况。③协助患者取去枕平卧位，使患者头部尽量后仰，托起下颌，开放气道。

（2）处理。①如梗阻不能解除则需经鼻或经口放置通气道，必要时行气管插管。②若情况紧急而气管插管失败时，可用 12～14 号套管针在患者环甲膜进行紧急穿刺，以暂时缓解缺氧状态，也可为气管切开赢得时间。

（二）喉痉挛

喉痉挛是喉头肌肉痉挛使声门关闭而引起的上呼吸道功能性梗阻，是呼吸道的保护性反射——声门闭合反射过度亢进的表现，是麻醉的严重并发症之一。

1. 评估

（1）影响因素。①患者因素：术前有上呼吸道感染而未完全愈合；长期大量吸烟；口咽部分泌物与反流的胃内容物刺激咽喉部；低氧血症、高二氧化碳血症可诱发喉痉挛。②手术麻醉操作因素：浅麻醉状态下吸痰、放置口咽或鼻咽通气管、置入麻醉喉镜、插入喉罩或气管导管，以及拔出以上这些装置时；浅麻醉下进行手术操作如扩张肛门括约肌、剥离骨膜、牵拉肠系膜及胆囊等也可引起反射性喉痉挛。

（2）护理评估。①评估患者病情、生命体征、意识及合作程度。②评估患者血氧饱和度。③评估患者有无喉鸣音、呼吸音及胸廓起伏程度。

2. 临床表现

喉痉挛常表现为吸气性呼吸困难，可伴有高调的吸气性哮鸣音。轻度喉痉挛仅吸气时出现喉鸣音，中度喉痉挛吸气和呼气都出现喉鸣音，重度喉痉挛声门紧闭，气道完全阻塞。

3. 预防与处理

（1）预防。①避免在浅麻醉下插入喉罩或气管导管进行手术操作。②气道压力应激性增高如原有呼吸道炎症或哮喘等患者，术后可在保持一定麻醉深度但自主呼吸恢复良好的情况下尽早拔除气管导管，尽量避免使用口咽通气道等装置。③术后避免低氧血症和二氧化碳蓄积，及时清除咽喉部渗血和分泌物。④预防性使用β_2受体兴奋药。

（2）处理。①充分后仰患者头部，清除气道分泌物。②轻度喉痉挛患者在去除局部刺激后，托起下颌或面罩吸氧后即可解除。③中度喉痉挛患者需用面罩加压供给100%浓度的氧气。④重度喉痉挛患者遵医嘱静脉注射肌肉松弛药物，如琥珀胆碱（0.15～0.3 mg/kg），同时尽快建立人工气道，并使用地塞米松等激素类药物。

（三）支气管痉挛

支气管痉挛是由多种因素引起的一种支气管功能状态，是常见的麻醉相关并发症。

1. 评估

（1）影响因素。①患者因素：既往患有呼吸道疾病，如支气管哮喘或慢性炎症，使气道对各种刺激反应较正常人更为敏感。②麻醉和手术因素：与麻醉手术有关的神经反射，如牵拉反射、疼痛反射，乃至咳嗽反射和肺牵张反射，都可能成为诱发气道收缩的因素；气管插管对支气管的刺激；应用具有兴奋迷走神经、增加气道分泌物促使组胺释放的麻醉药、肌松药或其他药物。

（2）护理评估。①评估患者病情、生命体征、意识及合作程度。②评估患者血氧饱和度。③评估患者有无支气管哮鸣音及胸廓起伏程度。

2. 临床表现

支气管痉挛表现为呼气性呼吸困难，患者呼气期延长、费力而缓慢，常伴哮鸣音、心率加快，甚至心律失常。

3. 预防与处理

（1）预防。①对既往有呼吸道慢性炎症或支气管哮喘史的患者，应仔细了解其过去发病的情况，分析可能存在的诱发因素。②术前应戒烟2周以上。③若近期有炎症急性发作，则应延缓手术2~3周。④避免应用可诱发支气管痉挛的药物，如可用哌替啶或芬太尼来取代吗啡。

（2）处理。①阻断气道的反射，选用局部麻醉药进行完善的咽喉部和气管表面麻醉，可防止因刺激气道而诱发支气管痉挛。②明确诱因、消除刺激因素，若与药物有关应立即停用并更换。③如因麻醉过浅所致，则应加深麻醉。④予以面罩吸氧，必要时施行辅助或控制呼吸。⑤静脉输注皮质类固醇类药（如氢化可的松和地塞米松）、氨茶碱等，两药同时应用可能效果更好。⑥若患者无心血管方面的禁忌可用受体激动药如异丙肾上腺素稀释后静脉滴注或雾化吸入。

（四）气道水肿

气道水肿是指气道黏膜水肿导致的呼吸道梗阻，也是常见的麻醉并发症。

1. 评估

（1）影响因素。①患者因素：如术前有上呼吸道感染病史者；易发生过敏反应者；肥胖、脖子短、会厌宽短、声门显露困难者。②麻醉因素：反复行气管插管操作。③手术因素，长时间取头低位的手术；行支气管镜检查、食管镜检查及头颈、口腔内手术。

（2）护理评估。①评估患者病情、生命体征、意识及合作程度。②评估患者血氧饱和度。③评估患者口腔、咽部情况及呼吸道的梗阻程度。

2. 临床表现

气道水肿常表现为咳嗽、咳痰、发热、胸闷、胸疼、气促等，甚至发生窒息。

3. 预防与处理

(1)预防。①口腔或咽喉部手术后，及时清除积血和分泌物，可遵医嘱适当使用糖皮质激素等药物，减轻局部黏膜的水肿。

(2)处理。①常用方法是雾化吸入0.25%肾上腺素0.5~1.0 mL，必要时每20分钟重复使用。②面罩吸入温湿的纯氧，抬高头部。③使用糖皮质激素，如地塞米松（0.15 mg/kg），1次/6小时。④若经处理梗阻症状不能缓解或喉头水肿严重者，通常需要紧急行气管切开术。

(五)反流和误吸

反流和误吸是一种严重的气道急症，异物（如牙齿、食物）、血液、胃内容物是临床常见的误吸物。反流和误吸可造成下呼吸道严重阻塞。

1. 评估

(1)影响因素。①患者因素：如应用抗胆碱类药、阿片类药、全身麻醉药物，特别是肌松药后，可使贲门括约肌松弛，致胃内容物反流，尤易发生于饱胃及高位肠梗阻患者。②麻醉因素：患者清醒后，咽喉部被过度刺激；患者苏醒过程中咳嗽和吞咽反射不健全；胃肠蠕动减弱、胃膨胀。

(2)护理评估。①评估患者病情、生命体征、意识及合作程度。②评估患者有无呕吐及反流，评估呕吐物或反流物的性质及量。③评估患者口腔、咽部情况及呼吸道通畅程度。

2. 临床表现

(1)急性呼吸道梗阻：无论固体或液体的胃内容物，均可引起气道机械性梗阻而造成缺氧和高碳酸血症。如果当时患者的肌肉没有麻痹，则可见到患者用力呼吸，尤以呼气时更为明显，随之出现窒息。同时血压骤升、脉速。若仍未能解除梗阻，则两者均会下降。缺氧使心肌收缩减弱、心室扩张，可导致心室颤动。有的患者因吸入物对喉或气管造成刺激而出现反射性心脏骤停。

(2)Mendelson综合征：即在误吸发生不久或2~4小时后，出现"哮喘样综合征"，患者出现发绀、心动过速、支气管痉挛和呼吸困难症状。在受累的肺野可听到哮鸣音或啰音。

(3)肺不张：大量吸入物可使气道在瞬间出现堵塞，而完全无法进行通气。如吸入物堵塞支气管及支气管分泌物增多，可使不完全性梗阻成为完全性梗阻，远侧肺泡氧气被吸收后发生吸收性肺不张。肺受累面积的大小和部位，取决于发生误吸时患者的体位和吸入物容量。

(4)吸入性肺炎：气道梗阻和肺不张导致肺内感染。有的气道内异物是可以排出的，但全身麻醉导致咳嗽反射的抑制和纤毛运动的障碍，使气道梗阻不能尽快解除，随着致病菌的感染，势必引起肺炎，甚至发生肺脓肿。

3. 预防与处理

（1）预防。①择期手术麻醉前应常规禁饮、禁食，以保证胃彻底排空。②实施麻醉前要准备好吸引装置，对已放置鼻胃管患者，应充分吸引减压。③术后置患者头部偏向一侧，及时清理上呼吸道内分泌物、血液及异物。④急症手术出现饱胃或肠梗阻患者，术后应谨慎拔除气管导管，以防发生误吸。⑤遵医嘱预防性使用止呕药。

（2）处理。①发生呕吐和反流误吸，立即将患者置于头低位，并将头偏向一侧。②吸净口咽部及气管内呕吐物、反流物。③面罩给予 100% 氧气吸入。④严重缺氧或面罩吸氧不配合者，立即进行气管插管，持续正压通气。⑤遵医嘱适当使用支气管解痉药及抗生素，并给予必要的呼吸支持。

二、吸入性肺炎

吸入性肺炎（aspiration pneumonitis）系吸入酸性物质、胃内容物以及其他刺激性液体和挥发性碳氢化合物后，引起的化学性肺炎。严重者可发生呼吸衰竭或呼吸窘迫综合征，是全身麻醉患者死亡的重要原因之一。

（一）评估

1. 影响因素

（1）患者因素：①患者有误吸史、长期卧床，当神志不清时，如全身麻醉术后、脑血管意外、脑外伤及服用镇静药后，由于吞咽和声门关闭动作不协调，咳嗽受抑制，异物即可吸入呼吸道。②食管病变，如食管贲门失弛缓症、食管上道肿瘤、食管憩室等，食物下咽不能全部进入胃内，反流入气管。③食管气管瘘，食物或胃内容物反流可经食管直接进入气管内。

（2）麻醉因素：术中麻醉时间长、麻醉药用量大、术前禁食时间过长等均易诱发呕吐物误吸。密闭面罩正压给氧不当，使气流误入胃腔引起胃内压增高易导致胃内容物反流误吸，引发吸入性肺炎。

（3）手术因素：鼻饲留置胃管刺激咽部引起呕吐或喂食方法不当；气管插管或气管切开影响喉功能，抑制正常咽部运动等，亦可将呕吐物吸入气道。

2. 护理评估

（1）评估患者病情、生命体征、意识及合作程度。
（2）评估患者血氧饱和度。
（3）评估患者呼吸道通畅程度。
（4）评估患者吸入物的性质及量。

（二）临床表现

1. 呼吸困难

发病迅速，多于 1～3 小时后出现症状，麻醉状态下患者吸入时常无明显症状，但 1～2 小时后可突然发生呼吸困难，迅速出现发绀和低血压，咳出浆液性泡沫状痰，可带血。两肺闻及湿啰音，可伴哮鸣音。严重者可发生呼吸窘迫综合征。

2. 胸部 X 线表现

胸部 X 线可见两肺散在不规则片状边缘模糊阴影,肺内病变分布与吸收时体位有关,常见于中下肺野,以右肺多见。出现肺水肿表现,两肺出现片状、云絮状阴影融合成大片状,从两肺门向外扩散,以两肺中内带为明显,与心源性急性肺水肿的 X 线表现相似,但心脏大小和外形正常,无肺静脉高压征象。

(三)预防与处理

1. 预防

(1)禁食和胃排空:对刚进食的患者,若病情允许,应推迟手术时间。可依据食物性质和数量、患者情绪、病情和给药情况等综合考虑其所需延迟的时间。对急诊手术应放置硬质粗胃管,并检查吸引效果。

(2)麻醉诱导时避免使用引起副交感神经张力增高的药物,对饱胃患者应采取清醒状态下气管内插管。

(3)昏迷患者可采取头低及侧卧位,尽早置入胃管,必要时行气管插管或气管切开。

(4)面罩密闭正压通气时应注意正确的方法,保证气道通畅或使用环状软骨施压等方法,避免气体进入胃内。

2. 处理

(1)吸入大量异物后,应立即置患者于头低足高位,迅速吸尽口咽、鼻腔异物,紧急施行气管插管、气管内吸引、支气管冲洗。

(2)患者情况好转后,视病情采取坐位或半坐卧位,有利于呼吸功能的恢复,并持续鼻导管低流量吸氧。

(3)利用各种辅助排痰技术,及时清理气道分泌物,积极抗感染治疗。

(4)禁食患者做好口腔护理。

三、低氧血症

低氧血症是指 SpO_2 低于正常值,是全身麻醉后的常见并发症。无论患者术前呼吸功能是否正常、是否合并有呼吸系统并发症,术后均有可能出现低氧情况,这是因为某些麻醉技术、麻醉药物和手术本身均对呼吸有不同程度的干扰和抑制作用。严重持久的低氧状态,将给患者机体带来严重的损害,甚至危及患者生命。

(一)评估

1. 影响因素

(1)患者因素。①患者既往患有慢性阻塞性肺疾病、慢性支气管炎、肺气肿、支气管哮喘、睡眠呼吸暂停低通气综合征等。②存在其他全身或局部病变,如严重创伤、休克、急性呼吸窘迫综合征(acute respiratory distress syndrome,ARDS)、严重脑挫伤、肺炎、肺和胸部肿瘤压迫、气胸等。

(2)麻醉因素。①麻醉药物,包括静脉和吸入全身麻醉药、麻醉性镇痛药和骨骼肌松弛药的残留作用,可不同程度地抑制呼吸中枢。②麻醉操作,如喉镜暴露、气管插管时动作粗暴造成舌、软腭、悬雍垂及咽喉组织水肿、血肿；气管导管过粗、气囊充气不当损伤喉返神经前支致一侧或双侧声带麻痹。③全身麻醉行气管内插管，可致肺功能残气量降低20%，麻醉手术时间越长，术后肺功能残气量降低越容易出现，且持续时间越久。

（3）手术因素。①颈部手术：术后局部血肿压迫、气管塌陷等。②胸部手术：肺、纵隔及心脏手术。如胸部手术麻醉过程中常行单侧肺通气，部分未经氧合的血液回流至心脏，造成低氧血症。在肺复张过程中，炎症介质释放、毛细血管通透性增加、肺弥散功能障碍等可加重麻醉导致低氧血症。③上腹部手术：手术刺激致反射性膈神经抑制，手术切口的疼痛不适等均可导致膈肌及腹式呼吸运动受限，引起肺通气功能障碍。④颅脑手术：损伤脑干，血肿或水肿压迫呼吸中枢。⑤体外循环心内直视手术等。⑥术后疼痛导致呼吸肌活动受限。

2. 护理评估

（1）评估患者口唇和肢端颜色、意识、呼吸、血流动力学改变等。对机械通气患者，应评估呼吸机或麻醉机参数与呼吸各波形。

（2）评估低氧血症的程度：可根据 SpO_2 值来划分，$SpO_2 \geq 91\%$ 为无低氧血症；SpO_2 为 $86\% \sim 90\%$ 为轻度低氧血症；$SpO_2 \leq 85\%$ 为严重低氧血症。

（3）评估引起低氧血症的可能因素。

（二）临床表现

1. 一般表现

低氧血症的患者常出现定向障碍，焦虑不安、躁动等精神状况异常；口唇、肢端颜色改变，如发生严重呼吸抑制时可呈青紫色，贫血者呈灰色。

2. 呼吸异常

患者呼吸动作减弱，出现浅而快的呼吸，或呼吸节律不齐，时快时慢，常出现呼吸暂停或遗忘呼吸。有时表现为鼾声、张口呼吸及三凹征。

（三）预防与处理

1. 预防

（1）术前戒烟。

（2）术前存在肺部感染的患者，需要完善抗感染治疗，祛痰，改善患者全身状态。

（3）及时纠正电解质紊乱及酸碱失衡、补充白蛋白等。

（4）根据手术要求，适当调整麻醉深度。如吸入麻醉，手术结束前加大通气量，加速麻醉药的排出。对于静脉复合麻醉，则需根据药物间的相互作用和患者对药物的反应来进行调整。

（5）术后预吸氧处理：可用于所有手术患者，直至患者神志清醒，并排除影响有效呼吸的因素。可予以鼻导管或面罩中流量（4～6 L/min）氧气吸入。

（6）严密监测患者生命体征，特别是 SpO_2 和呼吸情况。

2. 处理

（1）辅助吸氧：维持 PaO_2 在 8.0 kPa 以上。经鼻导管给氧（1～2 L/min）可纠正轻度低氧血症；普通面罩吸氧（5~10 L/min）可维持 FiO₂ 35%~50%，吸氧效果优于鼻导管给氧法；储氧面罩吸氧（5~15 L/min）则可使 FiO₂ 达 50%~90%；短期呼吸抑制宜行纯氧面罩加压给氧。

（2）保持呼吸道通畅：舌后坠患者可仰头抬颏并放置口（鼻）咽通气道；颈部活动受限患者，苏醒后仍应置入人工通气道。呼吸抑制短期内难以纠正者，如严重颅脑损伤、各种呼吸肌麻痹等患者，应尽早气管切开，置入带套囊导管，便于长期机械通气。

（3）恢复有效肺泡通气和换气：面罩加压给氧、控制机械通气（IPPV）、呼气末正压（PEEP）等。间歇指令通气（IMV）及同步间歇指令通气（SIMV）可用于保留自主呼吸患者。

（4）适当术后镇痛：可防止术后疼痛引起的呼吸肌活动受限和呼吸抑制。避免或减少使用抑制中枢神经系统的镇静药物，以免加重呼吸抑制。

（5）遵医嘱使用拮抗药物：对于非去极化肌松药的残余作用，可静脉注射新斯的明 0.035~0.07 mg/kg 或依酚氯铵 0.5~1.0 mg；琥珀胆碱所致的呼吸抑制宜行人工通气。麻醉性镇痛药过量者可用纳洛酮拮抗。中枢神经系统抑制药物的非特异性拮抗药常用吗苯哌酮 0.4 mg 静脉注射，必要时可重复使用。

（6）提高环境温度，采取保温措施升高患者体温，以利于药物代谢。

四、高二氧化碳血症

各种原因使二氧化碳蓄积，PaCO₂>50 mmHg，为高二氧化碳血症。麻醉手术后高二氧化碳血症的发生相当普遍。严重和持久的二氧化碳血症蓄积，可对机体循环、呼吸、神经及内环境等系统产生不良影响，重者可危及生命。

（一）评估

1. 影响因素

（1）患者因素：存在肺泡低通气相关疾病（肥胖低通气综合征、胸廓畸形、特发性睡眠暂停综合征、阻塞性肺疾病等）史、心血管疾病史或神经肌肉疾病史等。

（2）麻醉因素：腰麻或硬膜外阻滞麻醉平面过高引起术后低通气，术后镇静、镇痛药的残余作用抑制呼吸中枢，术后肌松药拮抗不完全，气道阻力增加（如呼吸道梗阻、喉痉挛、支气管痉挛等）等。

（3）手术因素：术后剧烈疼痛明显影响患者的胸廓活动、手术操作限制了肺的扩张或肺内液体过多等导致肺容量减少、胸部和上腹部的创伤引起的肺顺应性降低、胸壁或上腹部包扎过紧阻碍通气、创伤或胸颈部手术损伤膈神经妨碍通气、外科操作直接损伤呼吸中枢或呼吸反射通路、颅后窝手术后的出血或水肿影响呼吸中枢等。

2. 护理评估

（1）评估患者肺功能、胸部影像学检查结果等，了解患者有无肺泡低通气相关疾病史、心血管疾病史或神经肌肉疾病史等。

（2）评估患者呼吸情况或机械通气情况。

（3）评估患者有无伴随症状。

(4)评估患者意识、术后疼痛情况。

(二)临床表现

患者临床表现有呼吸幅度增大、呼吸频率增快、每分通气量加大；心率增快、血压明显增高，可出现心律失常；头痛、颅内压增高，可出现嗜睡、昏迷或躁动、抽搐等症状；还可出现少尿、高钾血症等现象。

(三)预防与处理

1. 预防

(1)慎重应用术后镇静及镇痛药，宜从小剂量开始。

(2)全身麻醉气管插管操作应轻柔、快捷，尽量减轻对气道的损伤，可适当应用糖皮质激素类药物，减轻气道黏膜的充血水肿。

(3)维持呼吸道通畅，及时清除呼吸道分泌物，避免各种诱发支气管痉挛的因素。

(4)全身麻醉患者术毕严格掌握拔管指征，待呼气末二氧化碳分压尽可能接近正常水平后再予以拔管。

2. 处理

(1)保持呼吸道通畅，及时清除上呼吸道分泌物或异物，放置口咽或鼻咽通气管。

(2)解除气道痉挛。

(3)使用有效的拮抗药物。

(4)密切监测患者的神志，定期做血气分析。

(5)密切监测患者的精神状态，如果患者清醒且愿意合作，即使 $PaCO_2$ 升高较多，嘱患者深呼吸即可，暂不考虑气管插管和机械通气。

(6)高碳酸血症同时伴低氧血症，通过各种吸氧方法仍不能改善高碳酸血症和低氧血症者，需要进行气管插管和机械通气。

(7)如果患者精神淡漠或苏醒延迟，甚至昏迷，高碳酸血症短时间内进行性加重时，必须进行气管插管和机械通气。

(8)如果患者表情痛苦，呼吸急促或呼吸费力，并出现三凹征，则应考虑气管插管和机械通气。

第二节　循环系统并发症

一、术后高血压

术后高血压是指手术后患者的血压升高幅度大于基础血压30%或收缩压≥140 mmHg 和(或)舒张压≥90 mmHg。血压过高，不仅会增加心肌耗氧量，影响心肌供血，诱发脑血管破裂，

循环系统并发症PPT

对心脑血管及肾疾病患者危害极大，而且会增加术中、术后创面出血概率。高血压合并靶器官损害也会明显增加麻醉危险性。

(一)评估

1. 影响因素

(1)患者因素：甲状腺功能亢进、嗜铬细胞瘤等患者，麻醉后常出现难以控制的血压升高，如果处理不及时，患者可因急性心力衰竭或肺水肿死亡。紧张、焦虑等心理也可引起血压升高。

(2)麻醉因素：气管插管操作，某些麻醉药作用如氯胺酮及羟丁酸钠，缺氧及 CO_2 蓄积早期。

(3)手术因素：颅内手术时牵拉额叶或刺激第Ⅴ、Ⅸ、Ⅹ对脑神经，可引起血压升高。脾切除术时挤压脾，因循环容量剧增，可使血压明显升高。嗜铬细胞瘤手术术中探查肿瘤时，血压可迅速升高达危险水平。

2. 护理评估

(1)评估患者高血压的程度：当成年人的收缩压≥140 mmHg、舒张压≥90 mmHg 时即可诊断为患有高血压。当收缩压≥180 mmHg、舒张压≥105 mmHg 可认为患有重度高血压。

(2)评估患者有无原发性高血压的危险因素。

(3)评估患者的生命体征及血压的波动范围。

(4)询问清醒患者有无头痛、胸闷、恶心等症状。

(5)评估清醒患者对疾病的认识、用药史及对用药的依从性。

(二)临床表现

术后高血压的临床表现因人而异。轻度时无症状或症状不明显，可表现为头晕、头痛、颈项板紧、心悸等。严重时会出现剧烈头痛、呕吐、心悸、眩晕等症状，甚至会发生神志不清、抽搐以及严重的心、脑、肾等器官的损害和病变，如脑卒中、心肌梗死、肾衰竭等。

(三)预防与处理

1. 预防

(1)麻醉前访视应做好患者心理护理服务，消除患者紧张情绪。

(2)针对患者情况给予足量术前用药。对嗜铬细胞瘤及甲状腺功能亢进患者，严格按常规做好术前准备。

(3)为预防诱导插管过程的高血压，麻醉深度应适当，如能配合咽喉、气管表面麻醉或给一定量 α 或 β 受体拮抗药，效果尤佳。

(4)在麻醉全程，应避免缺氧和 CO_2 蓄积，严格控制输血输液量。

(5)为消除颅脑手术所致的高血压，可给予较大量氟哌利多；为消除颈以下部位手术所致的应激性高血压，可复合硬膜外阻滞，尤其适合于嗜铬细胞瘤手术患者。

2. 处理

全身麻醉手术期间血压一旦明显升高，如为麻醉过浅，应加深麻醉；如为明显应激反应，可根据情况给予 α 受体拮抗药、β 受体拮抗药或血管平滑肌松弛药（如硝酸甘油）降低血压；如为缺氧及 CO_2 蓄积性高血压，应于加大通气量的同时提高吸入气体的氧浓度。

二、术后低血压

术后低血压是相对于患者基础血压而言，目前没有统一的标准。围术期基础血压 =（术前等候区测量的血压+手术室第 1 次测量的血压)/2。现最常用的标准：收缩压小于 80 mmHg、平均动脉压 55～60 mmHg 或收缩压、平均动脉压较术前基础血压降低超过 25%。术后急性低血压是指手术后患者收缩压由正常或较高的水平突然下降超过 30 mmHg 且持续时间大于 30 分钟。低血压是术后常见的并发症，可导致患者重要器官灌注不足，从而使其术后发生心、脑、肾损伤的风险增加。

（一）评估

1. 影响因素

（1）患者因素：患者术前即有明显低血容量而未予以纠正，肾上腺皮质功能衰竭、严重低血糖、血浆儿茶酚胺急剧降低（嗜铬细胞瘤切除后）、心律失常或急性心肌梗死等，都可伴有不同程度低血压。

（2）麻醉因素：各种麻醉药、辅助麻醉药的心肌抑制与血管扩张作用，过度通气所致的低二氧化碳血症，排尿过多所致的低血容量与低血钾，缺氧所致的酸中毒以及低体温等影响，均可造成不同程度的低血压。

（3）手术因素：术中失血多未能及时补充，在副交感神经分布丰富区域进行手术操作，引起副交感神经反射，手术操作压迫心脏或大血管，以及直视心脏手术，均可造成不同程度的低血压。

2. 护理评估

（1）评估患者有无低血压的危险因素。
（2）评估患者的生命体征及血压的波动范围。
（3）评估患者有无脏器灌注减少的体征。

（二）临床表现

当患者平均血压降低超过基础血压的 20% 时，会表现出脏器灌注减少的体征，如恶心、呕吐、胸闷、出汗、脉搏细速、皮肤湿冷、苍白、精神错乱、少尿等症状。

（三）预防与处理

1. 预防

（1）体液不足患者，应根据情况予以充分补充，使电解质及酸碱平衡失调恢复正常。
（2）严重贫血患者，应将血红蛋白升至正常水平。

(3)严重二尖瓣狭窄患者,切忌使用对心血管有明显抑制作用的麻醉药和辅助麻醉药,因为此类患者血压一旦明显降低常难以回升。

(4)已有心肌缺血的冠心病患者,应将血压维持在勿使 ST 段及 T 波呈现进一步缺血的水平。

(5)心肌梗死患者,除非急症手术,要待 6 个月后再行择期手术。

(6)心力衰竭患者,应在其心力衰竭得到控制 2 周后再手术。

(7)Ⅲ度房室传导阻滞及病态窦房结综合征患者,应安置心脏起搏器,以确保心率正常。

(8)因血钾低而心律失常患者,应将血钾升至正常水平。

(9)房颤患者,应将心室率维持于 80~120 次/min。

(10)长期接受糖皮质激素治疗的患者,术前及术中应加大糖皮质激素用量,以免血压降低后难以回升。

2. 处理

(1)麻醉期间一旦遇到严重低血压,应立即减浅麻醉,并注意 SpO_2 及 $PaCO_2$ 的变化,此时如 CVP 不高(未进行 CVP 监测时可依颈外静脉充盈情况估计),应加速输液,输入代血浆制剂更有利于血压回升,必要时可用麻黄碱升压。

(2)严重冠心病患者,如术中反复发生低血压,预示即将发生心肌梗死,应加强监测,并采取必要措施支持心泵功能。

(3)手术牵拉内脏所致的低血压,应暂停手术操作,并静脉注射少量麻黄碱升高血压。

(4)肾上腺皮质功能不全性低血压,应及时给予大剂量地塞米松等药物升高血压。

(5)术中一旦测不到血压,应立即进行心肺复苏。

三、心律失常

心律失常(arrhythmia)是由于窦房结激动异常或激动产生于窦房结以外,激动的传导缓慢、阻滞或经异常通道传导,即心脏活动的起源和(或)传导障碍导致心脏搏动的频率和(或)节律异常。麻醉期间心律失常表现形式多样,最常见的心律失常是窦性心动过速、窦性心动过缓、室性期前收缩、室上性心律失常,严重时出现致命的室性心动过速或心室颤动,甚至心搏骤停。

(一)评估

1. 影响因素

(1)患者因素:术前长期使用普萘洛尔,过量使用洋地黄,精神过度紧张和恐惧、剧烈疼痛、发热、低体温、低血容量、电解质和酸碱平衡失调,有心律失常病史等。

(2)麻醉因素:麻醉过浅、缺氧和二氧化碳蓄积和麻醉药物的作用等,均可引起心律失常。

(3)手术因素:手术牵拉内脏或眼心反射刺激副交感神经。心肺手术过程中,心脏受到挤压、牵引等影响。

2. 护理评估

（1）评估患者血压、心率、心律、神志等。

（2）评估心律失常发生的时间、频率和类型，发作时有无伴随症状，注意严重的心律失常可引发心搏骤停。

（3）对于清醒患者，应评估其对疾病的认知程度和心理状态。

(二)临床表现

对于麻醉状态的患者，心律失常主要通过心电图监测、有创电生理监测等方式来进行识别。而麻醉苏醒期患者发生心律失常，临床表现主要取决于心律失常的性质、类型、心功能及对血流动力学影响的程度。如轻度的窦性心动过缓、窦性心律不齐，偶发的房性期前收缩，一度房室传导阻滞等对血流动力学影响甚小，故无明显的临床表现；较严重的心律失常，如病态窦房结综合征、快速心房颤动、阵发性室上性心动过速、持续性室性心动过速等，可引起心悸、胸闷、头晕、低血压、出汗等症状，严重者可出现晕厥、阿斯综合征，甚至猝死。由于心律失常的类型不同，临床表现各异，主要有以下几种表现。

1. 冠状动脉供血不足的表现

各种心律失常均可引起冠状动脉血流量降低，但较少引起心肌缺血。但对有冠心病的患者，各种心律失常都可能诱发或加重心肌缺血，主要表现为心绞痛、气短、周围循环衰竭、急性心力衰竭、急性心肌梗死等。

2. 脑动脉供血不足的表现

不同的心律失常对脑血流量的影响也不同。脑血管正常者，上述血流动力学的障碍不至于造成严重后果，倘若脑血管发生病变，则会导致脑供血不足，其表现为头晕、乏力、视物模糊、暂时性全盲，甚至有失语、瘫痪、抽搐、昏迷等一过性或永久性的脑损害表现。

3. 肾动脉供血不足的表现

心律失常发生后，肾血流量也可能会不同程度地减少，临床表现有少尿、蛋白尿、氮质血症等。

4. 肠系膜动脉供血不足的表现

快速心律失常时，血流量降低，肠系膜动脉痉挛，可产生胃肠道缺血的临床表现，如腹胀、腹痛、腹泻，甚至发生出血、溃疡或麻痹。

5. 心功能不全的表现

主要表现为咳嗽、呼吸困难、倦怠、乏力、水肿等。

(三)预防与处理

1. 预防

（1）保持患者呼吸道通畅，排除缺氧和 CO_2 蓄积。

（2）纠正低血压、高血压，维持稳定的循环功能。

（3）纠正水电解质紊乱、酸碱平衡失调。

（4）注意药物的配伍。

（5）完善术后的镇痛管理。

（6）患者注意保暖，防止出现低体温。

（7）尽量消除患者紧张、恐惧、忧虑、烦恼、愤怒等不良情绪刺激，保持正常心态。

2. 处理

积极纠正诱发因素，如心律失常仍未消失，对血流动力学影响不大时，可继续观察，必要时给予相应的药物或其他治疗，同时准备好除颤仪。若对血流动力学影响较大，应根据心律失常的症状、类型及其对血流动力学的影响进行治疗。

（1）窦性心动过速：去除病因。也可使用兴奋迷走神经的方法，如按摩颈动脉窦。对无禁忌者，必要时可采用美托洛尔稀释后在心电监测下缓慢静脉注射的方法。因心力衰竭引起的心动过速，可给予洋地黄类药物治疗。

（2）室上性心动过速：心功能良好者，常为一过性的症状，不一定需要药物治疗。发作时间较长，而无心力衰竭者，可尝试按摩颈动脉窦或压迫眼球，通过反射性刺激迷走神经终止发作。对无禁忌者，必要时可采用美托洛尔稀释后在心电监测下缓慢静脉注射的方法。

（3）心房颤动：常见于老年冠心病、风湿性心脏病二尖瓣狭窄手术后，一般患者术后较少见。如无心力衰竭、心室率不快，均可严密观察。

（4）期前收缩：又称过早搏动（简称早搏），少量的房性早搏一般不做特殊处理，室性早搏若起源于单个异位节律点，每分钟少于 5 次，也可暂不处理。如存在低钾血症应补钾，使血钾浓度上升至接近正常。如由非低血钾引起，可按医嘱使用利多卡因或盐酸胺碘酮静脉注射。

（5）窦性心动过缓：一般不需特殊处理，但心率小于 50 次/min，对心排血量有所影响时，可静脉注射阿托品、麻黄碱等药物。

（6）房室传导阻滞：一度房室传导阻滞对血流动力学无明显影响，可不处理。二度Ⅰ型房室传导阻滞，可应用阿托品加快心室率、提高心排血量。

（7）出现下列严重心律失常需紧急处理：①室性期前收缩大于 5 次/min，或呈多源性，或 R 波落在前一个心脏搏动的 T 波上的室性期前收缩。②心室率快的房颤或心房扑动、房室连接区性心动过速。③室上性心动过速伴低血压。④室性心动过速。⑤窦性心动过缓伴低血压。⑥三度房室传导阻滞。

第三节　神经系统并发症

神经系统并发症PPT

一、全身麻醉后苏醒延迟

麻醉苏醒期始于停止给麻醉药物，止于患者能对外界言语刺激作出正确反应。麻醉终止后，大部分患者术毕即可苏醒，但时间长短不一。全身麻醉后超过苏醒预期时间仍未苏醒者，即判断为苏醒延迟。临床以全身麻醉结束后超过 2 小时，患者仍然没有恢复意识，不能进行睁眼、握手动作，对于疼痛刺激无明显反应，定为苏醒延迟。应立即查明原因，及时处理，以防意外发生。

(一)评估

1. 影响因素

(1)患者因素：患者出现低氧血症、低血压、糖代谢紊乱导致低血糖休克、昏迷、肾上腺皮质功能减退、机体极度衰弱、恶病质、休克等。

(2)麻醉因素：麻醉药物过量、麻醉药物抑制呼吸、呼吸道梗阻或慢性缺氧、严重水电解质紊乱未及时纠正、低温以及心脏骤停复苏后等。

(3)手术因素：术中失血量较多、颅脑手术对中枢的刺激等。

2. 护理评估

(1)评估患者苏醒情况，常使用 Steward 苏醒评分，包括清醒程度、呼吸道通畅程度、肢体活动度，三项总评分在 4 分以上才能离开手术室或麻醉复苏室。

(2)评估患者清醒程度，分级如下。①0 级：患者入睡，呼唤无任何反应。②1 级：患者入睡，呼唤时有肢体运动或睁眼、头颈部移动动作。③2 级：患者清醒，有 1 级的表现同时能张口伸舌。④3 级：患者清醒，有 2 级的表现并能说出自己的年龄或姓名。⑤4级：患者清醒，有 3 级的表现并能认识环境中的人或自己所处的位置。

(3)评估患者生命体征和血流动力学情况。

(二)临床表现

患者表现为意识未恢复，不能进行睁眼、握手等指令性动作，对于疼痛刺激无明显反应等。

(三)预防与处理

1. 预防

(1)做好术前准备，积极治疗患者合并症，提高患者对手术的耐受性。

(2)全面了解麻醉药物的药理特性、起效时间、作用时间、半衰期、代谢方式等。

(3)合理调整麻醉停药时间，根据患者的状况、手术时间、药物作用特点等选择或终止药物。

(4)维持术中患者生命体征稳定，防止低氧血症和脑梗死的发生。

(5)术中常规监测体温，尤其对老年、小儿患者，应做好保温措施。

(6)术中定期检测动脉血气分析、血清电解质和血糖值，预防水、电解质紊乱发生。

2. 处理

(1)加强患者生命体征的监测，充分给氧，保证其循环系统功能稳定。

(2)观察患者神志、瞳孔、皮肤温度变化。

(3)根据病因进行处理：①若为吸入麻醉药残留，可通过加大通气，加快残留药物经机体自然代谢排出。②及时纠正水电解质、酸碱失衡和糖代谢的紊乱。③清除呼吸道分泌物，纠正低氧血症、CO_2 蓄积，避免过度通气。④低体温患者，提供体温保护措施。⑤原来并存脑疾病患者，做好脑保护措施。

（4）应用拮抗药：对高血压和严重心脏病患者要慎用拮抗药。如需使用要有针对性，应从小剂量开始。因麻醉性镇静药引起的苏醒延迟常用氟马西尼逆转，对肌松药引起的苏醒延迟可使用新斯的明拮抗，对非特异性呼吸兴奋药引起的苏醒延迟可使用多沙普仑拮抗，对阿片类药物(如吗啡、芬太尼等)引起的苏醒延迟可使用纳洛酮拮抗。

（5）适当保护性约束，防止坠床的发生，注意患者皮肤护理。

二、术后躁动

术后躁动是指全身麻醉术后苏醒期的一种不恰当行为，表现为兴奋、躁动和定向障碍并存，并出现不适当行为，如肢体的无意识动作、语无伦次、无理性言语、哭喊或呻吟、妄想思维等。术后躁动大多在麻醉苏醒期急性出现，多发生于拔管后 15 分钟左右，流行病学研究表明成人发生率约为 5.3%，儿童为 12%~13%，儿童中又以 2~5 岁的小儿发生率最高，老年人发病率较低，男性患者发生率远高于女性患者。发作严重时，可引起意外伤害等不良后果，若处理不当，严重者可危及患者生命安全。

(一)评估

1. 影响因素

（1）患者因素：除年龄、性别、先天易感性等不可改变的自身因素外，还包括术前患者有焦虑心理，术前过度紧张，对手术麻醉的风险过度担忧，均可增加术后躁动的发生；既往有酒精成瘾、阿片类药物成瘾史的患者，长期服用抗抑郁药物，有脑部疾病、精神疾病病史、认知功能差、血电解质或血糖异常等的患者，术后躁动的发生率较高。

（2）麻醉相关因素：①麻醉药物，静脉麻醉药如氯胺酮、咪达唑仑、依托咪酯、硫喷妥钠等，做麻醉诱导可导致术后躁动；吸入麻醉药如地氟烷、七氟烷、异氟烷、安氟烷和氟烷，容易导致患者在苏醒期出现躁动，尤其是儿童；肌松药残留可导致严重的焦虑和躁动；②麻醉方式，有研究表明，静脉—吸入复合麻醉可以减少吸入麻醉苏醒期躁动的发生率，而静脉麻醉的术后躁动发生率又要远低于静脉—吸入复合麻醉的发生率；③吸入性麻醉药物短期内浓度急剧下降，拔管的时机掌握不合适，患者术中低体温等。

（3）手术相关因素：①手术类型及部位，五官科手术和乳腺手术等与情感关系较为密切部位的手术操作，躁动的发生率较高；②手术时长，手术时间越长，躁动的发生率越高。

（4）术后不良刺激：不良刺激是全身麻醉苏醒期躁动最常见的原因。有研究表明，各种不良刺激引起术后躁动的发生比例，疼痛占 99.44%，气管导管的刺激占 65.77%，尿管刺激占 11.11%，心理应激占 15.55%，制动不当占 4.44%，而前 3 种刺激引起的多数是轻、中度的躁动，心理应激导致的多数是中度的躁动。

（5）其他：有学者认为，苏醒期躁动与低氧血症有关。此外，低血压、心律失常、胃胀气、尿潴留、脑水肿、颅内压增高等亦可以引起。

2. 护理评估

（1）评估躁动的程度。参照 Ricker 镇静—躁动评分表，对患者行为、意识、对刺激的反应等进行评估，见表 8-3-1。

表 8-3-1　Ricker 镇静—躁动评分表

评级	患者表现
①危险躁动	患者试图拔出气管导管或导尿管，翻过床栏，击打工作人员，在床上翻来覆去
②非常躁动	虽然经常提醒限制的条件，但是不能平静，需要身体制动，经常咬气管导管
③躁动	适度的躁动，尝试着坐起来，听从口头指令
④平静并且合作	平静，很容易醒，可以服从指令
⑤安静	难于唤醒，呼唤或摇动可以叫醒，但停止后又入睡，可以服从简单的指令
⑥非常安静	可以本能地移动，身体刺激可唤醒，但不能交流和服从指令
⑦不能唤醒	对刺激没有或稍微有点反应，不能交流或服从指令

（2）评估患者疼痛情况、卧位舒适度等。

（3）评估有无引起躁动的不良刺激。

（二）临床表现

表现为喊叫，四肢躯干乱动、挣扎，起床等；不能配合医务人员，甚至对抗；试图拔除身上的各种监护或治疗导管；定向能力障碍；可同时伴血压升高、呼吸心率增快等。躁动按程度可分为轻度、中度、重度。轻度：吸痰等刺激时稍躁动。中度：无吸痰刺激时也有挣扎，但程度不剧烈，不需要医护人员制动。重度：剧烈挣扎，需多人按住。

（三）预防与处理

1. 预防

（1）术前加强心理干预，消除患者对麻醉及手术的担忧和恐惧。

（2）注意麻醉用药：①尽量在手术结束的时候排净吸入的麻醉药，停用吸入麻醉药时，浓度要缓慢降低，同时要有相应镇痛措施，如在手术临近结束时给予镇痛药。②使用瑞芬太尼时在停药后一定要有后续的镇痛措施。③术中肌松药注意调控使用时机和用量，尽量早停用或使用短效肌松药。

（3）把握拔管时机，在肌松恢复的前提下，在一定的麻醉深度下拔管，同时静脉注射少量利多卡因和丙泊酚减轻拔管所致的刺激反应。

2. 处理

（1）排除躁动的原因，对症处理，如疼痛、尿管刺激、缺氧和二氧化碳潴留等。

（2）患者躁动时，应注意加强安全防护，适当约束患者，防止坠床及意外事件的发生。

（3）遵医嘱给予适量的镇痛药或镇静药，同时严密监测患者呼吸循环功能。

（4）保证供氧及呼吸道的通畅，维持患者循环、呼吸、水电解质及各个系统的稳定和平衡，防止因为低氧血症、高碳酸血症以及水电解质紊乱所致的躁动。

三、术后谵妄

术后谵妄（postoperative delirium，POD）是指患者经历外科手术后出现的谵妄，是一种在病因上无特定器官归属的急性器质性脑综合征，为手术后常见的并发症，通常可以完全缓解。术后谵妄可导致创伤后应激障碍、影响患者生活质量、延长住院时间、增加住院费用，并与术后短期及远期的死亡率呈正相关。

（一）评估

1. 影响因素

（1）患者因素：高龄、有认知功能损害、术前合并有贫血、射血分数低、颈动脉狭窄、肌酐水平高、多器官功能不全、视力障碍、听力障碍、酗酒等。

（2）手术和麻醉因素：术后疼痛、合并感染、活动受限（保护性束缚）、低氧血症、水电解质紊乱、酸碱失衡、尿潴留、便秘、睡眠剥夺等。

2. 护理评估

（1）评估患者语言、行为、对刺激的反应、意识状况等，对术后谵妄进行筛查与诊断。对成人术后谵妄的早期、快速筛查，常使用护理谵妄筛查量表（nursing delirium screening scale，Nu-DESC），见表8-3-2。

表8-3-2　护理谵妄筛查量表

症状	评分/分
定向障碍：言语或行为上表现为分不清时间或地点或周围其他人的身份	0~2
行为异常：患者的行为与其所处场合和/或本人身份不相称，例如：在不允许的情况下，仍然拉扯身上的导管或敷料，或者试图下床以及类似行为	0~2
错觉/幻觉：看见或听见不存在的事物，视物扭曲	0~2
精神运动性迟缓：反应迟钝，无或少有自发活动/言语，例如：患者对针刺反应迟钝和（或）不能被唤醒	0~2

注：0=不存在，1=轻度，2=中重度；总分≥2即可诊断为谵妄。

儿童术后谵妄的筛查，常使用小儿麻醉苏醒期谵妄评分表（pediatric anesthesia emergence delirium，PAED），见表8-3-3。

表 8-3-3　儿童麻醉苏醒期谵妄评分表

患者表现	评分/分
同照顾者有眼神接触	0~4
行为有目的性	0~4
对其周围情况有认知	0~4
不安	0~4
难以抚慰	0~4

注：前 3 条为反向计分，4 分=没有，3 分=有一点，2 分=有一些，1 分=很是，0=极其。后 2 条为正向计分，0 分=没有，1 分=有一点，2 分=有一些，3 分=很是，4 分=极其。各项分数相加获得总 PAED 评分，分值越高，谵妄的程度就越重。

（2）评估患者病情、活动能力、心理状况等。

（二）临床表现

术后谵妄常表现为意识内容清晰度降低，伴有觉醒—睡眠周期紊乱和精神运动行为障碍，患者与周围环境接触障碍，认识自己的能力减退，思维、记忆、理解与判断能力均减退，言语不连贯并错乱，定向力减退，胡言乱语，兴奋烦躁。此外，还有明显的幻觉、错觉和妄想。根据临床表现，谵妄可分为以下 3 种类型。

（1）活动亢进型：约占 25.0%，表现为高度警觉状态、躁动不安、对刺激过度敏感、可有幻觉或妄想，一般易于发现并能及时诊断。

（2）活动抑制型：约占 50.0%，表现为嗜睡、活动减少，在老年人中较常见，因症状不易被察觉，常被漏诊，预后更差。

（3）混合型：约占 25.0%，上述两种类型的临床特点均有。

（三）预防与处理

1. 预防

（1）对存在认知损害的患者，术前应改善患者认知功能，改善其定向力，避免使用影响认知功能的药物。

（2）术前评估患者的风险，尽可能调整患者全身状况，补充多种维生素，给予营养支持。

（3）麻醉期间预防和处理患者的低氧血症、低血压及电解质紊乱，减量或停用苯二氮䓬类、抗胆碱能药物、抗组胺药和哌替啶等药物，有益于减少术后谵妄的发生。

（4）术后维持足够的氧气供应、体液和电解质平衡。

（5）减少环境刺激，包括声音和灯光。

（6）积极处理术后疼痛，避免使用哌替啶。

（7）避免不必要的内置导管，术后尽早拔除导尿管，避免尿潴留或尿失禁。

（8）监测麻醉深度。

2. 处理

(1)遵医嘱使用抗精神病药物,尽早治疗。

(2)安抚患者,做好安全防护,避免患者发生意外伤害。

四、术后认知功能障碍

术后认知功能障碍(postoperative neurocognitive disorder,PND)是指麻醉手术后患者出现持续存在的记忆力、抽象思维和定向力障碍,同时伴有社会活动能力变化的一种并发症,是术后常见的中枢神经系统损伤。根据美国精神病学会的《精神疾病诊断与统计手册》(第4版)(DSM-IV),PND属于轻度认知障碍(mild cognitive impairment,MCI),其特征是由一般的医疗处理引起而又不属于谵妄、痴呆和遗忘障碍等的认知功能障碍。PND可出现在术后数天至数月,甚至可能延续数年,主要表现在患者注意力、专注力、记忆力、执行功能、语言表达能力较术前基础水平下降,造成患者住院时间延长、术后并发症的发生率增加、社会医疗负担增大等不良结果。目前PND的发病机制尚不清楚,但现有研究表明可能与手术、麻醉、疼痛等因素有关。

(一)评估

1. 影响因素

(1)患者因素:高龄,有糖尿病、脑卒中史,有心理精神疾患、长期服用某些药物、酗酒、感官缺陷、营养不良及其他心理因素等。

(2)麻醉因素:术后低氧血症、电解质紊乱未及时纠正、术后疼痛等。

(3)手术因素:手术应激反应及手术创伤、术中出血和输血、术中脑血流量降低、术中脑血管微栓子形成等。

2. 护理评估

(1)评估患者病情、活动能力、心理状况等。

(2)评估患者营养状况、全身情况等。

(3)评估患者认知功能障碍程度与类型:①延迟的神经认知恢复,常发生在出院以后到出院30天以内。②术后轻度神经认知紊乱和术后重度认知功能紊乱,常发生在出院30天到12个月。

(二)临床表现

术后认知功能障碍主要表现为精神症状,通常发生于术后4天,常于夜间首次发病。表现为患者定向障碍、焦虑,不少患者有相同的前驱症状,如激动、孤独、迷惑,对识别试验逃避、发怒、注意力减退、精神高度涣散、注意力不能相应集中维持或转移,常需反复提问也难完成计数,瞬时记忆力降低,时间定向力障碍,语言不连贯、缺乏逻辑性,判断力降低等。如为妄想型,则有知觉障碍、幻觉失语等。

临床上根据表现可分为:焦虑型、安静型和混合型3种类型。焦虑型:主要表现为警觉和活动增强,过度兴奋。安静型:患者表情淡漠、活动能力降低。混合型:主要表现为情绪不稳,上述两型表现兼而有之。

(三)预防与处理

1. 预防

(1)术前进行充分评估,分析患者可能存在的危险因素,如高龄,是否有慢性基础系统性疾病等。

(2)术前应与患者及其亲属进行充分的沟通,解释可能存在的风险,尽量排除患者及其亲属的负面情绪,如紧张、抑郁、焦虑等。

(3)术前控制好患者血压、血糖、血脂等。

(4)对患者进行麻醉深度监测、术中脑血流灌注监测等,提供有效的术中脑保护。

(5)围术期应用多模式镇痛措施,减轻患者术后疼痛。

2. 处理

(1)遵医嘱对症处理。

(2)注意营养、体液、电解质平衡和加强心理支持。

(3)仅少数患者需要药物治疗,并防止自伤。

(4)焦虑、有幻觉的患者,应遵医嘱使用镇静药物。老年患者应注意避免镇静过度和呼吸抑制。

五、声音嘶哑

声音嘶哑是全身麻醉气管插管并发症之一。临床表现为声音低沉、沙哑或失音,伴局部疼痛、吞咽障碍、呛咳及流涎等。术后声音嘶哑的原因有多种,其中与麻醉相关的因素主要有咽喉损伤、声带麻痹和环杓关节脱位。

(一)咽喉损伤

咽喉损伤是由于遭受机械性外力、物理或化学因素等作用,造成咽喉部组织结构的损害或功能障碍。咽喉部炎症、血肿和喉头水肿等均可导致术后声音嘶哑,常由于气管插管所致。

1. 评估

(1)影响因素:①患者因素,术前存在咽喉部炎症、咽喉部外伤等。②麻醉因素,反复多次插管、导管过粗或不洁、管芯过长或过硬、暴力插管等均可直接损伤咽喉部软组织,引起黏膜水肿,导致术后声音嘶哑。③手术因素,插胃管过程中,由于消毒不严或用力粗暴损伤咽喉部黏膜,或发生胃液反流时损伤咽喉部软组织,均可导致术后声音嘶哑。

(2)护理评估:①评估患者生命体征。②评估患者意识状况、呼吸情况等。③评估患者声音状况、有无饮水呛咳等。

2. 临床表现

临床表现为声音嘶哑或失声、吞咽困难、呼吸困难、出血等。

3. 预防与处理

(1)预防:①选择合适型号的导管,若声门暴露充分时,可不带管芯插管。②正确熟练掌握插管、拔管术，动作应轻、稳、准。③掌握插管时机，肌肉充分松弛后再插管，必要时在神经肌肉监测仪监测下行气管插管。④存在诱发术后声音嘶哑的高危因素时，可预防性静脉注射地塞米松(0.2 mg/kg)或导管套囊周围涂抹倍他米松凝胶，气管导管套囊注入碱性利多卡因溶液也可减少术后声音嘶哑的发生。

（2）处理：①气管插管造成的咽喉损伤，症状较轻者一般无须治疗，1周左右多可自行恢复。②症状较重者出现喉头及声门下水肿时，应及时清除呼吸道内分泌物，减少刺激，保持镇静，严禁说话，吸氧，静脉滴注地塞米松或氢化可的松，并用麻黄碱或肾上腺素、抗生素进行雾化吸入。经治疗症状仍不能够改善者，宜及早行气管切开术。③若咽喉损伤长期不愈，形成喉或声带肉芽肿(一种难治性咽喉损伤)，目前多数采用非手术治疗(包括禁止滥用声音、限制清嗓、指导合理用声以及药物治疗等)，加强咽喉部的护理。④加强术后随访，直至患者痊愈。⑤及时与患者及其亲属沟通和解释，做好心理安抚。

（二）声带麻痹

声带麻痹是指支配喉内肌群的运动神经传导通路受损导致声带的运动障碍，可同时伴有喉的感觉神经障碍。由喉返神经受累引起声带麻痹可能是一过性的，而喉返神经切断可能是永久性的。单侧声带麻痹可能引起误吸。双侧声带麻痹是严重的并发症，可能导致上呼吸道完全梗阻。

1.评估

（1）影响因素：①患者因素，如肿瘤压迫或侵犯声带、外伤或炎症累及声带、先天性及特发性声带麻痹等。②麻醉因素，气管导管型号过大、气管插管操作粗暴、气管导管气囊压力过大等。③手术因素，颈部手术、胸科手术、气管手术等。

（2）护理评估：①评估患者生命体征。②评估患者意识状况、呼吸情况等。③评估患者声音状况、有无饮水呛咳等。

2.临床表现

（1）单侧不完全麻痹：主要为声带外展障碍，症状多不显著。间接喉镜下见一侧声带居近中线位，吸气时不能外展，发音时声带可闭合。

（2）单侧完全性麻痹：患侧声带外展及内收功能均消失。检查见声带固定于旁中位，杓状软骨前倾，患侧声带较健侧低，发音时声带不能闭合，发音嘶哑无力。

（3）双侧不完全性麻痹：少见，多因甲状腺手术或喉外伤所致。两侧声带均不能外展而相互居近于中线，声门呈小裂隙状，患者平静时可无症状，但在体力活动时常感到呼吸困难。一旦有上呼吸道感染，可出现严重呼吸困难。

（4）双侧完全性麻痹：两侧声带居旁中位，既不能闭合，也不能外展，发音嘶哑无力，一般呼吸正常，但食物、唾液易误吸入下呼吸道，引起呛咳。

（5）双侧声带内收性麻痹：多见于功能性失音，发音时声带不能内收，但咳嗽有声。

3.预防与处理

（1）预防：①选择合适型号的气管导管，正确熟练掌握插管拔管术，动作应轻、稳、准。②掌握插管时机，应等到患者肌肉充分松弛后插管，必要时在神经肌肉监测仪监测下行气管插管，气管导管置入深度应适当。③监测气管插管套囊压，避免压力过大。若手术时间较长时，应间断给气囊放气，以免套囊压迫喉返神经和接触部位声带导致局部缺血。④减少术中头颈部活动，变换体位时，注意保护气管导管，防止导管移位或脱出。

（2）处理：①一般认为单纯插管所致的声带麻痹，多可在 7~8 周自行恢复或为对侧声带功能所代偿。若超过 2 个月仍不能恢复者，应考虑手术损伤。②加强术后随访，准确评估患者病情变化。③必要时协助医生行气管内插管。④如果为永久性声带麻痹，还需要行气管切开并做好气道护理。⑤及时与患者及其亲属沟通和解释，做好心理安抚。

（三）环杓关节脱位

环杓关节脱位，亦称杓状软骨脱位，多发生于全身麻醉气管插管期间，偶见于非全身麻醉患者。环杓关节由杓状软骨底的关节面与环状软骨板上缘外侧的关节面构成。杓状软骨可沿此关节的垂直轴做内、外旋转运动，同时可向内向外滑动，并可发生脱位。根据杓状软骨的左右解剖位置将环杓关节脱位分为：环杓关节左、右脱位，其中左侧软骨脱位多见。根据脱位的程度可以分为：环杓关节全脱位、半脱位。

1. 评估

（1）影响因素：①患者因素，如患有糖尿病、慢性肾功能衰竭、喉软化、肢端肥大症及长期服用糖皮质激素的患者，易诱发环杓关节脱位。老年患者的环杓关节发生不同程度的退行性改变，也较易发生脱位。②麻醉因素，气管插管操作不当、在肌松药未充分起效的情况下强行插管、插管时助手按压喉体用力不恰当、拔管前气囊未完全放气等易导致环杓关节脱位。③手术因素，手术体位要求颈部过度后伸，导致气管及其周围组织弹性下降，易发生环杓关节脱位。胃镜及插胃管的操作均有造成环杓关节脱位的可能。

（2）护理评估：①评估患者生命体征。②评估患者意识状况、呼吸情况等。③评估患者声音状况、有无饮水呛咳等。

2. 临床表现

患者常表现声音嘶哑、局部疼痛、吞咽困难、饮水呛咳，甚至呼吸困难。

3. 预防与处理

（1）预防：①正确熟练掌握插管拔管术，避免喉镜置入过深或偏向一侧，导管尽量从中间插入喉腔。②麻醉诱导和术中维持足够的肌肉松弛，避免吞咽、呛咳等动作。③掌握拔管时机，在气囊完全放气后拔除导管。④术前详细询问患者病史，伴有诱发环杓关节脱位高危因素时，应在术前与患者进行充分有效的沟通。

（2）处理：①适当的发音练习及良好的用声习惯有助于脱位关节自行复位。②环杓关节脱位一经确诊，应尽快行环杓关节拨动复位术。一般认为在脱位 24~48 小时内进行复位效果较好。若复位不及时，脱位关节长期停留在关节腔外，由炎症、粘连导致的关节纤维化使声带固定于不当位置，导致难以复位，甚至发生永久性固定。严重者应采用手术治疗。③及时进行术后随访，掌握患者病情变化。④及时与患者及其亲属沟通和解释，做好心理安抚。

第四节　其他并发症

一、术后恶心呕吐

恶心、呕吐是机体为减轻消化道遭受损害的正常生理反应。恶心是一种想吐或即将呕吐的模糊感觉，呕吐是将胃肠道内容物从口腔强力排出的过程，通常清醒个体在呕吐前可出现明显的恶心。术后恶心呕吐(postoperative nausea and vomiting, PONV)是全身麻醉后常见的并发症，主要发生在手术后 24～48 小时内，少数患者可持续达 3～5 天。PONV 可使患者的术后恢复期满意度下降，延长术后复苏室的停留时间，持续 PONV 还可导致进一步的不良后果(如吸入性肺炎、脱水、食管撕裂、伤口裂开等)，延长患者住院时间或导致再次非计划性入院，同时增加患者医疗费用。尽管不断有学者对 PONV 的防治进行研究，并研制出了新型的治疗药物，但在外科手术患者中总的发生率仍有30%，某些 PONV 高危患者其发生率甚至高达 80%。

(一)评估

1. 影响因素

(1)患者因素：女性、非吸烟、有 PONV 史或情感障碍史者发生率高。50 岁以下成人患者发病率高，3 岁以上的小儿或青春期的女性发病率较高。使用胆碱能药物、阿片类药物镇痛的患者，PONV 发病率较高。

(2)麻醉因素：吸入麻醉药包括氧化亚氮、阿片类药物、硫喷妥钠、依托咪酯、氯胺酮、曲马多等可增加 PONV 发生率。血容量充足可减少 PONV 发生率。区域阻滞麻醉较全身麻醉发生率低，丙泊酚全凭静脉麻醉(total intra venous anesthesia, TIVA)较吸入全身麻醉发生率低。

(3)手术因素：手术时间越长，PONV 发生率越高，尤其是持续 3 小时以上的手术。某些特定的手术类型，如成人患者行胆囊手术、腹腔镜手术、妇科手术、中耳手术等，儿童患者行斜视矫正、腺样体扁桃体切除、耳郭成形术等，PONV 发生率较高。

2. 护理评估

(1)评估患者病情、生命体征、心理状况及自理能力。

(2)评估患者呕吐发生的时间与次数，呕吐物的性状、气味、颜色及量，呕吐时的临床表现及伴随症状。

(二)临床表现

按照术后恶心、呕吐的发展阶段，可分为呕吐前期和呕吐期，其临床表现如下。

1. 呕吐前期

以恶心感为主要特征，伴交感神经兴奋和血管舒缩障碍，机体会有晕厥、虚弱表现，并出现面色苍白、瞳孔散大、冷汗、心动过速等症状。呕吐开始前，胃迷走传出神经激

thin

活胃壁内的节后神经元，释放血管活性肠肽或氧化氮，使近端胃极度松弛，由小肠向胃进行逆行强收缩，将肠道内容物回送到胃内，为呕吐做准备。

2. 呕吐期

膈肌和腹肌同时收缩，患者常表现为干呕，无胃内容物排出体外。如膈肌与腹肌同时收缩且伴食管周围膈肌松弛，则有利于胃内容物通过食管排出体外。

(三)预防与处理

1. 预防

(1)强调术前禁食。

(2)尽量使用区域阻滞，减少全身麻醉。

(3)平稳诱导，充分补液、给氧，避免缺氧和二氧化碳潴留。

(4)使用合适的药物诱导和维持麻醉，减少或避免使用挥发性麻醉药，大于1小时的手术避免使用氧化亚氮。

(5)避免对患者咽喉部过度刺激。

(6)尽量减少术中及术后阿片类药物的使用。

(7)使用舒更葡糖钠注射液代替新斯的明拮抗肌松药。

(8)遵医嘱使用预防恶心、呕吐的药物，如5-羟色胺受体拮抗药(昂丹司琼等)、糖皮质激素(地塞米松)、抗组胺药(苯海拉明)、多巴胺受体拮抗药(氟哌利多)、神经激肽1(NK1)受体拮抗药(阿瑞匹坦)、抗胆碱能药物(东莨菪碱透皮贴片)等。

(9)针刺或按摩穴位(内关、合谷或足三里)。

2. 处理

(1)遵医嘱使用止吐药物，注意观察患者用药后的效果。

(2)采用其他辅助措施，如针刺或按摩穴位等。

(3)帮助患者取头低脚高位或侧卧位头偏向一侧。

(4)备好吸引设备，及时清除患者呕吐物，防止误吸。

(5)严密观察并记录呕吐次数、量及性质。对于呕吐频繁无法进食的患者给予静脉营养。

(6)安抚患者，做好患者心理疏导。

二、低体温

各种原因导致机体核心体温低于36℃的现象称为低体温，应与以医疗为目的的控制性低体温相区别。低体温是麻醉和手术中常见的、可预防的并发症，发生率为70%～90%。低体温对机体有诸多不利影响，甚至可引发严重的后果，为患者带来额外的创伤和经济上的损失。

(一)评估

1. 影响因素

(1)患者因素：①年龄>60岁的患者低体温发生率更高，体温恢复时间也更长；婴幼儿，尤其是早产和低体重患儿更易发生低体温。②身体质量指数（body mass index，BMI），BMI越大，热量散失越快；但肥胖患者由于脂肪保护作用，体表散热减少，核心体温与体表温度差值减少，低体温发生率更低。③（ASA）分级，ASA分级Ⅱ级以上患者较Ⅰ级患者低体温发生率增加，且ASA分级越高，低体温发生风险越高。④基础体温，基础体温是独立高风险因素，术前体温偏低患者低体温发生风险极高。⑤合并症，合并代谢性疾病可影响体温，如糖尿病合并神经病变患者低体温发生风险增加。

（2）麻醉因素：①全身麻醉较椎管内或区域麻醉低体温发生率高；联合麻醉，如全身麻醉合并椎管内或区域麻醉较单纯全身麻醉低体温发生率高。②麻醉时间，麻醉时间超过2小时患者低体温发生率增高。③麻醉药物，吸入性麻醉药、静脉麻醉药及麻醉性镇痛药均可显著影响体温调节中枢，导致低体温发生。④术中输液/输血，静脉输注1000 mL室温晶体液或1个单位0.5℃库存血，可使体温下降0.25~0.5℃；输入未加温液体超过1000 mL，低体温发生风险增高。

（3）手术因素：①手术分级越高，患者低体温发生率越高。②手术类型，开放性手术比腔镜手术更易发生低体温。③手术时间，手术时间超过2小时，低体温发生率明显增高，全身麻醉患者尤甚。④术中冲洗，使用超过1000 mL未加温冲洗液患者低体温发生率增高。

（4）环境因素：增加环境温度对患者低体温的发生是保护因素，通常手术间温度低于23℃，患者低体温发生风险增高。

2. 护理评估

（1）评估患者低体温程度，以口腔温度为例，轻度：32~35℃。中度：30~32℃。重度：低于30℃，患者瞳孔散大，对光反射消失。致死温度：23~25℃。

（2）评估患者生命体征、意识变化。

（3）评估患者皮肤状况。

（二）临床表现

患者主要临床表现为患者皮肤苍白冰冷、口唇耳垂呈紫色、轻度颤抖、心跳呼吸减慢、血压降低、尿量减少、意识障碍、瞳孔散大，对光反射消失，晚期可出现昏迷。

（三）预防和处理

1. 预防

（1）护理人员结合患者术前评估，了解患者术中可能出现低体温的危险因素，如全身麻醉联合区域麻醉、长时间手术、大手术、开放手术等。

（2）术前开展预保温：对于围术期高危低体温患者，在麻醉前采用主动保温措施对体表或外周组织进行20分钟以上的预先保温，使患者四肢和体表温暖并"储存"足够的热量，降低核心与外周温度梯度，减少甚至避免因热量再分布导致的体温降低。

（3）积极采取体温保护，并贯穿围术期全程。①患者术前体温<36℃，应尽快实施主动加温措施，患者病情紧急需立刻进行手术，如大出血或其他急诊手术除外。②患者术前体温≥36℃，可采用被动保温措施，如覆盖棉毯、手术单、保温毯等。③维持环境温

度，如维持手术室或患者等候区等环境温度不低于23℃。④保持患者良好的热舒适感，麻醉前核心体温不低于36℃。⑤输注超过500 mL的液体以及冷藏血制品等需使用输液加温仪加温至37℃再输注；所有腹腔冲洗液建议加热至38~40℃后再使用。⑥所有患者均需减少手术野暴露。

（4）监测并记录患者实时体温：至少每隔15~30分钟测量1次患者体温，有条件的医院应实时监测患者体温的动态变化。随时评估患者是否有低体温的症状和体征，包括患者清醒状态下的热舒适感。

2. 处理

（1）如患者体温<36℃，应立即启用主动保温措施。主动保温措施包括以下几种。①压力暖风毯（forced-air warming blanket）是目前国内外文献及指南报道的安全、有效和广泛使用的主动加温方法之一。其不仅适用于普通成人，还可用于特殊人群如新生儿、婴幼儿、肥胖患者，不增加切口感染概率。加热后通过空气对流或接触传导使机体加温，减少热量丢失，从而维持患者核心体温处于正常范围。压力暖风毯相比被动保温（使用棉被、棉毯等），更能有效预防围手术期体温降低并能加速低体温患者复温。②输液加温设备：包括各类隔热静脉输液管道、水浴加温系统、金属板热交换器、对流加温系统等低流速或高流速加温设备。但输注红细胞不宜采用水浴和微波加温方法，且温度不应超过43℃。③其他：包括对体腔灌洗液加温至38~40℃，提高手术室温度，使其不低于23℃等，均可有效减少患者术中热量丢失。

（2）遵医嘱用药，以减轻或抑制寒战反应。目前抑制寒战反应常用的药物包括哌替啶、曲马多、右美托咪啶、氯胺酮等，但这些药物抑制寒战反应机制尚不明确，可能与降低机体寒战阈值有关。

（3）监测并记录患者实时体温，动态评估患者的热舒适度，警惕可能出现的低体温症状如寒战、竖毛反应等。

（4）对于清醒患者，应做好心理安抚，并且告知体温保护的相关注意事项。

（5）患者体温≥36℃时，方可送回病房。并对患者做好健康宣教，告知病房护士及患者使用温水、毛毯、衣物及升高房间温度等方式进行保温。

练习题

（刘雁　唐懿芳　王玉花　刘民辉）

第九章

麻醉常用护理技术操作流程

麻醉常用护理技术操作流程PPT

学习目标

> 1. 了解心电监护仪、除颤仪、镇痛泵等各种常用仪器的使用目的、适应证。
> 2. 熟悉各种麻醉体位摆放的适用范围、血栓弹力图采集标本要求、神经肌肉电刺激操作仪使用操作步骤。
> 3. 掌握心电监测、电除颤、心肺复苏等常用技术操作流程及规范。

▌ 第一节 呼吸道管理技术

一、人工气道吸痰

建立人工气道可能使正常的鼻咽通道的防御功能受到损害，进出人工气道的气体没有经过鼻咽部的清洁、湿化和加温，痰液变得干燥、黏稠，不易咳出，大量的痰液或痰痂阻塞人工气道，可导致患者通气不足甚至窒息。吸痰是利用负压吸引的原理，用导管将呼吸道内的分泌物清除以保持呼吸道通畅的一种方法。

（一）目的

应用负压吸出口腔及气道痰液或将气道误吸入的呕吐物吸出，以保持呼吸道通畅。

（二）适应证

（1）由于气道分泌物增多，患者出现通气不足相关症状时，如氧饱和度下降、压力控制模式下潮气量下降或容量控制模式下气道峰压升高、呼气末二氧化碳分压升高等。

（2）人工气道出现可见的痰液。

（3）双肺听诊出现大量的湿啰音，考虑是气道分泌物增多所致。

（4）呼吸机监测面板上出现锯齿样的流速和(或)压力波形，排除管路积水和(或)抖动等原因。

（三）操作要点

1. 评估

评估患者的病情、神志、呼吸状况及合作程度，判断其是否有呼吸困难，听诊是否有痰鸣音；缺氧程度、痰量及黏稠度。

2. 准备

吸痰盘内备治疗碗 1 个(盛放 0.9%氯化钠注射液)、镊子(或持物钳)1 把、无菌纱布数块、一次性吸痰管数根、注射器 1 个。

3. 实施

（1）核对患者信息，向清醒患者解释吸痰目的。

（2）试吸：检查吸引装置的性能，调节负压。吸取少许 0.9%氯化钠注射液，湿润吸痰管前端并查看吸引情况。

（3）吸痰：在无负压状态下，迅速而轻柔地沿气管导管插入吸痰管。至气管深部遇阻力后退 0.5~1 cm，启动负压，自下往上旋转提吸。更换吸痰管，分别吸净口咽、鼻腔的分泌物。

（4）病情观察：密切关注患者生命体征，痰液的性质、量和颜色，如患者出现发绀、心率下降等，暂停吸痰。

（5）吸痰结束后，用 0.9%氯化钠注射液冲洗管腔，关闭吸引装置，分离吸痰管和负压连接管。

（四）注意事项

（1）严格遵循无菌操作原则，吸引时，已抽出的吸痰管不能重复插入吸引。

（2）吸痰时防止内套管脱出，吸痰管外径不超过人工气道内径的1/2，防止负压过大损伤气管黏膜及肺泡。

（3）吸痰前后，根据患者情况给予高浓度氧气吸入，以防吸痰后出现低氧血症。

（4）一根吸痰管只限使用 1 次，吸口腔或鼻腔的吸痰管切忌进入人工气道内吸引。

（5）使用呼吸机的患者建议采取密闭式吸引，以免影响呼吸道内压。

（6）吸痰前后注意观察患者呼吸音、呼吸道压和潮气量的变化。

（五）操作流程

人工气道吸痰操作流程见图 9-1-1。

```
┌──────┐      ┌────────────────────────────────────┐
│  评估  │─────▶│ 评估患者神志、呼吸状况、缺氧程度、痰量及黏  │
└──────┘      │ 稠度、人工气道方式、氧疗方式以及呼吸机参数   │
    │          └────────────────────────────────────┘
    ▼
┌──────┐      ┌────────────────────────────────────┐
│  准备  │─────▶│ 吸痰盘内备治疗碗1个(盛放生理盐水)、镊子(或 │
└──────┘      │ 持物钳)1把,无菌纱布数块、一次性吸痰管数根   │
    │          └────────────────────────────────────┘
    ▼
┌──────┐      ┌────────────────────────────────────┐
│  实施  │─────▶│ 1. 核对患者身份                        │
└──────┘      │ 2. 试吸:检查吸引装置的性能,调节负压,并查 │
    │          │    看吸引情况                          │
    │          │ 3. 吸痰                               │
    │          │ 4. 观察患者生命体征等                    │
    │          │ 5. 吸痰结束后,冲洗管腔,关闭吸引装置,分离 │
    │          │    吸痰管和负压连接管                    │
    │          └────────────────────────────────────┘
    ▼
┌──────┐      ┌────────────────────────────────────┐
│  整理  │─────▶│ 整理用物,洗手                          │
└──────┘      └────────────────────────────────────┘
```

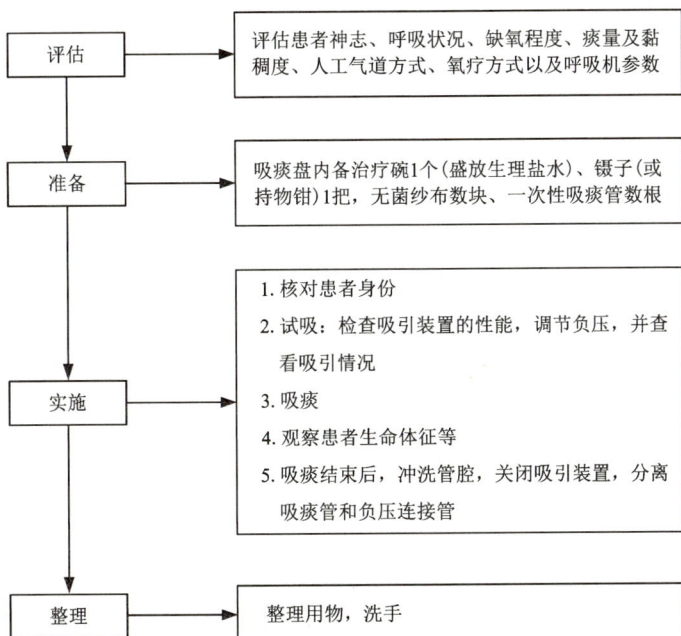

图 9-1-1　人工气道吸痰操作流程

二、吸氧

吸氧是临床常用的治疗方法,氧疗是缓解缺氧的一种方法。适量吸氧可纠正缺氧,提高动脉血氧分压(PaO_2)和氧饱和度(SaO_2)的水平,促进代谢,是辅助治疗多种疾病的重要方法之一。

(一)目的

提高患者血氧含量及动脉血氧饱和度,纠正缺氧,促进组织代谢,维持机体生命活动。

(二)适应证

(1)呼吸系统疾病患者。
(2)心脏功能不全致呼吸困难者。
(3)中毒或其他因素使氧不能由毛细血管渗入组织而产生缺氧者。
(4)昏迷患者,如脑血管意外等。
(5)某些外科手术后患者,大出血休克或颅脑疾病患者。
(6)任何原(病)因所致的缺氧或低氧血症。

(三)操作步骤

1.评估

评估患者病情、意识、合作程度、呼吸状况及缺氧程度;患者鼻腔情况,有无鼻息肉、分泌物阻塞等。

2. 准备

准备氧气表、湿化瓶、吸氧用物等。

3. 实施

(1)核对患者信息并做好解释工作，取得患者配合。

(2)检查、清洁患者鼻腔。

(3)装流量表，连接好湿化瓶，检查有无漏气。

(4)调节氧流量。

(5)固定鼻导管或面罩，记录用氧时间及氧流量。

(6)用氧过程中密切观察患者病情变化及呼吸和缺氧改善情况，监测血氧饱和度和血气分析。

(7)停用氧气：先拔鼻导管，再关闭流量表，取下输氧装置，记录停氧时间。

（四）注意事项

(1)严格遵守操作规程，注意用氧安全，做好"四防"，即防火、防震、防油、防热。

(2)吸氧过程中需要调节氧流量时，应先将鼻导管取下，调节好氧流量后再与患者连接。

(3)停止吸氧时，先取下患者鼻导管，再关流量表。

(4)持续鼻导管吸氧的患者，应每日更换鼻导管两次以上，并及时清除鼻腔分泌物，防止鼻导管堵塞。

（五）操作流程

吸氧操作流程见图9-1-2。

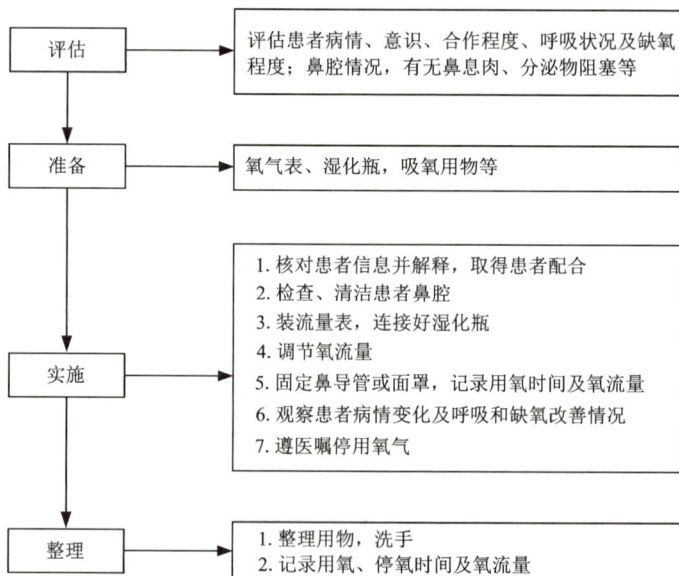

```
┌────────┐      ┌─────────────────────────────────────┐
│  评估   │─────▶│ 评估患者病情、意识、合作程度、呼吸状况及缺氧 │
└────────┘      │ 程度；鼻腔情况，有无鼻息肉、分泌物阻塞等      │
     │          └─────────────────────────────────────┘
     ▼
┌────────┐      ┌─────────────────────────────────────┐
│  准备   │─────▶│ 氧气表、湿化瓶、吸氧用物等                 │
└────────┘      └─────────────────────────────────────┘
     │
     ▼
┌────────┐      ┌─────────────────────────────────────┐
│         │      │ 1. 核对患者信息并解释，取得患者配合         │
│         │      │ 2. 检查、清洁患者鼻腔                     │
│         │      │ 3. 装流量表，连接好湿化瓶                 │
│  实施   │─────▶│ 4. 调节氧流量                           │
│         │      │ 5. 固定鼻导管或面罩，记录用氧时间及氧流量    │
│         │      │ 6. 观察患者病情变化及呼吸和缺氧改善情况      │
│         │      │ 7. 遵医嘱停用氧气                        │
└────────┘      └─────────────────────────────────────┘
     │
     ▼
┌────────┐      ┌─────────────────────────────────────┐
│  整理   │─────▶│ 1. 整理用物，洗手                        │
└────────┘      │ 2. 记录用氧、停氧时间及氧流量             │
                └─────────────────────────────────────┘
```

图9-1-2　吸氧操作流程

三、呼吸机的使用

呼吸机是一种进行肺通气的机械通气装置，用以维持机体适当通气量、改善气体交换功能、减少呼吸做功、维持呼吸功能。

呼吸机相关知识PPT

(一)目的

(1)改善气体交换功能，维持有效的气体交换，改善氧合。

(2)维持适当的通气量，使肺泡通气量满足机体需要，纠正通气不足。

(3)纠正低氧血症，纠正低或高碳酸血症。

(4)减少呼吸肌的做功。

(5)肺内雾化吸入治疗。

(6)预防性机械通气，用于开胸术后或败血症、休克、严重创伤情况下的呼吸衰竭预防性治疗。

(二)适应证

(1)各种原因所致的呼吸衰竭。

(2)围术期的麻醉呼吸管理。

(3)呼吸支持治疗。

(4)急救复苏。

(三)相对禁忌证

(1)大咯血或严重误吸引起的窒息性呼吸衰竭。

(2)伴有肺大泡的呼吸衰竭。

(3)张力性气胸的患者。

(4)低血容量休克未纠正者。

(5)心肌梗死继发的呼吸衰竭，但气胸、支气管胸膜瘘、急性心肌梗死，心功能不全者，必要时使用高频通气。

(6)在出现致命性通气和氧合障碍时，机械通气无绝对禁忌证。

(四)操作步骤

1.评估

(1)评估患者的年龄、体重、病情、生命体征、意识及配合程度。

(2)评估患者呼吸节律、血气分析结果、血氧饱和度、呼气末二氧化碳分压及呼吸道通畅情况，是否具有适用无创呼吸机的适应证和禁忌证。

2.准备

准备呼吸机、管路、湿化器、气源及电源。

3. 实施

(1)核对患者信息。

(2)连接呼吸机电源、气源，连接呼吸管道、湿化瓶。

(3)开机：依次开压缩机、主机、湿化器，调节湿化器温度。

(4)开机自检：依次进行安全阀、主机、显示屏、声光、后备电源、压缩机测试，通过检测后，调至待机状态。

(5)遵医嘱调节呼吸机参数：包括通气模式、潮气量、吸呼比、呼吸频率、压力、同步触发灵敏度、吸气峰流速、氧浓度、报警范围等。

(6)清除患者气道及口腔分泌物，检查人工气道气囊是否充气，取下模拟肺，将呼吸机与人工气道相连接。

(7)听诊两肺呼吸音，检查通气效果，自主呼吸与机械通气是否同步，有无人机对抗。

(8)设定有关参数的报警阈值(管道压力及潮气量上下限、呼吸暂停间隔时间、分钟通气量及呼吸频率上下限)。

(9)严密监测患者心率、血压、血氧饱和度、潮气量、每分通气量、呼吸频率、气道压力、吸入气体温度等变化。必要时吸痰或遵医嘱应用镇静药。

(10)人工通气30分钟后复查血气分析结果，遵医嘱调节相关参数并记录。

(11)呼吸机撤离：①遵医嘱检查患者是否符合停机指征。②向患者解释，消除其紧张心理。③采取间断停机，根据血气指标及临床情况(呼吸、心率等)逐渐延长脱机时间至全天脱机。停机顺序：先关湿化器开关、呼吸机显示器和主机开关，再关压缩机和氧气，最后切断电源。④准备合适的给氧装置，充分吸痰，妥善处理患者的人工气道，撤去呼吸机。⑤清洁患者口鼻，根据病情取舒适体位。⑥清理用物并归类放置，按规定初步清洁用物或处理用物。

(五)注意事项

(1)不能同时连接高压氧和低压氧。

(2)若将制氧机作为呼吸机气源，勿将湿化器和制氧机连接一起使用。

(3)使用呼吸机期间，床旁应备性能良好的简易呼吸器、吸引器、吸痰管等，以备急用。

(4)注意观察患者生命体征，缺氧情况是否改善，胸廓活动、双肺呼吸音是否对称以及是否耐受。

(5)初次使用呼吸机的患者，前30分钟医护人员应于床旁指导、陪伴，密切观察。

(六)操作流程

呼吸机使用操作流程见图9-1-3。

```
┌──────┐      ┌────────────────────────────────────────┐
│ 评估 │─────▶│ 评估患者的年龄、体重、生命体征、意识及配合程度、│
└──────┘      │ 呼吸节律、血气分析结果、血氧饱和度、呼吸末二氧│
   │          │ 化碳及呼吸道通畅情况,有无呼吸机禁忌证        │
   ▼          └────────────────────────────────────────┘
┌──────┐      ┌────────────────────────────────────────┐
│ 准备 │─────▶│ 呼吸机、管路、湿化器、气源及电源              │
└──────┘      └────────────────────────────────────────┘
   │          ┌────────────────────────────────────────┐
   │          │ 1. 核对患者信息                            │
   │          │ 2. 连接呼吸机电源、气源,连接呼管道、湿化瓶    │
   │          │ 3. 开机自检                               │
   ▼          │ 4. 遵医嘱调节呼吸机参数                     │
┌──────┐      │ 5. 清除患者气道及口腔分泌物,连接呼吸机与人工气道│
│ 实施 │─────▶│ 6. 检查通气效果                            │
└──────┘      │ 7. 设定有关参数的报警阈值                   │
   │          │ 8. 严密监测患者病情                        │
   │          │ 9. 人工通气30分钟后复查患者血气分析结果,遵医嘱调节│
   │          │    相关参数并记录                          │
   │          │ 10. 撤离呼吸机                             │
   ▼          └────────────────────────────────────────┘
┌──────┐      ┌────────────────────────────────────────┐
│ 整理 │─────▶│ 清理用物并归类放置                         │
└──────┘      └────────────────────────────────────────┘
```

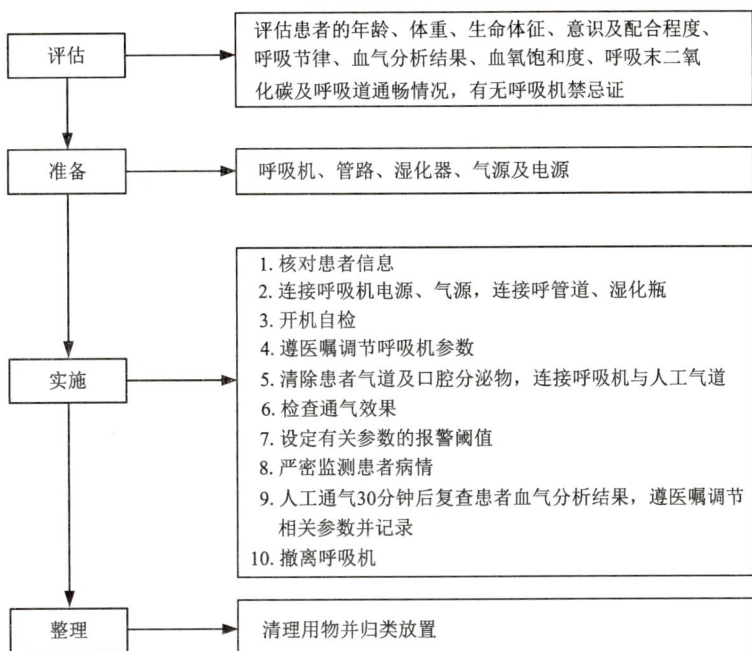

图 9-1-3　呼吸机使用操作流程

四、气管内插管护理配合

气管内插管术是建立有效及可靠的人工气道的一种方法,是将一种特制的气管导管通过口腔、鼻腔或气管造口,置入气管内的技术,常用于气管内麻醉和危重症患者的抢救。

(一)目的

解除患者呼吸道梗阻、保证呼吸道通畅、清除呼吸道分泌物、防止误吸;为辅助或控制呼吸等提供条件;在围术期、急救情况下保持呼吸道通畅。

(二)适应证

(1)各种全身麻醉手术患者。
(2)胃内容物反流误吸入肺内,需气管内吸引者。
(3)呼吸功能不全或呼吸衰竭,需接人工呼吸机者。
(4)心跳呼吸停止,需高级生命支持者。
(5)呼吸道分泌物不能自行咳出,需气管内吸引者。

(三)操作步骤

1. 评估

(1)和插管医生共同评估患者年龄、体重、意识情况；鼻腔、张口度、颈部活动度；咽喉部情况；有无活动性义齿，术前禁食禁饮情况，是否有插管禁忌证。

(2)困难气道评估：如患者颈部粗短、张口困难、咽部暴露程度低、喉镜下暴露范围小、头后仰小于80°、上下齿列错位等，可初步评估为困难气道，需进一步评估是否存在插管困难问题。

2. 准备

选用合适型号的气管导管、喉镜及合适型号的喉镜片、吸引器、吸痰管、简易呼吸器、面罩、牙垫、注射器、听诊器、氧饱和度监测仪。困难气道还需准备纤维支气管镜、可视喉镜。

3. 实施

(1)核对患者信息与医嘱，向清醒患者解释插管目的等，取得患者配合。

(2)患者取仰卧位，头轻度后仰。

(3)遵医嘱给予吸氧及镇静镇痛等插管前用药。

(4)配合医生插管。

(5)困难气道插管：经评估为困难气道者，可在纤维支气管镜引导下插管；插管过程中遇到的困难气管，可做环甲膜穿刺、喷射通气、环甲膜切开、气管切开等。

(6)气管导管旁放置牙垫，退出喉镜，接麻醉机或简易呼吸器。

(7)套囊注气5~8 mL，测气囊压力，听呼吸音。

(8)固定气管导管，防止移位或脱出。

(9)严密监测患者生命体征。

(10)整理用物，定时测量气管插管在门齿前的刻度，并记录。

(11)气管插管后护理：每日更换牙垫及胶布，并行口腔护理。保持气管导管通畅、气道内湿润；随时监测气管导管的位置；保持气囊松紧适宜。

(四)注意事项

(1)插管动作要迅速、准确、轻柔，最好采用旋转导管推进的手法，避免使用暴力。

(2)体胖、颈短或喉结过高的患者，可下压环状软骨，有助于看清声门。

(3)插管完成后，核实导管的位置，避免进入一侧总支气管或误入食管。

(4)严密监测并预防常见并发症，如低氧血症、误吸、反流等。

(5)存放纤维支气管镜时避免可屈伸部分有任何弯曲，以防纤维光束折断；用纱垫保护手柄部分，放于专用盒内。

（五）操作流程

气管内插管护理配合操作流程见图 9-1-4。

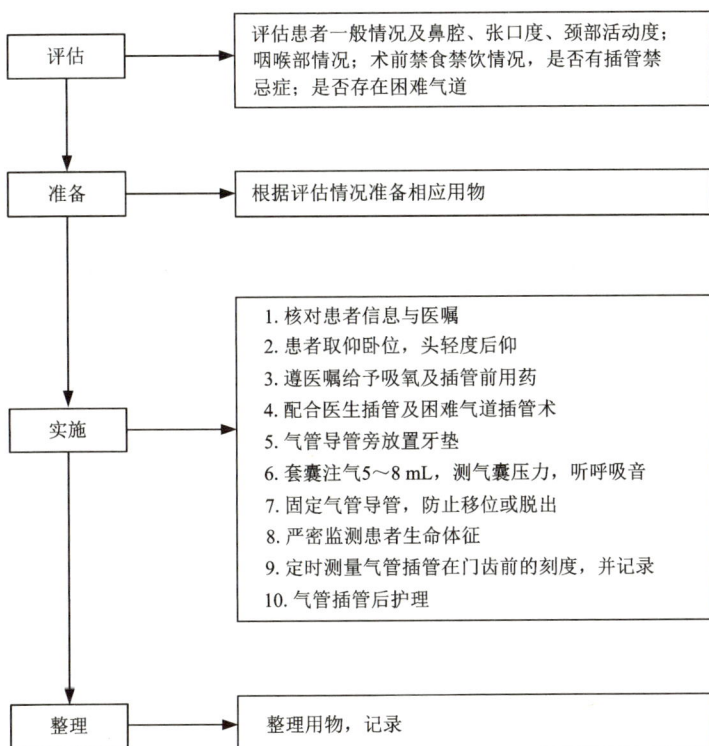

```
┌──────┐      ┌────────────────────────────────────────────┐
│ 评估 │─────▶│ 评估患者一般情况及鼻腔、张口度、颈部活动度；   │
└──────┘      │ 咽喉部情况；术前禁食禁饮情况，是否有插管禁     │
   │          │ 忌症；是否存在困难气道                         │
   ▼          └────────────────────────────────────────────┘
┌──────┐      ┌────────────────────────────────────────────┐
│ 准备 │─────▶│ 根据评估情况准备相应用物                       │
└──────┘      └────────────────────────────────────────────┘
   │
   ▼          ┌────────────────────────────────────────────┐
┌──────┐      │ 1. 核对患者信息与医嘱                          │
│ 实施 │─────▶│ 2. 患者取仰卧位，头轻度后仰                    │
└──────┘      │ 3. 遵医嘱给予吸氧及插管前用药                  │
   │          │ 4. 配合医生插管及困难气道插管术               │
   │          │ 5. 气管导管旁放置牙垫                          │
   │          │ 6. 套囊注气5～8 mL，测气囊压力，听呼吸音       │
   │          │ 7. 固定气管导管，防止移位或脱出               │
   │          │ 8. 严密监测患者生命体征                        │
   │          │ 9. 定时测量气管插管在门齿前的刻度，并记录      │
   │          │ 10.气管插管后护理                              │
   ▼          └────────────────────────────────────────────┘
┌──────┐      ┌────────────────────────────────────────────┐
│ 整理 │─────▶│ 整理用物，记录                                │
└──────┘      └────────────────────────────────────────────┘
```

图 9-1-4　气管内插管护理配合操作流程

五、气管导管拔管

气管导管拔管前要做好充分的评估和准备工作，制订应对拔管失败的突发情况应急方案，准备好与插管时相同要求的监护、设备与人员，待患者自主呼吸完全恢复，在可控、分步且可逆的前提下拔除气管导管。

（一）目的

在需要结束机械通气或控制呼吸时需要准备拔出气管导管。

（二）适应证

（1）需机械通气治疗的基础疾病或创伤已稳定或得到明显改善者。
（2）手术结束麻醉停止后，肌松药物残余作用消失，患者完全清醒，呼之能应。
（3）生命体征稳定，暂无再次手术指征者。

（4）自主呼吸恢复良好，咳嗽和吞咽反射恢复，呼吸道通畅，估计拔管后无引起呼吸道梗阻的因素存在。

（5）呼吸频率、节律、潮气量恢复至术前水平，双肺呼吸音正常，脱离麻醉机，血氧饱和度>94%。

（6）吸氧浓度<40%时，呼气末正压（PEEP）≤0.49 kPa（5 cmH$_2$O），动脉氧分压（PaO$_2$）>8.0 kPa（60 mmHg）。

（7）呼唤患者有睁眼、张口伸舌、握手等指令性动作。

（三）操作步骤

1. 评估

评估患者的病情、意识、血氧饱和度、合作程度，评估拔管指征。

2. 准备

（1）准备物品：简易呼吸囊、吸引装置、麻醉面罩、可控面罩、气管插管用物、10 mL注射器、手套、口咽通气管或鼻咽通气管。

（2）患者取仰卧位或半卧位，不合作的患者适当约束四肢。

3. 实施

（1）核对医嘱与患者身份，向患者解释操作目的及配合要点。

（2）检查简易呼吸囊、供氧装置及负压吸引装置性能。

（3）给患者吸入纯氧2~3分钟。

（4）拔管：吸净气道、口、鼻、气管导管气囊周围分泌物；气囊放气，边拔除气管导管边吸引气道内分泌物。

（5）清洁患者面部，拔除气管导管后继续吸氧。

（6）观察患者有无鼻扇、呼吸浅促、唇甲发绀、心率加快等缺氧及呼吸困难的临床表现，有无喉痉挛、声音嘶哑等并发症。

（7）记录拔管时间、拔管后患者呼吸情况以及生命体征。

（8）协助患者取舒适体位，分类处理、消毒用物。

（四）注意事项

（1）对于插管困难的患者，拔管时先通过气管导管放置导管更换器，拔出气管导管后保留导管更换器在气道内，根据患者的呼吸情况决定是拔出气管更换器，还是重新插入气管导管。

（2）鼓励患者拔管后进行深呼吸及有效咳嗽。

（3）严重喉痉挛的患者可采用环甲膜穿刺或紧急气管切开等措施开放气道。

（五）操作流程

气管导管拔除操作流程见图9-1-5。

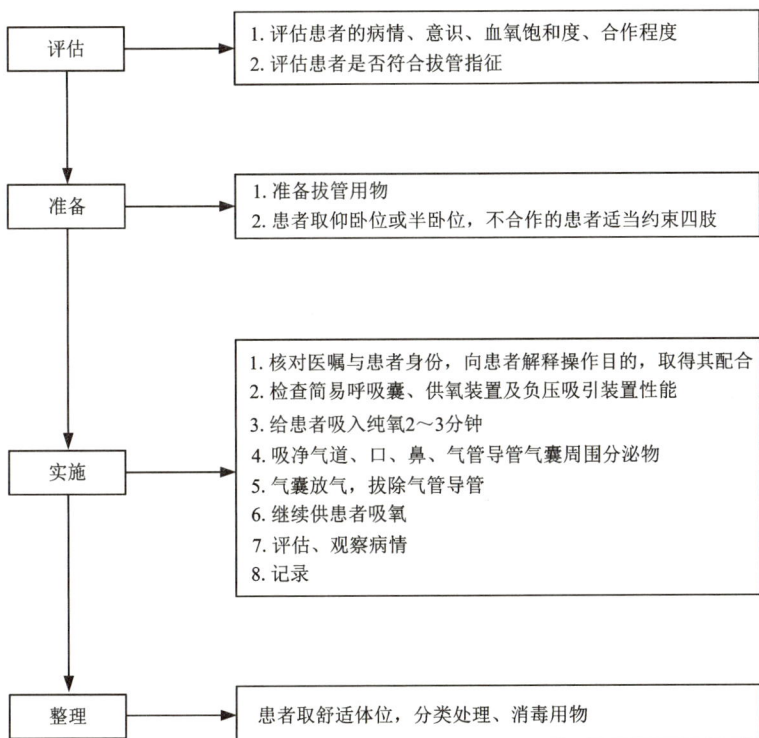

```
┌────────┐      ┌──────────────────────────────────────────────┐
│  评估  │─────▶│ 1.评估患者的病情、意识、血氧饱和度、合作程度    │
└────────┘      │ 2.评估患者是否符合拔管指征                      │
                └──────────────────────────────────────────────┘

┌────────┐      ┌──────────────────────────────────────────────┐
│  准备  │─────▶│ 1.准备拔管用物                                  │
└────────┘      │ 2.患者取仰卧位或半卧位，不合作的患者适当约束四肢 │
                └──────────────────────────────────────────────┘

┌────────┐      ┌──────────────────────────────────────────────┐
│        │      │ 1.核对医嘱与患者身份，向患者解释操作目的，取得其配合 │
│        │      │ 2.检查简易呼吸囊、供氧装置及负压吸引装置性能     │
│        │      │ 3.给患者吸入纯氧2～3分钟                        │
│  实施  │─────▶│ 4.吸净气道、口、鼻、气管导管气囊周围分泌物       │
│        │      │ 5.气囊放气，拔除气管导管                        │
│        │      │ 6.继续供患者吸氧                                │
│        │      │ 7.评估、观察病情                                │
│        │      │ 8.记录                                          │
└────────┘      └──────────────────────────────────────────────┘

┌────────┐      ┌──────────────────────────────────────────────┐
│  整理  │─────▶│ 患者取舒适体位，分类处理、消毒用物               │
└────────┘      └──────────────────────────────────────────────┘
```

图 9-1-5　气管导管拔除操作流程

第二节　循环功能管理技术

一、心电监测

心电监测是通过显示屏连续观察心脏电活动情况的一种无创监测方法，可实时观察病情，提供可靠的、有价值的心电活动指标，尤其对于有心电活动异常的患者，如急性心肌梗死、心律失常患者等有重要价值。

(一)目的

监测患者生命体征参数，包括心电图、呼吸、血压、脉搏、血氧饱和度、体温等。

(二)适应证

(1)麻醉后需要监护的患者，包括全身麻醉、椎管内麻醉、神经阻滞麻醉等。
(2)需要进行监护的各种危重症患者。

(3)实施心肺复苏的患者,心肺复苏过程中的心电监护有助于分析心脏骤停的原因和指导治疗。

(三)操作步骤

1. 评估

(1)评估患者的病情、麻醉及手术情况、意识、配合程度。

(2)评估胸部皮肤清洁度、测量血压侧肢体的皮肤情况、指(趾)甲情况,有无涂指甲油。

(3)评估环境中是否有电磁干扰。

2. 准备

准备心电监护仪、各种配件、血压袖带、电极片、棉球、弯盘、纱布。

3. 实施

(1)核对患者信息,向患者说明监测的意义,取得合作。

(2)接好电源线,然后打开监护仪电源开关。

(3)保护患者隐私,选好电极安放位置,并用酒精棉球清洁该处皮肤。

(4)将导联线与电极片连接,固定电极于选定的导联位置上,选择导联,调好心电监测基线后即可监测。

(5)根据患者病情,设置各项报警参数,开启所有报警。

(6)停机时,先向患者说明,取得合作后关机,断开电源。

(四)注意事项

(1)注意患者的保暖,定期观察患者电极片处的皮肤状况,24小时内更换电极片,以防皮肤过久刺激而发生损伤。

(2)放置监护导联电极时,应避开电除颤及做常规心前导联心电图的位置。

(3)应选择最佳的监护导联放置部位,QRS波的振幅应足以触发心率计数。如有心房电活动,要选择P波清晰的导联,通常是Ⅱ导联。

(4)密切监测心电图波形并填好监测记录,发现病情变化及时处理。

(5)心电监护仪上设有报警电路,监测时应正确设置报警阈值上限及下限,当心率超过预设的上限或下限时,及时启动报警系统。

(6)对躁动患者,应当固定好电极和导线,避免电极脱位以及导线打折缠绕。

(7)放电前确认相关人员均已离开床边,以免受到电击伤害。

(8)连接经皮血氧饱和度夹于患者指(趾)端,每1~2小时更换一次部位。血氧饱和度探头与血压计袖带应不在同一侧肢体。

(五)操作流程

心电监测操作流程见图9-2-1。

心电监护仪的使用PPT

```
┌────────┐      ┌─────────────────────────────────────────┐
│  评估  │─────▶│ 1.评估患者的病情、麻醉及手术情况等          │
└────────┘      │ 2.局部皮肤情况                            │
                │ 3.环境是否有电磁干扰                       │
                └─────────────────────────────────────────┘

┌────────┐      ┌─────────────────────────────────────────┐
│  准备  │─────▶│ 准备心电监护仪及各种配件等                  │
└────────┘      └─────────────────────────────────────────┘

┌────────┐      ┌─────────────────────────────────────────┐
│  实施  │─────▶│ 1.向患者说明监测的意义,消除患者的顾虑,取得合作 │
└────────┘      │ 2.先接好电源线,然后打开监护仪电源开关        │
                │ 3.选好电极安放位置,并用棉球清洁该处皮肤      │
                │ 4.固定电极片于选定的导联位置上,选择导联,调好心 │
                │   电监测基线后即可监测                      │
                │ 5.停机时,先向患者说明,取得合作后关机,断开电源 │
                └─────────────────────────────────────────┘

┌────────┐      ┌─────────────────────────────────────────┐
│  整理  │─────▶│ 1.整理用物分类放置                         │
└────────┘      │ 2.洗手、记录患者的生命体征                  │
                └─────────────────────────────────────────┘
```

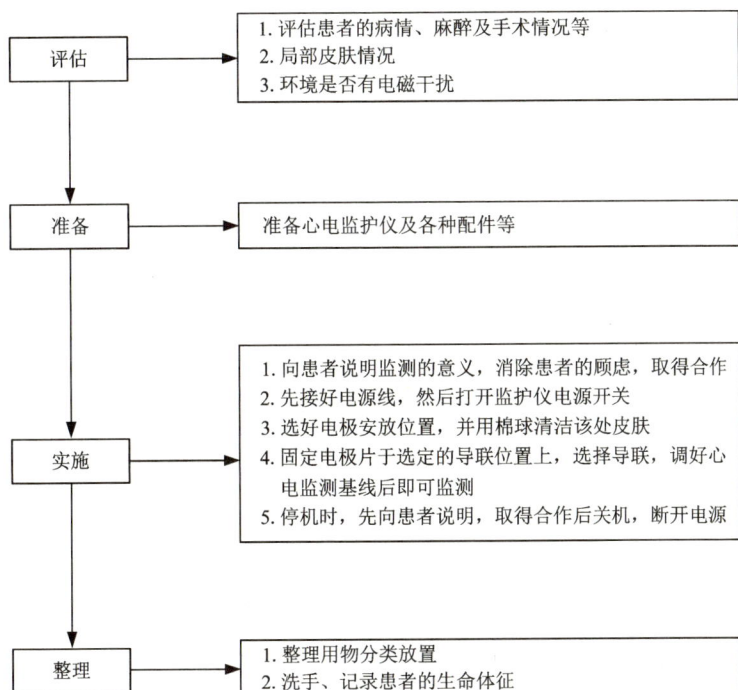

图 9-2-1　心电监测操作流程

二、电除颤

电除颤是指以高能电脉冲直接或经胸壁刺激心脏,使心肌瞬间除极,随后由心脏最高起搏点重新起搏,恢复心脏窦性心律的方法。

(一)目的

恢复心脏正常起搏节律,恢复自主血液循环,挽救患者生命。

(二)适应证

各种原因导致的心脏停搏、心室颤动、心室扑动等危及生命的各类心律失常。

(三)禁忌证

(1)缓慢心律失常,包括病态窦房结综合征。

(2)洋地黄过量引起的心律失常(除心室颤动外)。

(3)伴有高度或完全性传导阻滞的心房颤动、心房扑动、房性心动过速。

(4)严重的电解质紊乱,比如低血钾。

(5)左房巨大,心房颤动持续一年以上,长期心室率不快者。

(四)操作步骤

1. 评估

评估患者心电示波为心室颤动或心室扑动时,需要立即电除颤。

2. 实施

(1)呼救并记录时间。

(2)将患者去枕仰卧于硬板床上,暴露胸部,取下金属饰品,必要时擦干净皮肤。

(3)开启除颤仪,确认为"非同步"状态。将导电糊均匀涂在电极上或将盐水纱布垫于除颤部位。

(4)选择合适的能量并充电。单相波除颤仪每次除颤选用 360 J;双相波除颤仪首次除颤选 120~200 J(或参照厂商推荐的电能量),第 2 次和后续的除颤使用相同或更高的能量。

(5)正确放置电极板,将标有负极"Sternum"的电极板放置于患者胸部右锁骨中线第 2~3 肋间(心底部),标有正极"Apex"的电极板放置于患者胸部左腋中线第 4~5 肋间(心尖部)。

(6)再次确认心电示波为心室颤动,大声说"请大家离开",并确认相关人员均已离开床边,以免受到电击伤害,随即进行放电。

(7)除颤完毕,立即行胸外心脏按压。5 个循环或 2 分钟后,评估心电示波是否恢复自主心律。如心电示波仍为心室颤动,继续充电,再次给予除颤。

(五)注意事项

(1)使用前检查除颤仪各项功能是否完好,电源有无故障,充电是否充足,各种导线有无断裂或接触不良。

(2)除颤前确定患者除颤部位皮肤干燥,避开溃烂或伤口部位。

(3)避免两个电极板涂擦的导电膏过多溢出,以免因此造成短路灼伤皮肤。禁用乙醇,否则可能引起皮肤灼伤。

(4)尽量选择在颤动波粗大期内进行除颤。

(5)两电极板之间的距离应超过 10 cm。如患者带有植入性心脏起搏器时,应注意避开该部位至少 2.5 cm,除颤后应检查其功能。

(6)消瘦且肋间隙明显凹陷而致电极与皮肤接触不良者宜用厚盐水纱布,可减小皮肤与电极之间的间隙。

(7)除颤仪定专人管理,每天开机检测,定时充电,随时处于完好备用状态。

(六)操作流程

电除颤操作流程见图 9-2-2。

```
┌──────┐        ┌─────────────────────────────────┐
│ 评估 │───────▶│ 心电示波为心室颤动或心室扑动       │
└──────┘        └─────────────────────────────────┘
    │
    ▼
┌──────┐        ┌─────────────────────────────────┐
│ 准备 │───────▶│ 快速取除颤仪，患者去枕仰卧于硬板床上 │
└──────┘        └─────────────────────────────────┘
    │
    ▼
┌──────┐        ┌──────────────────────────────────────┐
│      │        │ 1. 暴露胸部，取下金属饰品，擦干皮肤     │
│      │        │ 2. 开启除颤仪，确认"非同步"状态         │
│      │        │ 3. 涂导电糊于除颤部位                    │
│ 实施 │───────▶│ 4. 选择合适的能量并充电                  │
│      │        │ 5. 正确放置电极板                        │
│      │        │ 6. 再次确认心电示波为室颤，确认人员已离开床边，│
│      │        │    随即放电                              │
│      │        │ 7. 除颤完毕，立即行胸外心脏按压          │
└──────┘        └──────────────────────────────────────┘
    │
    ▼
┌──────┐        ┌─────────────────────────────────┐
│ 整理 │───────▶│ 1. 记录                          │
└──────┘        │ 2. 整理用物                      │
                └─────────────────────────────────┘
```

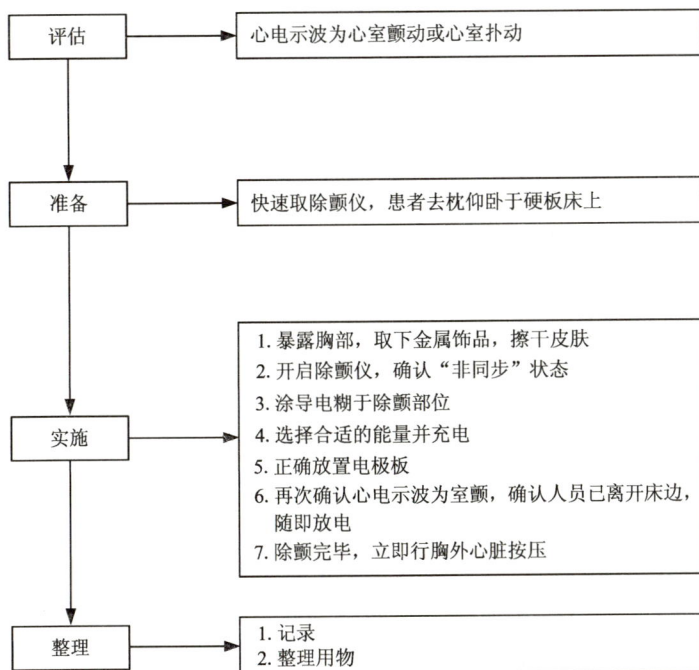

图 9-2-2　电除颤操作流程

三、心肺复苏

心肺复苏（cardiopulmonary resuscitation，CPR）是针对呼吸、心跳停止的患者所采取的抢救措施，即用心脏按压或其他方法形成暂时的人工循环，恢复心脏自主搏动和血液循环，用人工呼吸代替自主呼吸，达到恢复和挽救生命的目的。

（一）目的

通过实施CPR，促进建立患者的循环、呼吸功能。保证重要脏器的血液供应。

（二）适应证

各种原因所导致的呼吸、心跳骤停者。

（三）操作步骤

1. 评估
双手轻拍患者双肩，并在患者耳部大声呼唤"你怎么了"。

2. 呼救
同时观察患者有无呼吸和胸廓起伏；用中指和食指从气管正中环状软骨划向近侧颈动脉搏动处，判断有无搏动，数5~10秒。

3. 胸外心脏按压

将患者仰卧于坚硬平面，松解其衣领及裤带，暴露其胸部，按压者跪立于患者一侧，身体中轴平行于患者两肩水平连线。一只手的掌根置于患者两乳头连线的中点，另一只手的掌根置于第一只手上，利用自身体重和肩臂力量快速按压。每次按压深度为 5～6 cm，按压频率为 100～120 次/min；按压时大声计数，手指不得接触胸壁；每次按压确保胸壁完全回弹，双手不离开按压部。

4. 开放气道

清除患者口鼻异物，取下其活动义齿。无颈椎损伤者用仰头抬颏法，有颈椎损伤者用抬举下颌法开放气道。

5. 人工呼吸

（1）口对口呼吸法：用纱布遮住患者口鼻，开放气道。施救者平静吸气后捏紧患者鼻翼，双唇紧包住患者口部，吹气 2 次，吹气时间持续约 1 秒，两次之间间隔 1 秒，吹气后松开捏鼻翼的手指，观察患者胸廓是否隆起。尝试 2 次后患者仍无法进行通气，继续给予胸外心脏按压。

（2）口对面罩呼吸法：以鼻梁为参照，施救者一手将面罩扣于患者口鼻部，另一只手开放气道。连续吹气 2 次，每次吹气时间持续约 1 秒，两次间隔 1 秒，吹完气后观察患者胸廓是否隆起。如果尝试 2 次后，患者仍无法进行通气，立即取下面罩，继续给予胸外心脏按压。

进行 5 个周期的按压和人工呼吸，心脏按压和通气比为 30∶2。评估患者呼吸和脉搏，直至自主循环恢复。

（四）注意事项

（1）在识别心脏骤停后 10 秒内开始胸外心脏按压。

（2）心脏按压部位为两乳头连线的中点。

（3）每次按压之后让胸廓完全回弹，按压深度为 5~6 cm。

（4）尽量减少胸外按压的中断，中断时间不超过 10 秒。

（5）给予有效的人工呼吸，观察患者胸廓是否隆起，避免过度通气。

（6）按压用力均匀，不宜过轻或过猛，以免造成无效按压或发生肋骨骨折、气胸、内脏损伤、胃内容物反流等。

（7）每 5 个周期或每 2 分钟与第 2 名施救者交换角色，交换用时小于 5 秒。

（五）操作流程

心肺复苏操作流程见图 9-2-3。

```
┌─────────┐      ┌──────────────────────────────────────────┐
│  评估   │─────▶│ 判断患者意识                               │
└─────────┘      └──────────────────────────────────────────┘
     │
     ▼
┌─────────┐      ┌──────────────────────────────────────────┐
│  准备   │─────▶│ 快速取简易呼吸器、按压板等                  │
└─────────┘      └──────────────────────────────────────────┘
     │
     ▼
┌─────────┐      ┌──────────────────────────────────────────┐
│         │      │ 1. 呼救同时观察患者有无呼吸和胸廓起伏        │
│         │      │ 2. 将患者放置于平整硬板上，暴露胸部          │
│         │      │ 3. 实施胸外心脏按压                         │
│  实施   │─────▶│ 4. 开放气道                                │
│         │      │ 5. 人工呼吸                                │
│         │      │ 6. 继续5个周期的胸外心脏按压和人工呼吸        │
│         │      │ 7. 评估患者的呼吸和脉搏，直至恢复自主循环      │
└─────────┘      └──────────────────────────────────────────┘
     │
     ▼
┌─────────┐      ┌──────────────────────────────────────────┐
│  整理   │─────▶│ 1. 记录                                    │
│         │      │ 2. 整理用物                                │
└─────────┘      └──────────────────────────────────────────┘
```

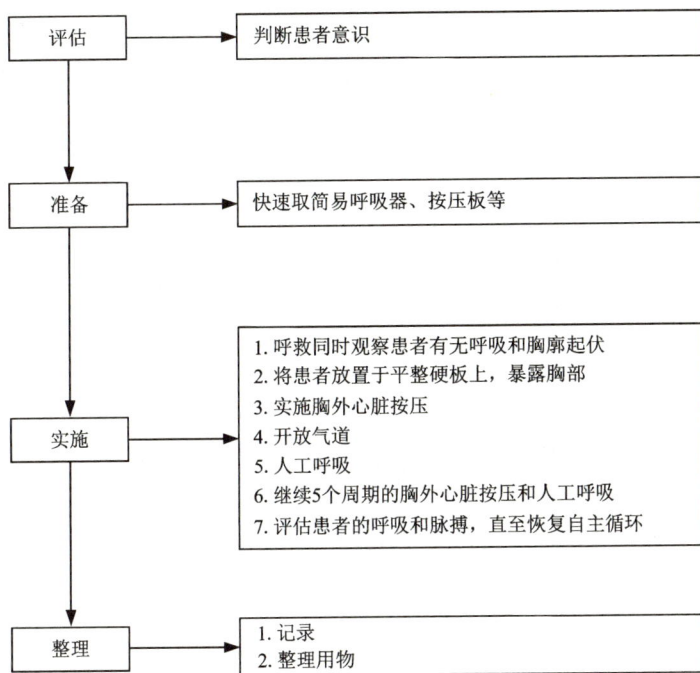

图 9-2-3　心肺复苏操作流程

第三节　疼痛管理技术

一、疼痛评估

疼痛评估是指持续动态地评估、监测患者的疼痛症状及变化情况，包括评估疼痛的病因、部位、性质、程度、疼痛减轻和加重因素、爆发性疼痛发作情况、镇痛治疗的效果以及不良反应等。疼痛评估是合理、有效进行镇痛治疗的前提。

(一)目的

医护人员对患者疼痛症状及变化情况进行多维度的测量，作为患者病情诊断、治疗效果评定等的依据。通过疼痛评估使清醒患者能够掌握疼痛评估方法，能真实、准确地描述疼痛强度。

(二)适应证

疼痛患者和预期可能发生疼痛的患者。

（三）操作步骤

1. 评估

评估患者病情、意识状态、文化水平、用药史、配合程度。

2. 准备

根据患者情况准备适宜的疼痛评估工具或量表。一般清醒成人患者使用数字评分法（numeric rating scale，NRS）、Wong-Baker 面部表情评估表、简明 McGill 疼痛量表；儿童可使用改良面部表情疼痛评估工具（faces pain scale-revised，FPS-R）；婴儿可选用新生儿面部编码系统评估工具；昏迷患者可选用成人疼痛行为评估量表；全身麻醉术中患者可选用镇痛与伤害刺激指数（analgesia nociception index，ANI）评估表。

3. 实施

（1）向清醒患者解释疼痛评估的目的和配合要点，取得其配合。

（2）解释疼痛评估工具与方法。

（3）使用与患者相适宜的评估量表，评估患者疼痛情况，包括疼痛的部位、程度、性质、规律、开始时间、持续时间、缓解和加重的因素、伴随症状、目前疼痛管理的方案和有效性、用药史。

（4）评估疼痛对正常活动的干扰，包括一般活动、情绪、睡眠、爱好等。

（5）动态评估：慢性疼痛患者，疼痛评分（数字评分法）为 1~3 分，每天评估 1 次；4~6 分，每 6 小时评估记录 1 次；7~10 分，每 1 小时评估记录 1 次。静脉注射、肌肉注射镇痛药物后，30 分钟内评估 1 次；口服镇痛药或物理治疗后，60 分钟内评估 1 次。疼痛评分 4~6 分，护士在 1 小时内通知主管医生，医生根据情况进行相应处理。疼痛评分在 7 分以上时，立即通知医生。

（6）使用镇痛药及 PCA 泵的患者均应进行镇静反应程度（level of sedation，LOS）评估。

（7）告知患者镇痛药物的不良反应及预防措施。

（8）协助患者取舒适卧位，整理患者床单位。

（四）注意事项

（1）疼痛评估以患者主诉为标准，评估前需告知患者疼痛评估的正确方法，使患者能正确自我评估疼痛。

（2）慢性疼痛患者入院 8 小时内应进行疼痛常规评估，24 小时内进行全面评估。

（五）操作流程

疼痛评估操作流程见图 9-3-1。

常见疼痛评估量表PPT

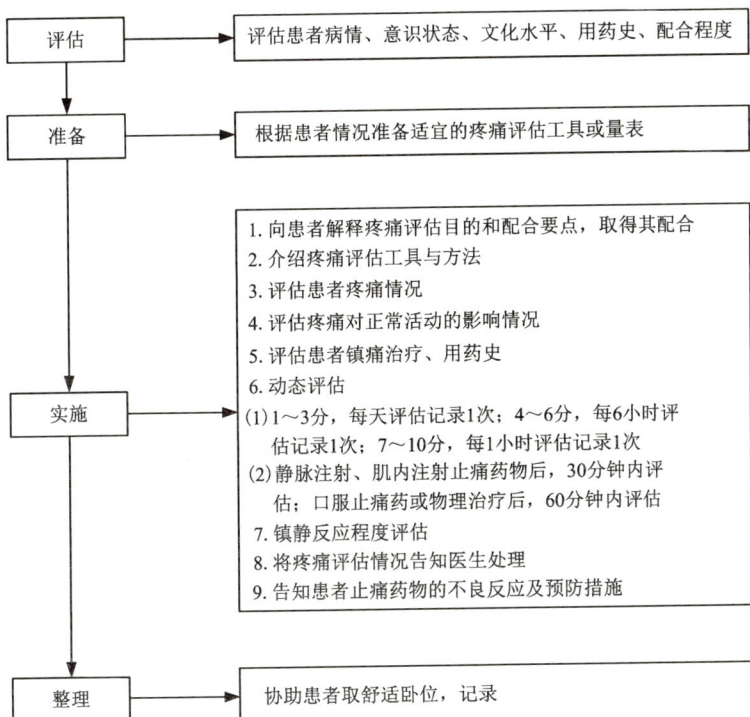

图 9-3-1　疼痛评估操作流程

二、镇痛泵的使用

临床上使用的 PCA 泵主要分两大类，一类为电子泵，另一类为机械泵。电子 PCA 泵是装有电子计算机的容量型输液泵；机械 PCA 泵是利用机械弹性原理，将储药囊内的药液，以设定的稳定速度，恒定地输入患者体内。

(一)目的

减轻患者手术后伤口疼痛，促进其康复；缓解各种急慢性疼痛，提高舒适度。

(二)适应证

(1)各类手术后可能出现中到重度疼痛的患者。
(2)癌症晚期需要连续镇痛的患者，可缓解患者疼痛，提高其生活质量。

(三)操作步骤

1.评估
(1)评估患者病情、意识、年龄、麻醉及手术方式、合作程度等。
(2)评估镇痛药物有无配伍禁忌，镇痛药物的剂量。

2.准备
准备镇痛泵、专用药袋、注射器，按医嘱准备药品。

3. 实施

（1）解释与宣教：向患者解释关于 PCA 泵的原理、可能出现的不良反应、如何正确使用等，取得患者配合。

（2）核对医嘱，按医嘱准备药品。

（3）将所需药品按要求稀释，注入专用药袋，排空药袋内的气体。

（4）镇痛泵上注明患者姓名、住院号、配泵日期、镇痛方式、镇痛配方，安装好镇痛泵。

（5）密切观察患者镇痛情况及生命体征，记录药物名称、剂量、浓度、镇痛效果及不良反应，如患者镇痛效果差，及时通知医生，酌情追加镇痛药。做好穿刺部位的护理，以防发生感染。

（6）使用期间确保给药装置正常运行，如出现报警，应查明原因，并及时处理。

（7）注意观察患者有无镇痛并发症，如恶心、呕吐、呼吸抑制、皮肤瘙痒、内脏运动减弱等。

（四）注意事项

（1）严格执行查对制度，准确计算药品用量，保留药物安瓿，二人核对。

（2）静脉用 PCA 泵应建立单独的静脉通道，观察有无静脉炎等。

（3）保持镇痛泵通畅，妥善固定，防止导管被压、牵拉、脱出等。

（4）及时评估镇痛效果，监测患者生命体征并及时记录，发现异常，及时停用镇痛泵并报告医生。

（五）操作流程

镇痛泵使用操作流程见图 9-3-2。

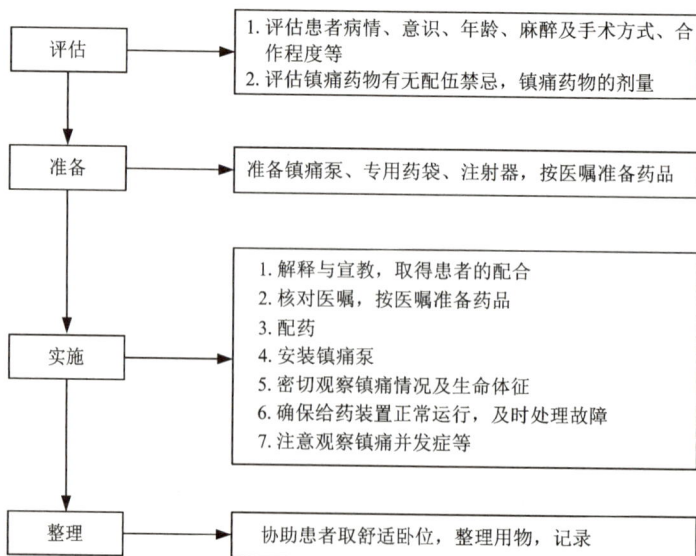

图 9-3-2　镇痛泵使用操作流程

第四节　麻醉相关体位摆放技术

体位摆放是指患者主动或被动所保持的姿势或躺卧于某种位置。麻醉相关体位是指根据生理学和解剖学知识，选择正确的体位设备和用品，充分显露手术野，确保患者安全与舒适。主要有仰卧位、侧卧位、俯卧位、截石位等。

一、仰卧位

仰卧位也称平卧位，是将患者头部放于枕上，两臂置于身体两侧或自然伸开，两腿自然伸直的一种体位。根据手术部位及手术方式的不同，可分为标准仰卧位、头高脚低仰卧位、头低脚高仰卧位、人字分腿仰卧位、胆囊手术位、头（颈）后仰卧位。

（一）目的

充分暴露手术野，便于医生操作；使手术患者安全舒适。

（二）适用手术

适用于头颈部、颜面部、四肢、胸腹部等手术。水平仰卧位适用于腹部、身体前部、乳房等各种手术，是临床上最常用的手术体位；头低脚高仰卧位常用于盆腔或下腹部手术；头高脚低仰卧位常用于上腹部的手术；人字分腿仰卧位适用于单纯人字分腿仰卧位下的开腹 Dixon 手术等；胆囊手术位适用于胆囊部位手术；头（颈）后仰卧位适用于口腔、颈前入路等手术。

（三）操作步骤

1. 评估
（1）评估手术方式，根据手术要求选择合适卧位。
（2）评估患者一般情况，是否适合摆放该体位。

2. 准备
准备头枕、上下肢约束带、肩垫、颈垫、膝枕、足跟垫。

3. 实施
（1）核对患者身份信息，做好解释与宣教。
（2）水平仰卧位（图 9-4-1）：①头部置头枕并处于中立位置，头枕高度适宜。②上肢掌心朝向身体两侧，肘部微屈固定，远端关节略高于近端关节，有利于上肢肌肉韧带放松和静脉回流。③肩关节外展不超过 90°，以免损伤臂丛神经。④膝下宜垫膝枕。距离膝关节上 5 cm 处用约束带固定，松紧适宜，以能容纳一指为宜，防腓总神经损伤。
（3）头低脚高仰卧位：根据手术需要选择适宜的角度，摆放该体位时肩部可用肩挡固定，防止躯体下滑。

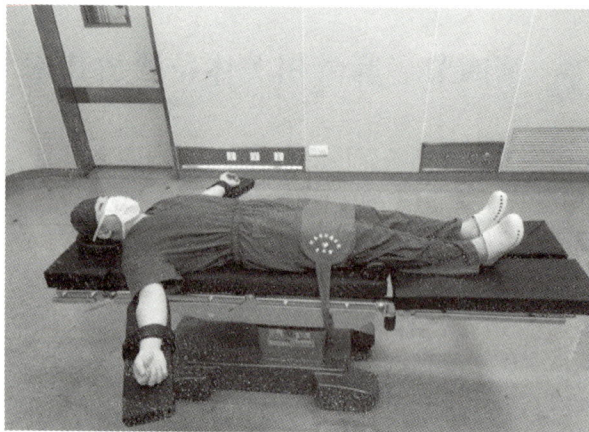

图 9-4-1　水平仰卧位

麻醉体位摆放：仰卧位(视频)

(4)头高脚低仰卧位：根据手术部位调节手术床至适宜的倾斜角度，足部可用脚挡固定，倾斜侧使用护手板。

(5)人字分腿仰卧位：骶尾部超出手术床背板与腿板折叠处 5 cm，调节脚板使双下肢分开不超过 90°。

(6)胆囊手术位：可在右侧肋缘部下面垫一薄枕，或将床桥升高，使脊柱稍伸展有利于手术部位的显露。"桥"升起后可影响胸廓活动及下腔静脉回流，呼吸受影响，回心血量减少，血压下降，故不宜长时间使用。

(7)头(颈)后仰卧位：肩下置肩垫(平肩峰)，按需抬高肩部。颈下置颈垫、使头后仰，保持头颈中立位，充分显露手术部位。

(四)注意事项

1. 保护皮肤

根据需要在骨突处(枕后、肩胛、骶尾、肘部、足跟等)垫保护垫，以防局部受损。

2. 预防并发症

(1)上肢固定不宜过紧，预防骨筋膜室综合征。

(2)防止颈部过度扭曲，牵拉臂丛神经引起损伤。

(3)妊娠晚期孕妇在仰卧时需适当左侧卧，以预防仰卧位低血压综合征的发生。

(4)头低脚高位一般不超过 30°，防止呼吸功能不全、脑卒中、面部或者球结膜水肿。

(5)头高脚低位不宜超过 30°，防止下肢静脉血栓。

(6)人字分腿仰卧位应评估患者双侧髋关节的功能状态，两腿分开不宜超过 90°，以能够站立一人为宜，避免会阴部组织拉伤。

(7)头颈后仰位，防止颈部过伸；有颈椎病的患者，应在患者能承受的限度内摆放体位。

(五)操作流程

仰卧位摆放操作流程见图 9-4-2。

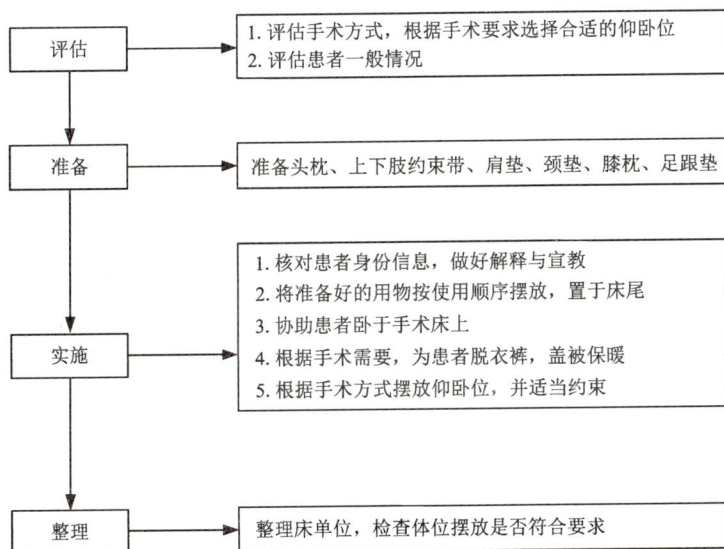

图 9-4-2　仰卧位摆放操作流程

二、侧卧位

侧卧位是指患者向一侧自然侧卧，头部侧向健侧方向，双下肢自然屈曲，前后分开放置，双臂自然向前伸展，患者脊柱处于水平线上，保持生理弯曲的一种手术体位(图 9-4-3)。

(一)目的

同仰卧位。

(二)适用手术

主要适用于颞部、食管、肺、髋关节等部位的手术，或腰麻、腰硬联合麻醉下的麻醉穿刺置管术。

(三)操作步骤

1. 评估

同仰卧位。

2. 准备

准备头枕、胸垫、固定挡板、下肢支撑垫、托手板、托手架、上下肢约束带。

3. 实施

（1）核对患者身份信息，做好解释与宣教。

（2）患者取侧卧位，头下置头枕，头枕高度平下侧肩高，使颈椎处于水平位置。

（3）腋下距肩峰 10 cm 处垫胸垫。

（4）术侧上肢屈曲呈抱球状置于可调节托手架上，远端关节稍低于近端关节；下侧上肢外展于托手板上，远端关节高于近端关节，共同维持胸廓自然舒展。

（5）肩关节外展或上举不超过 90°，两肩连线和手术台成 90°。

（6）腹侧用固定挡板支持耻骨联合，背侧用挡板固定骶尾部或肩胛区（离手术野至少 15 cm）共同维持患者 90° 侧卧位。

（7）双下肢约 45° 自然屈曲，前后分开放置，保持两腿呈跑步时姿态屈曲位。

（8）两腿间用支撑垫承托上侧下肢；小腿及双下肢用约束带固定。

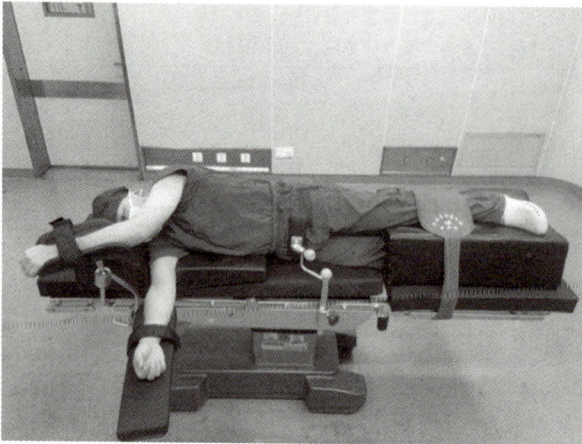

麻醉体位摆放：弓背抱膝侧卧位（视频）

图 9-4-3　侧卧位

（四）注意事项

（1）注意保护患者心肺功能。

（2）注意保护骨突部位（肩部、髋部、踝部、膝盖外侧等）、健侧眼睛、耳郭及男性患者外生殖器等受压部位。

（3）下肢固定使用固定带时需要避开膝外侧，距离膝关节上方或者下方 5 cm，防止损伤腓总神经。

（4）双下肢约呈 45° 自然屈曲，前后分开放置，保持两腿呈跑步时姿态屈曲位。双臂自然向前伸展，患者脊柱处于水平线上，保持自然的生理弯曲。

（5）摆放完毕后，评估患者脊椎是否在一条水平线上，脊椎生理弯曲是否变形，下肢肢体及腋窝处是否悬空。

(五)操作流程

侧卧位摆放操作流程见图 9-4-4。

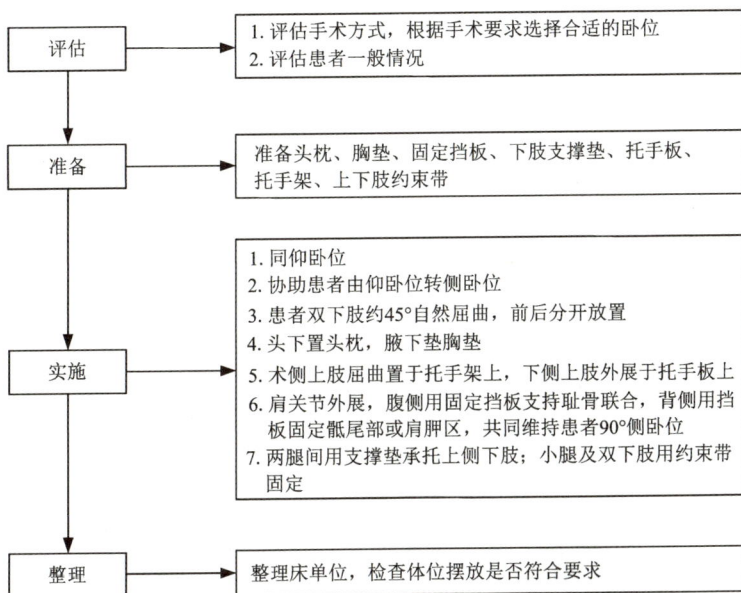

图 9-4-4　侧卧位摆放操作流程

三、俯卧位

俯卧位是指患者俯卧于床面，面部朝下，背部朝上，保证胸腹部最大范围不受压、双下肢自然屈曲的手术体位(图 9-4-5)。

(一)目的

同仰卧位。

(二)适用手术

适用于头颈部、背部、脊柱后路、盆腔后路、四肢背侧等部位的手术。

(三)操作步骤

1.评估
同仰卧位。

2.准备
俯卧位支架或弓形体位架或俯卧位体位垫、外科头托、头架、托手架、腿架、会阴保护垫、约束带、各种贴膜等。

3. 实施

（1）核对患者身份信息，向患者解释与宣教，取得患者的配合。

（2）将患者双臂下垂紧靠躯体，以脊柱为轴心向一侧缓慢旋转为俯卧位。

（3）调整头部支撑物的宽度，将头部置于头托上，颈椎呈中立位；选择前额、两颊及下颌作为支撑点，避免压迫眼部眶上神经、眶上动脉、眼球、骨、鼻及口唇等。

（4）将前胸、肋骨两侧、髂前上棘、耻骨联合作为支撑点，胸腹部悬空，避开腋窝。保护男性患者会阴部以及女性患者乳房部。

（5）将双腿置于腿架或软枕上，保持功能位，双膝部给予体位垫保护，双下肢略分开，足踝部垫软枕，踝关节自然弯曲，足尖自然下垂，膝关节上 5 cm 处置约束带。

（6）双上肢自然向前放于头部两侧或置于托手架上，用约束带固定。

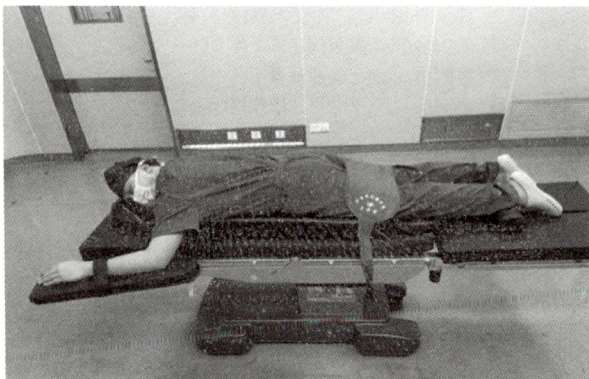

图 9-4-5　俯卧位

（四）注意事项

（1）翻身时注意保护动、静脉置管和气管插管，以免脱出。

（2）放置软垫的支撑点一般以双肩部和双侧髂前上棘为主，胸腹部两侧辅以长条状软垫或凝胶垫支撑，确保胸腹壁稍离开手术床面而不受自身体重的压迫。

（3）俯卧位患者注意要垫高双肩、双髂前上棘及耻骨结节等支点。

（4）头部位置应视手术部位而定，颈椎手术应以专用头架由外科医生固定头位，而其他部位的手术，一般将头部以前额及两侧颊部为支点置于 U 形硅胶头垫上，而眼和口鼻部置于头垫的空隙处。

（5）在改变体位的前后都要听诊，以确保气管导管位置正确。

（6）麻醉和手术期间，应经常检查患者的体位有无变化、支撑点是否改变、有无压迫易损部位或器官（如眼球）等，以免发生严重并发症。

（五）操作流程

俯卧位摆放操作流程见图 9-4-6。

```
┌──────────┐      ┌──────────────────────────────────────┐
│   评估   │─────▶│ 同仰卧位                              │
└──────────┘      └──────────────────────────────────────┘
     │
     ▼
┌──────────┐      ┌──────────────────────────────────────┐
│   准备   │─────▶│ 用物准备：俯卧位支架或弓形体位架或俯卧位体位  │
└──────────┘      │ 垫、外科头托、头架、托手架、腿架、会阴保护垫、 │
                  │ 约束带、各种贴膜等                      │
                  └──────────────────────────────────────┘
     │
     ▼
┌──────────┐      ┌──────────────────────────────────────┐
│   实施   │─────▶│ 1.同仰卧位                             │
└──────────┘      │ 2.以脊柱为轴心向一侧旋转为俯卧位。将头部置于 │
                  │ 头托上，颈椎呈中立位                     │
                  │ 3.将前胸、肋骨两侧、髂前上棘、耻骨联合作为支 │
                  │ 撑点，胸腹部悬空，避开腋窝保护男性会阴部以及 │
                  │ 女性乳房                               │
                  │ 4.双上肢自然向前，双腿置于腿架或软枕上，踝关 │
                  │ 节自然弯曲，足尖自然下垂                  │
                  │ 5.适当给予保护垫和约束带                  │
                  └──────────────────────────────────────┘
     │
     ▼
┌──────────┐      ┌──────────────────────────────────────┐
│   整理   │─────▶│ 整理床单位，检查体位摆放是否符合要求        │
└──────────┘      └──────────────────────────────────────┘
```

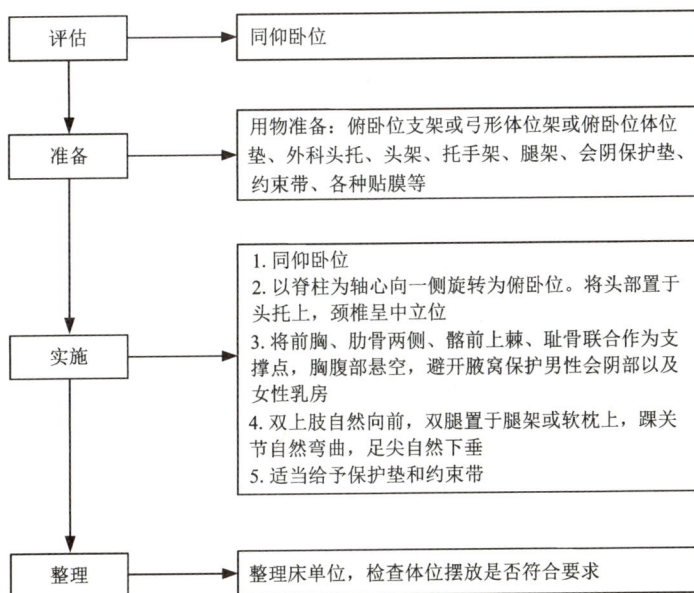

图 9-4-6　俯卧位摆放操作流程

四、截石位

截石位是患者仰卧，双腿放置于腿架上，臀部移至床边，最大限度地暴露会阴部（图 9-4-7）。

(一)目的

同仰卧位。

(二)适用手术

适用于肛门、直肠、尿道、阴道等部位手术。

(三)操作步骤

1.评估

同仰卧位。

3.准备

准备体位垫、约束带、截石位腿架、托手板。

3.实施

(1)同仰卧位。

(2)患者下移使骶尾部位于手术床背板的下缘。

(3)两大腿外展不超过 90°并搁置于腿架上，穿上袜套或以软布敷料包裹并固定。

(4)在腿架上要垫软垫。

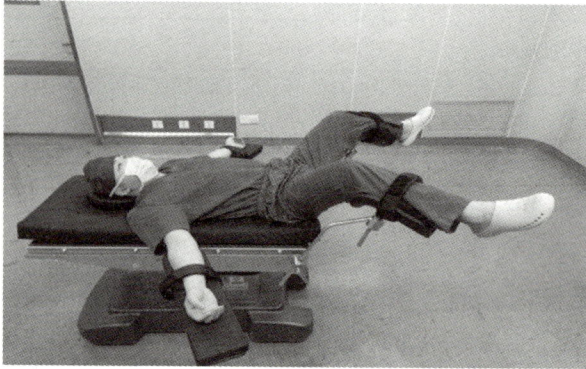

图 9-4-7　截石位

（四）注意事项

（1）避免腿架过高压迫腘窝，影响血液循环和压迫神经，导致腓总神经损伤或引起动静脉栓塞等严重并发症，特别是对老年患者应防止腘动脉受压所致的腘动脉栓塞，小腿坏死。

（2）应保护膝盖外侧，防止腓总神经损伤。

（3）防止髋部过度屈曲，影响呼吸。由于下肢抬高可使回心血量增加，下肢突然放平时回心血量减少，对血流动力学的影响较大，因此对心功能较差者应特别注意，可将其双下肢先后放平，中间间隔一定时间，同时密切观察患者血流动力学情况。

（五）操作流程

截石位摆放操作流程见图 9-4-8。

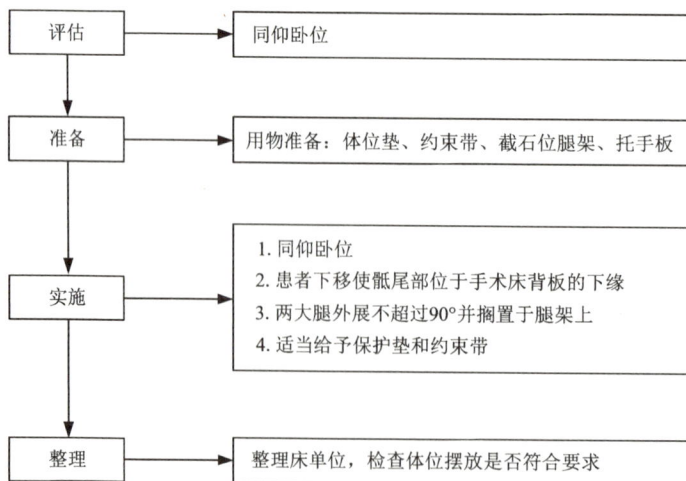

```
┌──────┐      ┌─────────────────────────────────┐
│ 评估 │ ───▶ │ 同仰卧位                        │
└──────┘      └─────────────────────────────────┘
   │
   ▼
┌──────┐      ┌─────────────────────────────────┐
│ 准备 │ ───▶ │ 用物准备：体位垫、约束带、截石位腿架、托手板 │
└──────┘      └─────────────────────────────────┘
   │
   ▼
┌──────┐      ┌─────────────────────────────────┐
│ 实施 │ ───▶ │ 1. 同仰卧位                     │
└──────┘      │ 2. 患者下移使骶尾部位于手术床背板的下缘 │
              │ 3. 两大腿外展不超过90°并搁置于腿架上 │
              │ 4. 适当给予保护垫和约束带        │
              └─────────────────────────────────┘
   │
   ▼
┌──────┐      ┌─────────────────────────────────┐
│ 整理 │ ───▶ │ 整理床单位，检查体位摆放是否符合要求 │
└──────┘      └─────────────────────────────────┘
```

图 9-4-8　截石位摆放操作流程

第五节　其他护理技术

一、神经肌肉电刺激仪的使用

神经肌肉电刺激是一种通过电流刺激神经及肌肉，使肌肉收缩以达到治疗目的的治疗方法。其主要目的是通过对运动神经及肌肉实施电刺激，来促进血液循环。

（一）目的

通过低频电子脉冲刺激，使神经肌肉持续性有节律地收缩，从而促进血液循环，加强深静脉回流，有效减少乳酸堆积，减轻水肿，达到减轻疼痛，预防深静脉血栓的目的。

（二）适应证

(1)中高危深静脉血栓形成风险的患者。

(2)手术后卧床患者。

(3)长期卧床的患者。

(4)下肢肿胀患者。

(5)下肢慢性伤口患者。

(6)下肢疼痛患者。

(7)运动后下肢疲劳患者等。

（三）操作步骤

1. 评估

(1)有无使用禁忌证：评估患者有无心脏疾病、有无安装心脏起搏器、有无深静脉血栓栓塞症、有无肌肉收缩不力、女性患者有无怀孕等。

(2)评估皮肤的完整性，皮肤有无红肿、破溃、感染等。

(3)评估神经肌肉刺激器完整性：有无损坏、有无显示异常等。

2. 准备

(1)物品：神经肌肉电刺激仪、酒精片、记号笔。

(2)环境：温、湿度适宜，室内清洁、舒适，光线充足，必要时设置屏风。

(3)患者取平卧或者半坐卧位。

3. 实施

(1)核对患者身份信息，告知患者神经肌肉刺激器的目的、操作步骤、注意事项。包括皮肤护理、电极使用、档位调节、异常报告等。

(2)充分暴露患者下肢。

(3)确认腓骨头位置：在髌骨下缘做一横向标记，在髌骨下方中点外后方旁开四指摸到一骨突出处为腓骨头，做十字标记。

（4）用酒精片擦拭装置与皮肤位置：可增加黏性和导电性。

（5）将电刺激仪对准腓骨头位置，开启电刺激仪装置。

（6）调节刺激强度直至见到小腿肌肉或脚背肌肉收缩及跳动。

（7）治疗结束后关机。

（四）注意事项

（1）运行中的刺激强度，由指示灯连续闪烁的次数表示，闪烁1次表示强度为1级，为最低级，连续闪烁7次表示强度为7级，为最高级。

（2）电池寿命约为24小时，使用过程中，可根据自身情况，自主启动或关闭，不必每次将仪器从腿部取下，直到电量耗竭。

（3）电池为一次性电池，不可重复使用，废弃后按照相关规定处理。

（五）操作流程

神经肌肉电刺激仪操作流程见图9-5-1。

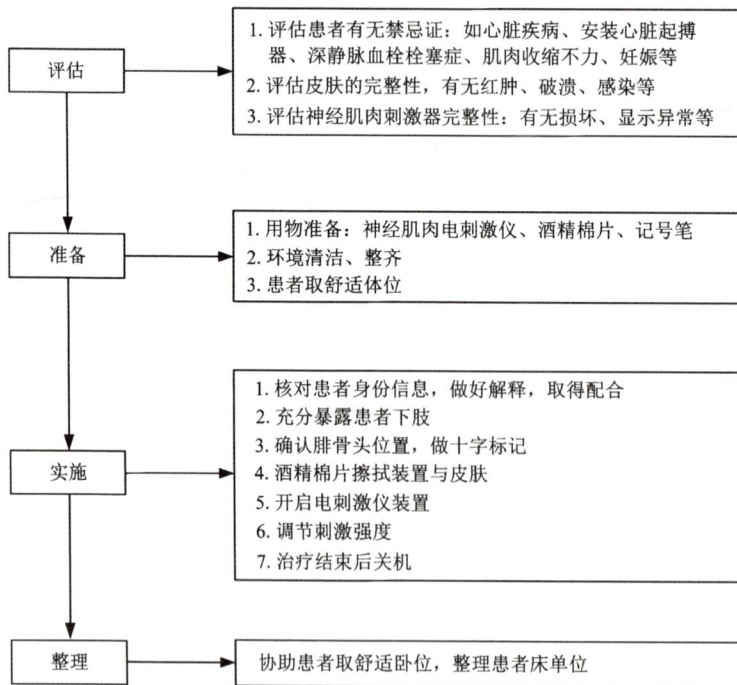

图 9-5-1　神经肌肉电刺激仪操作流程

二、微量泵的使用

微量泵是一种新型泵力仪器，可将少量流体精确、微量、均匀、持续地输出。它由控制器、执行机构和注射器组成。

微量泵的使用PPT

(一)目的

1. 保持输注药物最佳浓度

将药物精确、均匀、持续地输入体内，严格控制药物用量，保持药物最佳有效浓度。

2. 预防并发症

合理地调节药物的注射速度，连续输注各种急需的药物，减少并发症的发生。

(二)适应证

常用于各类血管活性药物、抗心律失常药物、电解质溶液、麻醉药、儿科药物的输注。

(三)操作步骤

1. 评估

评估患者血管情况，注射泵性能是否完好。

2. 准备

(1)用物准备：治疗盘(内铺无菌巾)、络合碘、棉签、胶布、延长管、注射器。

(2)患者取舒适体位。

3. 实施

(1)核对患者身份信息，向患者解释操作目的，取得患者合作。

(2)核对医嘱，按医嘱准备用药，将药物抽入 20 mL 或 50 mL 注射器内。注射器空白处贴标签，注明患者床号、姓名、药名、浓度、剂量、时间。

(3)延长管一端连接至注射器，排空气体；另一端放入无菌治疗巾内，避免污染。

(4)建立静脉通路，根据药物性质及特征确定静脉通路数。

(5)连接电源，将注射器嵌入微量泵内；再次核对药物，所贴标签向上，便于观看。

(6)根据医嘱设定注射速度。

(7)按下启动键，随时观察患者用药后反应。

(四)注意事项

(1)随时查看输液泵的工作状态，及时排除报警故障，防止液体输入失控。

(2)不能在同一静脉留置针接口处插入 2~3 个通道，避免输液速度、压力或输注药物等其他操作影响药液持续泵入，影响药物浓度，引起病情变化。

(3)严格遵循无菌操作原则，使用 24 小时需更换注射器和泵管，若有污染应及时更换。

(4)注意观察穿刺部位皮肤情况，防止发生液体外渗，出现外渗应及时给予处理。

（五）操作流程图

微量泵的使用操作流程见图9-5-2。

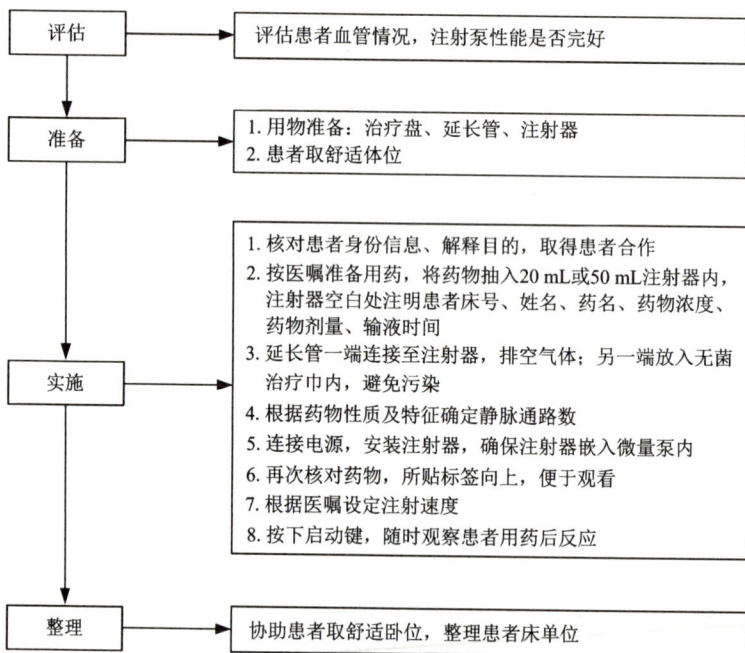

```
┌────────┐      ┌─────────────────────────────────────────┐
│  评估  │ ───→ │ 评估患者血管情况，注射泵性能是否完好     │
└────────┘      └─────────────────────────────────────────┘
     │
     ▼
┌────────┐      ┌─────────────────────────────────────────┐
│  准备  │ ───→ │ 1. 用物准备：治疗盘、延长管、注射器       │
└────────┘      │ 2. 患者取舒适体位                         │
     │          └─────────────────────────────────────────┘
     │
     ▼
┌────────┐      ┌─────────────────────────────────────────┐
│  实施  │ ───→ │ 1. 核对患者身份信息、解释目的，取得患者合作 │
└────────┘      │ 2. 按医嘱准备用药，将药物抽入20 mL或50 mL注射器内， │
     │          │    注射器空白处注明患者床号、姓名、药名、药物浓度、 │
     │          │    药物剂量、输液时间                       │
     │          │ 3. 延长管一端连接至注射器，排空气体；另一端放入无菌 │
     │          │    治疗巾内，避免污染                       │
     │          │ 4. 根据药物性质及特征确定静脉通路数         │
     │          │ 5. 连接电源，安装注射器，确保注射器嵌入微量泵内 │
     │          │ 6. 再次核对药物，所贴标签向上，便于观看     │
     │          │ 7. 根据医嘱设定注射速度                     │
     │          │ 8. 按下启动键，随时观察患者用药后反应       │
     │          └─────────────────────────────────────────┘
     │
     ▼
┌────────┐      ┌─────────────────────────────────────────┐
│  整理  │ ───→ │ 协助患者取舒适卧位，整理患者床单位         │
└────────┘      └─────────────────────────────────────────┘
```

图9-5-2 微量泵的使用操作流程

练习题

（谷梅　吕婕　谭开宇　刘阳春）

第十章

患者安全与护理风险管理

学习目标

1. 了解护理风险管理相关概念。
2. 熟悉麻醉期间常见护理风险及产生的原因。
3. 掌握麻醉期间常见护理风险的识别方法与防范处理应急预案。

第一节　概　述

一、护理风险相关概述

风险在《辞海》中的解释是"危险；遭受损害、伤害，不利或毁灭的可能性"。医疗机构在为患者提供服务的同时，也在承担着风险。医疗机构为保障医疗安全和患者安全，必须进行风险防控。护理人员在为患者提供护理服务时，同样面临着许多风险，需要进行护理风险管理。

（一）医疗安全与患者安全

医疗安全是指在医疗服务过程中不发生意外伤害。医疗安全与医疗风险是医疗事业发展过程中始终伴行并相互消长的一对概念。医疗风险增加，会导致医疗安全降低，影响医疗机构正常的经营活动。医疗风险的降低，则会使医疗安全得到保

障，并且随着医疗风险进一步降低、化解和转移，使医疗安全才能最大限度地实现。

患者安全与医疗安全是同义词，因为医疗安全的核心目的就是保障患者安全。患者安全要求对于健康照护过程中引起的风险应采取相应的避免、预防与改善措施。这些风险包括错误、偏误与意外。

(二)护理风险

护理风险是医疗领域中因护理行为引起的遭受损失的一种可能性。护理风险是一种职业风险，即由从事医疗护理职业的人员承担的、具有一定的发生频率的风险，包括经济风险、技术风险、法律风险、人身安全风险等。与医疗风险、护理风险密切相关的是不良事件和护理差错。

1. 护理不良事件

护理不良事件是指在医疗护理过程中，可能影响患者诊疗结果，增加患者痛苦和经济负担，并可能引发护理纠纷的事件。由护理差错导致的不良事件称为可预防的不良事件。不良事件并非由原有的疾病本身导致，而是由于没有采取恰当的护理行为或采取了不当的护理行为。其可造成患者住院时间延长或在离院时仍带有某种程度的残障，甚至死亡。

医院不良事件PPT

2. 护理差错

护理差错是指在护理工作过程中因责任心不强、粗心大意、不按规章制度办事或技术水平低而发生差错，对患者产生直接或间接影响，但未造成严重不良后果的护理缺陷。不是所有的护理差错都会导致对患者的损害，只有少数护理差错会造成患者的人身损害。护理差错造成了患者人身损害，符合《医疗事故处理条例》及《医疗事故分级标准》的规定才会构成医疗事故。

(三)护理风险管理

护理风险管理是指有效识别、评估及分析当前存在和潜在的风险因素，并进行针对性的管理，以减少护理风险事件对患者和医院的危害和经济损失，不断提高护理质量的管理活动，是一种科学的、有预见性的管理手段。

二、护理风险产生的原因

产生护理风险的原因是多方面的，概括起来，包括6个方面。

(一)来自患者自身的风险

护理风险很大程度来自患者自身，如患者的身体健康因素(抵抗创伤的能力)、人体的解剖因素(组织、器官结构的变异)、疾病综合因素(是否有其他疾病及合并症、并发症)等，都会影响医疗及护理行为的效果与结局。在临床实践中，患相同疾病的两个患者被收治于同一个病房，而两个患者的疾病结局却大相径庭，甚至截然相反，这是由于患者自身的因素影响着患者医疗及护理行为的效果，也会影响医护人员制订诊治方案。此外，患者的经济能力和患者及其家属的决策等，也是产生护理风险的患者因素之一。

（二）疾病的自然转归

疾病的发生、发展和转归都有一定规律，不以患者和医护人员的意志为转移，在疾病发生早期，因症状不明显，容易误诊。如细菌在抗感染过程中产生耐药性，病理组织在药物使用过程中产生抵抗性，导致药物疗效变差，并且难以找到疗效更好的药物进行治疗。有的疾病，如恶性肿瘤，已经发展到了晚期，肿瘤细胞广泛转移至全身多处器官，手术难以切除病灶，肿瘤细胞严重侵犯正常的组织、器官，导致抗肿瘤治疗失败。

（三）现有科学技术的局限性

科学技术的发展是无限的，但在某一特定阶段、特定领域，科学技术的发展是有限的，不可能解决所有问题。现代医学科学虽然有了很大的发展，但是由于人体的特异性和复杂性，对疾病难以完全预测，人们对许多疾病的发生原理尚未认识，使现代医学科学技术不能够预见且不能完全避免意外情况的发生。如狂犬病、艾滋病等，虽然人们对其病因学研究已经比较透彻，但是仍然没有治疗良方。

（四）护理人员的认知局限性

护理工作需要积累临床经验，护理人员的临床经验建立在对大量病例的直接观察和护理的动态体会之上，低年资护理人员的临床经验不足将直接影响其护理水平，影响其对病症的认知和判断力，从而影响其对患者病情变化的及时识别和正确处理。

（五）医疗设施设备、药物等因素

医护人员需要凭借一些医疗仪器设备、器械、药品和其他医疗辅助物品，才能够充分进行诊疗。医疗辅助设施、物品、药品等在用于诊疗疾病的同时，也可能对人体带来治疗以外的不良反应，护理人员在使用时可能带来护理风险。如药物使用的方法、时机不当，剂量过大，可能成为伤害患者的毒物。

（六）管理因素

在护理风险事件中，有些风险事件虽然发生在护理工作中，但风险事件的原因与医院管理因素有关。医院管理因素包括医院协调管理、人力资源管理、设备环境管理、安全保障制度的建设等方面的因素，可直接或间接给患者或护理人员造成损害。目前，我国部分医院存在护理人员缺乏，医院后勤保障不到位使得护理人员工作负荷加重等问题，导致护理工作质量下降，增加了护理风险。

三、护理风险管理的程序

护理风险管理程序是指护理风险分析、评估、控制和监测 4 个阶段持续循环、周而复始不断运行的过程。

（一）护理风险分析

护理人员对护理工作中可能存在的风险应有充分的认识，对引起风险的原因要通过汇报、质量控制小组分析、风险会诊等活动，明确风险发生因素，如人员、物品、器械、环境、制度和程序等，进一步明确风险发生在哪一个环节，从而制定出避免风险的具体措施。

（二）护理风险评估

护理人员对护理工作中存在的具体风险的严重性和发生频率进行评估，明确风险的级别，提高护理人员对于该风险的重视程度。对于高风险护理项目要组织护理人员进行专题研究，制定有效解决策略，并持续跟踪效果。

（三）护理风险控制

护理人员在执行高风险护理操作时，对于护理风险评估中制定的避免风险发生的措施要予以落实，提高防范风险发生的意识，且对出现的相应风险，能够及时识别并采取针对性的补救措施，从而避免危害发生，降低风险造成的损害。

（四）护理风险监测

风险管理组织对于风险防范措施的执行情况进行检查，对于高风险项目定期进行结果分析，从而评估风险防范措施的有效性，并适时予以纠正。

第二节　麻醉期间护理风险管理

随着医院管理的深化，围术期的麻醉护理逐步被护理和麻醉领域的医护人员所关注。麻醉护理人员实施医疗护理行为之前应充分评估医疗及护理行为可能面临的各种风险，并采取相应预防措施，保证麻醉护理的质量与患者安全。

一、麻醉恢复期间常见的护理风险

麻醉恢复室是对全身麻醉术后患者进行短时间严密观察和监护的场所，麻醉恢复期间常见的护理风险有如下几种。

（一）患者躁动引起意外事件

术后患者在麻醉后苏醒过程中疼痛、意识障碍、躁动等不良反应可导致引流管滑脱、坠床及碰伤等意外事件的发生。同时严重的躁动会造成患者交感神经兴奋，引起血压升高、心率增快或发生心律失常，若处理不当或处理不及时可引起严重并发症甚至死亡，使麻醉恢复室的护理风险管理面临巨大挑战。

(二)患者低体温

患者经历手术过程和大量输液后极易发生低体温症状，而转运至麻醉恢复室的途中又增加患者的散热。如果患者出现低体温而未得到及时处理，可导致苏醒延迟及呼吸循环抑制，甚至产生不可逆损害等风险。

(三)设施设备相关的意外事件

麻醉恢复室抢救设备未处于完好备用状态，如抢救物品不到位，缺乏专人管理、保养，导致抢救危重患者时不能正常使用，贻误抢救及手术时机等。另外如果护士对抢救仪器设备等使用不熟练、不正确，也会影响正常的诊疗或对患者病情造成延误。

(四)院内感染

麻醉恢复室以急危重症患者为主，患者术后机体抵抗力低、易感染，如消毒隔离不严格、无菌操作不规范等可能增加感染的机会。麻醉恢复室患者护理风险相对比较高，护士病情监测任务繁重，护理人员主要的注意力集中在患者监护及急救上。部分护理人员简化操作流程等，可能导致院感防控不到位等；监护设备的使用，负压吸引、氧气吸入等操作过程中也存在很多交叉感染机会，可导致医院感染，甚至造成感染暴发、流行。

(五)病情观察不全面

护理人员主动服务观念及病情观察能力不强，对监护知识掌握不全，无连续监护意识，对患者的病情变化及不良反应无法及时识别。如头颈部伤口出血、血肿压迫气管导致患者发生呼吸道梗阻；护理人员没有及时发现患者手术部位活动性出血，致使患者发生大量出血甚至休克，贻误最佳抢救时机；使用血管活性药物的患者，如未及时观察微量泵的使用情况，有可能导致液体输入过量或不足、液体外渗等不良后果。

(六)护患沟通障碍

由于麻醉恢复室没有陪护及患者意识尚未恢复，护士可能在言辞上不注意或没有执行保护性医疗制度，对一些难治愈的患者透露出真实病情。患者在手术麻醉后，生理功能尚未恢复正常，机体各系统器官的功能短时间仍处于不稳定状态中，容易使患者有思想负担而不配合治疗，引起患者家属不满而致护患纠纷。

二、麻醉恢复期间护理风险的主要影响因素

手术室是医院的重要部门，是对患者进行手术治疗和抢救的重要场所。安全管理是其中的一个关键性环节，加强麻醉手术期间的安全管理，增强突发事件的应对能力，是规避麻醉手术护理风险隐患的关键。麻醉手术期间常见的护理风险主要影响因素有如下3类。

(一)护理人员方面

1. 护理人员专业能力不足

目前我国麻醉专科护士培养事业刚刚起步,部分医院麻醉科麻醉专科护士特别是年轻护士专业知识不足和操作技能不熟练,日常不注重加强自身学习,工作经验欠缺,导致护理操作不规范。如麻醉前准备不充分,麻醉机等仪器设备的使用、检查、维护知识缺乏等;患者手术体位摆放不规范;消毒隔离意识不强等。

2. 护理人员法律意识不强

护理人员特别是年轻护士缺乏法制观念和自我保护意识。操作时风险意识欠缺,责任心不强,未能严格按照护理操作规范准备麻醉物品和药品,未严格履行岗位职责,工作敷衍。对手术病历的法律效力认识不够,存在麻醉记录不完整、不及时、不规范的现象,护理记录单字迹潦草,存在错写、漏写等情况。

(二)管理制度方面

1. 麻醉科护理人员配置不足

麻醉护士人力资源短缺、人员流动性强、护士趋向于年轻化等导致护士工作负荷过重、麻醉护理工作经验不足、专业技能不扎实等,是麻醉恢复室突发事件发生的潜在风险因素。

2. 手术任务繁重

手术间每日手术台数多、连台麻醉手术多,导致麻醉护士工作时间长,工作压力大。

3. 培训制度不完善

麻醉科护理单元未建立以麻醉护士岗位胜任力为核心的护士培训体系,护士外出培训机会较少,护士缺乏学习的动力,工作中逐渐产生惰性等。

4. 后勤保障不到位

后勤保障方面如设施设备维护不到位、缺少相应的防护装置,医疗器械缺乏常规的维护,导致突发事件的发生。

(三)患者因素

患者自身因素是麻醉手术期间常见的引起护理风险的因素之一,如麻醉前患者在手术室陌生的环境中,缺少亲属和医护人员的陪护,容易产生紧张的心理,依从性较差。随着医疗制度的改革和患者法律意识、健康意识的增强,患者对医疗服务要求不断提高,稍有疏忽就可能引发医疗纠纷事件。近年来,麻醉手术接收的患者范围越来越广,危重、高龄、年幼患者的比例逐渐增加,由于患者的自我防护意识和防护能力较差,容易发生坠床、跌倒、压力性损伤等风险事件。

三、麻醉期间护理风险的识别与防范

(一)建立护理质量管理组织体系和相关制度流程

1. 制定麻醉科护理质量管理制度

制定麻醉科护理管理制度，使麻醉科护理人员在工作中有章可循。建立以护理部—科护士长—麻醉科护士长三级护理管理网络及麻醉科护理质量考核评价标准，如建立工作行为、环境管理、药品管理、患者安全管理(包括保暖措施、管道管理、皮肤管理、约束带使用规范等)、抢救物品管理、消毒隔离等考评制度。通过护理质量自查、环节质量抽查及终末质量的督查，找出麻醉科现存的和潜在的护理质量及护理安全隐患，并及时进行分析，提出针对性的整改措施，进行跟踪反馈。

科室指派专人定期对麻醉科的各种仪器、设备进行检查和维护，保证各种仪器设备随时处于备用状态；做好物品的放置和归类工作，张贴各种仪器标识，规范和统一护理流程，保证护理工作有条不紊地进行，及时准确地完善工作记录以便进行追溯。严格落实交接班制度，病房护士与巡回护士以及麻醉医生进行交接工作时必须对患者的身体状况、心理状态以及用药情况、病史和出血量等进行全面交接，以便交接人员能够全面掌握患者的病情和治疗情况，一旦出现紧急情况可以立即采取有效的处理措施。

2. 建立围手术期各类风险事件应急预案与流程

麻醉科应根据环境、设施、设备可能存在的风险隐患及患者、医护人员等可能存在的安全问题，制定相应的护理风险防范及突发事件的应急处理流程。如手术室、麻醉恢复室等相对封闭的环境及各类仪器设施设备较多，使用流程复杂等，科室应制定各类仪器设施设备故障处置、保障环境安全的应急预案与流程等。

(二)加强麻醉科护理人员的培训

目前我国麻醉专科护士培养制度处于起步阶段，没有形成成熟的培训体系。医院护理管理部门应建立麻醉科护士培养体系，制订护士培训计划并落实，不断提升麻醉护士核心能力。定期组织护士座谈，对护理风险进行深入剖析，并寻找解决办法和方案，降低护理不良事件的发生率。

(三)加强与患者的沟通和交流

患者在全身麻醉苏醒期间随着药效的不断减退，感觉和意识也逐渐恢复，容易受到麻醉恢复室中各种仪器设备和紧张气氛的刺激而出现巨大的情绪波动，过大的情绪变化易引发各种不良心理反应，导致患者病理生理发生变化，严重时会对患者的生命安全造成不良影响。护士应与患者进行沟通和交流以缓解患者的不安和焦虑，使患者情绪得到安抚。

(四)分工明确，加强合作

麻醉科的护理人员数量较少而工作量大，为了保证护理工作的顺利进行，必须对护理人员进行合理安排，使各护理人员明确自己的职责和工作范围，确保麻醉恢复室成员团结协作、有条不紊地协助麻醉医生开展包括术后复苏等在内的各项护理工作。

各个手术室手术时间通常比较集中，麻醉恢复室在这一时间段内需要容纳大量患者，容易影响周转速度并出现床位紧张等现象，会给护理人员的护理工作产生较大压力，从而加大护理风险。护理管理者应对护理质量进行定期督查，推动护理工作的不断完善。护士应做好除颤仪、口咽通气道、氧气面罩、吸痰管以及肌松拮抗药的准备工作，对室内设施和药物进行检查，设置好各项参数，调配好负压吸引装置、监护仪以及呼吸机等仪器；对于病情较重的患者进行重点观察和护理，患者一旦出现异常需要立即告知临床医生并进行对症治疗，避免危及患者的生命安全。

第三节　麻醉科常用护理应急预案

一、环境安全应急预案

(一)停电应急预案

麻醉恢复室应配备有手电、电池，应急灯应处于应急备用状态。带有蓄电功能的仪器设备应定时检测与充电。

(1)突发停电→启动应急灯或手电筒→电话通知电工班→夜间应即时通知后勤值班人员处理，并向医院行政总值班人员报告。

停电应急处理程序

(2)查看与用电有关的患者治疗的贵重仪器，断开电源→对无蓄电设施的心电监护仪及呼吸机换为人工监测和人工辅助呼吸→停电期间，手术组人员不得离开手术间，必须密切观察患者的病情变化→检查相关安全措施→记录停电过程及时间→记录患者情况。

(二)停水应急预案

突然停水时：应立即通知护士长→上报医院后勤值班人员处理→用聚维碘等消毒液直接洗手进行各项操作→夜间应即时通知后勤值班人员处理，并向医院行政总值班人员报告。

停水应急处理程序

(三)火灾应急预案

按要求配备消防设施与器材，并定期检查，保障灭火设施的功能完整及灭火器材在有效期内。保持消防通道的畅通。

(1)突发火警火势较小时：视情况拉下电闸→启用灭火工具扑灭→同时报告保卫科、护士长→夜间应即时向保卫科值班人员及医院行政总值班人员报告→保护患者离开险区。

火灾应急处理程序

(2)火势较大时：首先保护患者→报警，同时报告护士长、保卫科及拨打电话"119"→为手术患者封闭切口→备抢救物品→快速有计划、有组织疏散手术患者通过消防通道撤离→如无法撤离时封门、泼水，等待救援。

（3）做好善后工作→记录人员安全情况→配合保卫科做好各项上报工作。

疏散患者原则：按手术室安全通道的指示箭头撤离。工作人员必须先疏散、撤离手术患者至安全地方。撤离时切勿乘电梯，防止因断电致撤离不成功。

二、仪器设备故障应急预案

（一）心电监护仪故障应急预案

心电监护仪故障应急处理程序

心电监护仪须定位、定人保管，处于应急备用状态。

当使用中的监护仪发生故障时：立即启用人工监测→检查发生故障的原因→及时排除故障，如不能及时排除故障→换上备用监护仪→报告设备管理负责人、医生、护士长，夜间必要时请行政总值班人员协调解决。

（二）除颤仪故障应急预案

除颤仪故障应急处理程序

科室设有除颤仪设备专管员，设备平时应定期予以充电，使蓄电池处于饱和状态，每周检查、每天放电 1 次，并做好记录，确保设备运转良好。

当除颤仪发生故障时：停止使用除颤仪→立即行持续 CPR→启用备用除颤仪→协助医生进行其他抢救措施→有故障的除颤仪悬挂"暂停使用"标识，通知维修部门→报告护士长。

（三）呼吸机故障应急预案

呼吸机故障应急处理程序

科室备用呼吸机应定位、定人保管，并处于应急备用状态。

当使用中的呼吸机发生故障时：改用简易呼吸器→检查发生故障的原因→及时排除故障，如不能排除故障→换上备用呼吸机→报告设备管理负责人、医生、护士长，必要时请医务科协调，夜间请行政总值班人员协调解决。

（四）吸痰器故障应急预案

吸痰器故障应急处理程序

科室备用吸痰器应定位、定人保管，并处于备用状态。

当使用中的吸痰器发生故障时：改用 5 mL 或 30 mL 注射器抽吸→检查吸痰器发生故障的原因→及时排除故障，如不能排除故障→换上备用吸痰器→报告设备管理负责人、护士长。

（五）中心供氧故障应急预案

中心供氧故障应急处理程序

科室备用瓶装氧，应定位、定人保管，并处于应急备用状态。

当中心供氧发生故障时：改用备用瓶装氧→呼吸机改用备

用转换接头，检查故障原因→不明原因故障→关闭小开关→总开关→报警开关→通知供氧中心维修部→报告医生、上级护士、护士长，必要时请后勤值班人员协调解决。

(六)呼叫系统故障应急预案

当呼叫系统发生故障时：检查故障原因(关闭总开关，5分钟后重新启动)→向医护人员说明呼叫系统故障→加强巡视，通知维修部门→报告护士长。

呼叫系统、电话故障
应急处理程序

(七)电话故障应急预案

当电话发生故障时：检查故障原因→及时排除故障，如不能排除故障原因→紧急工作改用私人移动电话通信联系，通知电话维修班上门维修→报告护士长，必要时向行政总值班人员报告。

(八)电脑故障应急预案

当电脑发生故障时：新开电子医嘱改为手写医嘱→双人核对后→凭手写处方到药房配药→通知信息科维修→电脑故障排除后联系医生补录医嘱→报告护士长。

电脑故障应急处理程序

三、患者安全应急预案

应定期检查、维护各类转送车、床单位等。所有转送车、床单位配置护栏及固定带，做好患者病情评估，落实安全措施。

(一)患者坠床应急预案

当患者坠床时：迅速评估判断患者情况，患者取合适体位→立即报告麻醉、手术医生及护士长→医生检查患者有无骨折或其他损伤后再搬动患者→必要时请专科医生会诊或行X线检查，根据伤情正确处理→术后注意随访，追踪患者转归情况→做好护理记录→填写意外事故报告表→按程序及时向各级报告。

患者坠床应急处理程序

(二)患者误吸应急预案

当患者发生误吸时：报告麻醉、手术医生→及时处理，吸尽胃内容物，防止进一步反流和误吸→观察患者的生命体征，正压通气→必要时遵医嘱行负压吸引，准备气管切开用物→观察患者生命体征，记录抢救过程→做好护理记录，告知家属。

患者误吸应急处理程序

四、职业暴露应急预案

(一)针刺伤应急预案

护士发生针刺伤时：尽快挤出伤口血液→用肥皂水或清水冲洗→伤口用 75% 乙醇或 0.2%~0.5% 过氧乙酸溶液、0.5% 聚维酮碘浸泡或涂搽消毒→包扎伤口→被暴露的黏膜应用 0.9% 氯化钠注射液或清水冲洗干净→报告护士长、护理部、医院感染管理科→按医院感染管理科的指导进行进一步的处理(如确定暴露级别、指导预防性用药等)→填写不良事件报告表。

针刺伤应急处理程序

(二)接触患者血液、体液应急预案

(1)血液或体液溅到皮肤、脸部时：立即用清水冲洗→用消毒液消毒局部。

(2)血液或体液溅到眼睛时：立即用清水冲洗→尽可能用眼消毒水冲洗。

(3)血液或体液溅入口鼻时：立即吐出并漱口→尽可能用口腔消毒液漱口、洗鼻。

(4)血液性传播性疾病职业暴露应执行医院《血液性传播性疾病职业暴露预防和暴露后处理指导原则》。

接触患者血液、体液应急处理程序

练习题

(牛艳霞 吴静芬 李旭英)

第十一章

疼痛治疗与护理

第一节　疼痛的概述

　　疼痛是每个人都有过的切身体验，是最早被重视和探索的医学问题之一。人类是从与疼痛做斗争开始认识疾病的。在漫长的人类发展史中，人类通过不懈努力以寻求解除疼痛的方法。随着科学技术的进步和医学模式的转变，越来越多的学者关注疼痛并投身于疼痛的研究和诊疗工作，取得了巨大的进步，于是一门专门研究疼痛原因、机制、特征、诊断、治疗以及其他各方面问题的新兴交叉学科——疼痛医学蓬勃发展起来，与之相适应的疼痛护理学也随之发展成为一门独立的护理学分支。

　　疼痛是人体的一种感觉与体验，同时还伴有不愉快的情感改变，伴随着现有的或潜在的组织损伤。疼痛包括痛觉和痛反应两种含义。痛觉属于个人的主观知觉体验，是一种意识现象，受到人的心理、性格、经验、情绪和文化背景等影响，患者表现为痛苦和焦虑情绪；痛反应是身心对疼痛刺激产生的一系列心理和生理变化，如呼吸急促、血压升高、瞳孔扩大、骨骼肌收缩、出汗、无助、焦虑和抑郁等。

一、疼痛医学的发展

(一)人类早期对疼痛的认识

远古时期,人类对疾病所致疼痛感到困惑不解。他们认为非创伤性疼痛是某种物质或邪恶的精神侵入了人体,古埃及和巴比伦人认为疼痛是上帝在惩罚人类,疼痛魔鬼通过鼻孔或耳朵等钻进人体,而人通过血管和心脏感受疼痛。古印度人认识到疼痛是一种感觉,并且会对人的情感造成巨大反应。古希腊学者对感觉的本质也有浓厚的兴趣,并提出了许多假说。Alemaeon 认为,感觉和思维的中枢在大脑而不是心脏;柏拉图则认为感觉是由原子运动产生的,并通过静脉传递到灵魂;Polypus 认为,体液成分缺失或过剩会导致疼痛。在众多观点中,亚里士多德理论最具代表性,他认为生命热能过剩时,触觉敏感性增加会产生疼痛,疼痛起自人的肉体并通过血液传递到心灵,痛觉是一种很强烈的不愉快的精神感受,尽管后来很多学者提出了与之相悖的观点并列举出了客观依据,但亚里士多德理论的统治地位仍然持续了两千多年。

最初人类通过祈求上帝、驱赶魔鬼或用抚摸、按压、揉擦身体的某一部位等最原始的方法缓解疼痛,后来慢慢发明了用热泥、热石热敷技术,而后又相继出现了拔罐镇痛、外敷天然草药等减痛方法。19 世纪以前的西欧,就有冰敷、放血、压迫肢体神经干使某一部位失去知觉等镇痛方法。

我国传统医学对疼痛的研究和治疗也作出了巨大贡献。两千多年前的《黄帝内经·素问·举痛论》对疼痛的病因、病机、病性及疼痛的特征、性质等进行了较全面的论述,详细记载了针灸镇痛的方法、原则、适应证、禁忌证等内容,且沿用至今。三国时期神医华佗发明了"麻沸散",这是世界最早的麻醉药物,《后汉书·华佗传》记载:"疾发结与内,针药所不能及者,乃令先以酒服'麻沸散',即醉无知觉,因刳破腹背、抽割积聚;若在肠胃,则断截湔洗,除去疾秽,既而缝合……四五日创愈。"

(二)人类近代对疼痛的认知

疼痛科学研究始于 19 世纪上半叶,当时生理学是一门实验性的科学,是 Weber 和 Muller 两位学者真正推动了对疼痛的科学研究发展。1846 年 Weber 撰文指出触觉和痛觉是两种完全不同的感觉,触觉是皮肤所特有的一种感觉,痛觉是皮肤及其他器官共有的感觉。Muller 几乎同时发表了"特异性神经能量"一文,指出脑只能通过感觉神经接受外界和机体内部的各种刺激信息,且每种感觉的产生都有能量特异性。

在上述两位学者理论基础上,往后 50 年,逐渐形成了特异性学说和型式学说两大重要学说,特异性学说主要观点是疼痛不同于触觉和其他感觉,有自己独立的感受器和传入神经;型式学说认为过度的外界刺激而导致的神经冲动模式在中枢会被解释为疼痛。

到了 19 世纪末,对疼痛的本质研究就有特异性学说、型式学说、传统的亚里士多德理论 3 种完全不同的理论学说。生理学家和少数心理学家主要支持前两种学说,而支持传统理论学说的主要是哲学家和心理学家。1895 年心理学家 Strong 为了使各派意见统一,提出疼痛包括最初的感觉以及这种感觉引起的心理反应,这一观点被众人接受。

在上述的近一个世纪里，疼痛的治疗取得了一定的进步，从印第安人经常咀嚼的古柯树中提取出了可卡因，最早的局部麻醉药。1884 年 Hall 首次将可卡因用于口腔手术麻醉；1885 年 Corning 将可卡因注入狗的蛛网膜下隙，从而发现了区域性镇痛。1905 年首次合成了普鲁卡因，此后陆续发现了各种局部麻醉药、全身麻醉药并迅速推广，并诞生了麻醉技术和麻醉专业人员。

近年来，镇痛药物和镇痛方法的研究进展促进了疼痛诊疗的发展，但相对于卫生领域取得的其他成就仍相当落后。造成此局面的原因主要是：①关于疼痛，特别是慢性疼痛病因和病理方面的认知十分有限；②基础理论研究和临床治疗脱节。

（三）现代疼痛医学的发展

1936 年，美国麻醉学家 EARovenstine 教授在纽约创建了疼痛门诊（pain clinic），使疼痛治疗走上了专业化道路，具有划时代的意义。1942 年 2 月，神经精神学研究会召开会议对当时的疼痛基础与临床研究系统地进行了总结和探讨，这次会议堪称疼痛研究史的里程碑。John Bonica 于 1953 年编著出版 *The Management Pain*。1965 年，Melzack 和 Wall 提出了有关机体对疼痛信号传导调控机制的"闸门学说"，提出痛觉信号在到达大脑皮质前正常情况下在脊髓内进行有效的突触前和突触后抑制性调控。"闸门学说"的提出，是学术界对疼痛及其调控机制认识进步的里程碑，开启了疼痛调控机制研究进入细胞分子的大门。中国科学家邹刚和张昌绍研究发现，将微量吗啡注射到中脑导水管周围灰质可以产生明显的镇痛效应，这一发现揭开了内源性阿片镇痛系统和痛觉下行抑制系统研究的序幕。

20 世纪 90 年代后期，对疼痛发生机制、慢性疼痛治疗的研究更加深入，更加重视疼痛医学教育。随着现代医学的发展和临床经验的积累，疼痛认识也不断发展，疼痛已被列为继血压、脉搏、呼吸、体温之后的第五大生命体征。1999 年，在维也纳召开的第 9 届世界疼痛大会首次提出了疼痛不仅是一种症状，也是一种疾病的观点。

我国疼痛研究工作起步较晚，20 世纪 50 年代，我国部分医院麻醉科采用硬膜外阻滞治疗腰椎间盘突出症的腰背及下肢疼痛，用神经阻滞方法治疗三叉神经痛。1988 年，在河北承德市召开了中华医学会麻醉学会分会第一次全国疼痛治疗学术会议，并成立了中华医学会麻醉学分会疼痛治疗学组，对我国疼痛医学的发展起到重要的促进作用。1989 年，成立了中华疼痛研究会，1995 年相继创办了《中国疼痛医学杂志》《中国麻醉与镇痛》《疼痛学》等疼痛专刊。2007 年 7 月 16 日，国家卫生部 227 号文件决定我国二级以上医院成立一级临床科室"疼痛科"，这是我国疼痛医学发展史上的新的里程碑，标志着我国疼痛医学进入了一个新的专业化时代。

二、疼痛的分类

疼痛可以涉及全身各个部位、器官，其病因错综复杂，即可能是某些疾病的一组典型综合征，又会随着疾病的发展而变化。疼痛的分类至今没有完全统一的标准，而今应用比较广泛的是根据疼痛的持续时间、发生的部位、性质、程度、病理生理学基础等进行的疼痛分类方法。

（一）根据疼痛的持续时间分类

疼痛根据其持续的时间可以分为急性疼痛和慢性疼痛。

1.急性疼痛

疼痛一般有明确的开始时间或有明确的病因，持续时间较短，通常不超过 3 个月，由器官疾病所诱发的预警信号开始，随着原发疾病治愈而消失，常用的镇痛方法可以有效控制此类疼痛。

2.慢性疼痛

患者多无明显组织损伤或明确的病因，疼痛持续时间在 3 个月以上，预后难以预测，需要多学科综合治疗。这类疼痛可以持续存在，也可以间歇性、反复出现，常引起患者焦虑和抑郁，导致患者生活质量降低，需加以重视，及早治疗。

（二）根据疼痛的部位分类

广义上的疼痛可分为躯体痛、内脏痛和中枢痛 3 大类。按发生疼痛的躯体解剖定位又可分为头痛、肩颈部痛、颌面部痛、上肢痛、背部痛、胸痛、腹痛、腰骶部痛、下肢痛、肛门及会阴痛等。

1.躯体痛

疼痛部位发生在躯体的浅表部，多为局部性，定位清楚、疼痛剧烈。如肩周炎、牙痛、膝关节炎等。

2.内脏痛

疼痛部位比较深，一般定位不太准确，可呈胀痛、隐痛、绞痛或牵拉痛。如胃痛、肾输尿管结石的肾绞痛、胆石症的胆绞痛等。

3.中枢痛

主要是指脑干、丘脑、大脑皮质和脊髓等中枢神经系统疾病所导致的疼痛。如脑肿瘤、脑出血、脊髓空洞症等引起的疼痛。

（三）根据疼痛的性质分类

疼痛的病因、病理机制不同，导致疼痛的性质也不同，患者疼痛的性质是确定疼痛病因的重要参考。根据疼痛的性质，疼痛可分为以下几种。

1.锐痛

锐痛又称为第一疼痛、刺痛或快痛，痛刺激冲动是通过外周神经中的 Aδ 纤维传入神经中枢，患者的痛觉主观体验是定位明确，痛觉产生迅速，除去相应刺激后疼痛很快消失，常可引发受刺激肢体的保护性回缩反射，但一般不会产生明显的情绪反应。

2.钝痛

钝痛又称为第二疼痛、灼痛或慢痛，是通过外周神经中的 C 纤维传入痛觉信号的，患者的痛觉主观体验是定位不明确，范围广泛，往往难以忍受，痛觉的形成比较慢，除去相应刺激后，疼痛消失也很慢。

3. 酸痛

酸痛又称为第三疼痛,是通过外周神经的 C 纤维和 Aδ 纤维传入痛觉冲动的,患者的痛觉主观体验是感觉定位差,难以确定痛源部位,痛觉难以描述。

(四)根据疼痛的程度分类

根据疼痛程度是否可以忍受、是否影响睡眠及是否需要使用镇痛药物治疗等,可以将疼痛分为以下几种。

1. 轻度疼痛

疼痛局限、轻微,患者可以忍受,不影响正常生活,且不干扰睡眠。

2. 中度疼痛

疼痛显著,患者不能忍受,痛反应出现,睡眠受到一定程度干扰,需要使用镇痛药物。

3. 重度疼痛

疼痛剧烈,睡眠受到严重干扰,并可伴有自主神经紊乱症状,患者完全不能忍受,出现被动体位,需要使用镇痛药物治疗。

(五)根据疼痛的病理生理学基础分类

根据病理生理学基础进行疼痛分类,是一个把众多疼痛症状、综合征及疼痛疾病串联起来的工具,涵盖了绝大部分临床比较常见的急慢性疼痛,可以将疼痛分为以下几种。

1. 创伤性疼痛

创伤性疼痛主要是肌肉、皮肤、骨骼、韧带、筋膜、组织器官、神经等直接损伤引起的疼痛,如骨折、烧伤、急性或慢性腰扭伤等。

2. 炎性疼痛

炎性疼痛主要是损伤和感染引起的炎症导致的疼痛,损伤常由于手术、创伤、退变等产生,感染常由于病毒、细菌、其他微生物或结核产生,如强直性脊柱炎、风湿性关节炎、肌筋膜疼痛等。

3. 神经病理性疼痛

神经病理性疼痛主要是神经缺血缺氧,神经卡压、切断及病毒、细菌侵犯,导致神经变性、中枢及周围神经系统传导异常及可塑性变化、有髓纤维脱髓鞘和无髓鞘纤维缺失等引起的疼痛,如三叉神经痛、糖尿病周围神经病变、放化疗神经病变、带状疱疹后神经痛等。

4. 癌性疼痛

癌性疼痛主要是由于肿瘤压迫使组织缺血或肿瘤浸润周围神经及器官所引起的疼痛,是不同病理生理改变引起的一系列综合征,包括早期炎性疼痛,随病程进展而出现的交感神经与感觉神经损伤引起的神经病理性疼痛、骨损伤、骨破坏、内脏痛等,并同时出现焦虑、恐惧、认知障碍等疼痛情绪改变。如胃癌、肝癌、胆管癌、胰腺癌等骨转移时的疼痛。

5.痉挛性疼痛

痉挛性疼痛主要是骨骼肌、内脏平滑肌、血管等结构性或功能性变化，导致组织缺血、水肿、功能障碍、血管狭窄等引起的疼痛，如手术后平滑肌痉挛、痛经、雷诺病等。

6.心因性疼痛

心因性疼痛是指外周伤害性感受在传入人体的中枢神经系统后，不仅产生了疼痛的感觉，同时还伴有疼痛情绪的体验与变化，这一类疼痛的产生与社会心理因素有关，不能用解剖学病变来解释，可伴随心理障碍的表现，如焦虑、失眠、多梦、抑郁、困倦等，患者常主诉多处顽固性疼痛或周身痛。

(六)疼痛的五轴分类法

1994 年，国际疼痛研究会(IASP)制订了疼痛的五轴分类法，主要适用于慢性疼痛的评估，对患者疼痛从 5 个方面进行分类，包括疼痛的部位、病变系统、疼痛发作的类型和特征、疼痛的强度和疼痛发生的原因。此方法是一个十进制的数字编码，例如剧烈的紧张性头痛，持续时间超过 6 个月，其代码为 0.3397C。但是由于此方法比较复杂，较难被普及应用。

三、麻醉护士在疼痛管理中的地位与作用

疼痛管理是一门需要多学科相结合的专业。护士负责全面照护患者，配合医生工作，协调各方面的关系，是疼痛管理中必不可少的成员。良好的护理是保证有效镇痛的重要环节。为了有效控制疼痛，提高疼痛管理质量，在研究各种新的镇痛技术的同时，还必须探索更合理的服务机制，促进疼痛服务模式的探索与完善。欧美国家的疼痛研究发生了两次重大转变，第一次转变是从疼痛控制转变为疼痛管理；第二次转变是疼痛管理团队的组成人员从以麻醉医生为主体的模式转向以护士为主体的模式。我国现大多数医院采用以护士为基础，麻醉医生为督导，主管医生共同参与的多学科合作疼痛管理模式，护士尤其是麻醉护士在疼痛管理中的独特作用日益显现出来。

(一)麻醉护士是疼痛的评估者

疼痛评估是有效控制疼痛的第一步和关键环节。护士应参与到疼痛的全程管理中，如手术日麻醉护士会守护在旁，对患者施以全身心的照顾，了解患者的各种不适症状，通过观察患者的面色、状态、各种生命体征等客观表现和语言沟通来判断是否存在疼痛，并根据疼痛的部位、性质、程度制定相应的护理措施。对正在接受镇痛治疗的患者，护士需观察疼痛效果、有无不良反应，根据实际情况决定是否要报告麻醉医生。

(二)麻醉护士是镇痛措施的实施者

疼痛患者的大部分镇痛措施都是由护士完成的，麻醉护士在患者手术前、中、后遵医嘱配制镇痛药，术后访视患者，填写随访记录单，随访出现可疑的症状体征，及时汇报给麻醉医生并及时妥善处理。因此麻醉护士的基础知识、观察能力和技术水平都直接影响着疼痛控制效果。

（三）麻醉护士是疼痛管理的协调者

麻醉护士除协助麻醉医生完成常规技术操作及特殊镇痛操作外，还需协同麻醉医生、管床医生、病房护士共同处理患者术后疼痛问题。麻醉护士在访视过程中发现镇痛不佳和出现不良反应者，应联系麻醉医生、手术医生、药剂师协商提出综合意见，并且对术后随访情况汇总，协调团队成员进行充分讨论处理。因此，麻醉护士在疼痛诊疗过程中不仅承担管理者的作用，还起着沟通桥梁的作用。

（四）麻醉护士是疼痛知识的教育者

麻醉护士根据患者病情和手术类型，对疼痛程度进行评估，给患者更专业的疼痛管理支持。对患者和其亲属进行镇痛知识宣教，介绍 PCA 概念，镇痛必要性，镇痛泵的操作与报警，指导患者学会疼痛自我管理，让患者和其亲属参与疼痛管理，提高患者及其亲属的疼痛知识和疼痛认知水平，从而有效缓解患者术后的疼痛程度。

（五）麻醉护士是患者疼痛权益的维护者

2002 年，第 10 届国际疼痛大会提出"消除疼痛是患者的基本权利"。麻醉护士根据患者的病情、年龄、经济状况、环境、手术大小等个体化因素，协助患者选择合适的镇痛措施，并宣教相关知识及注意事项。在镇痛效果和镇痛措施使用安全等方面，麻醉护士有承担疼痛管理与质量促进的职责。

四、疼痛的评估与记录

（一）疼痛评估基本原则

1. 全程评估

疼痛评估应该在静息和活动（如咳嗽、运动等）两个状态下进行，因为有效镇痛不仅要达到静息时无痛，还要最大限度减少运动时的疼痛，这样才有利于促进躯体功能的恢复。

2. 手术患者疼痛评估

对手术后患者进行疼痛评估，对了解患者的疼痛程度和镇痛效果有重要意义，应当贯穿整个围术期过程并有规律地进行。

3. 肿瘤患者疼痛评估

肿瘤患者疼痛评估的金标准是患者的主诉，以患者主诉为依据，遵循"常规、量化、全面、动态"的评估原则。评估确定疼痛的性质与程度，同时进行必要的体检和检查，如必要的 CT、MRI 以帮助判断疼痛的来源，这是合理、有效进行镇痛治疗的前提。

（二）疼痛评估工具

1. 数字评分法（NRS）

使用数字分级评分法（图 11-1-1）对患者疼痛程度进行评估。将疼痛程度用 0~10

等 11 个数字依次表示，0 表示无疼痛，10 表示最剧烈的疼痛。交由患者自己选择一个最能代表自身疼痛程度的数字，或由医护人员询问患者，如"你的疼痛有多严重?"由医护人员根据患者对疼痛的描述选择相应的数字。按照疼痛对应的数字将疼痛程度分为轻度疼痛(1~3)，中度疼痛(4~6)，重度疼痛(7~10)。

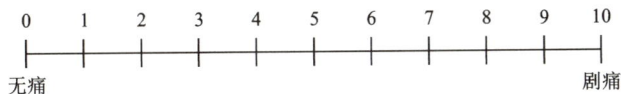

图 11-1-1 疼痛程度数字评估量表

2. Wong-Baker 面部表情评分法

由医护人员根据患者疼痛时的面部表情状态，对照面部表情评分表(图 11-1-2)进行疼痛评估，适用于表达困难的患者，如儿童、老年人以及存在语言或文化差异或其他交流障碍的患者。

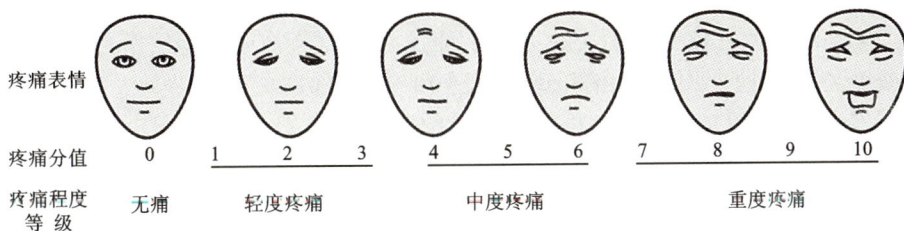

图 11-1-2 Wong-Baker 面部表情评分法

儿童疼痛管理PPT

3. 主诉疼痛程度分级法(VRS)

0 级(无痛)：无痛。

1 级(轻度)：疼痛可以忍受，睡眠不受干扰。

2 级(中度)：疼痛不能忍受，要求服用镇痛药，睡眠受干扰。

3 级(重度)：疼痛剧烈，睡眠受严重干扰，可伴有自主神经紊乱或被动体位。

4. 体感诱发电位刺激仪法

适用于手术患者疼痛评估，患者手术后 24 小时内行疼痛评估，测试时将电极片贴在患者左前臂尺侧，检测患者感受最小电流刺激即(电流知觉临界值)与原有疼痛相对应电流量(疼痛对应电流)，每次测量 3 次并取平均值，使疼痛定量转为疼痛程度(PD)，PD=(疼痛对应电流-电流知觉临界值)/电流知觉临界值×100%。总分为 100 分，分值越高患者疼痛越明显，总分≤30 分为轻度疼痛，总分 30~70 分为中度疼痛，总分 70~100 分为重度疼痛。

5. 行为疼痛评估量表(BAP)法

行为疼痛评估量表属于多维度评价工具，适用于处于镇静状态或无法主诉的患者，它包括 5 个项目(面部表情、休息状态、肌张力、安抚效果、发声),每个项目评分为 0~2 分,采用 10 分度评分尺进行选择,可根据患者实际情况进行评分。其中 1~3 分为轻度疼痛;4~6 分为中度疼痛;7~10 分为重度疼痛。

6. 非语言性疼痛指标量表(CNPI)法

由 Jayanatli 等设计,量表项目包括坐立不安、按摩痛处、保护性支撑、痛苦表情、非语言的声音等。在患者活动及休息时应用 CNPI 进行评估,0 分为无痛,6 分为最痛,量表内容较少,使用方便。1~2 分为轻度疼痛,3~4 分为中度疼痛,5~6 分为重度疼痛。

(三)疼痛动态评估与记录

1. 疼痛评估记录频率

(1)疼痛评分≤3 分的患者,每天评估并记录 1 次;疼痛评分 4~6 分的患者每 6 小时评估记录 1 次;疼痛评分 7~10 分的患者每 1 小时评估记录 1 次。

(2)对采取药物镇痛治疗的患者,静脉、肌注镇痛药物后 30 分钟内、口服镇痛药或物理治疗后 60 分钟内对患者进行镇痛效果和不良反应的评估并记录。手术后 48~72 小时内的患者,一般每 4~6 小时评估记录 1 次,PCA 初始治疗 24 小时内评估频率为 1 次/2 小时,24 小时后评估频率为 1 次/4 小时;使用阿片类药物或镇静安眠药物后评估频率:口服给药后 1 小时评估,非消化道给药后 30 分钟评估。

2. 镇静反应程度(level of sedation,LOS)评估

所有使用镇痛药及 PCA 泵的患者均应进行 LOS 评估。

(1)LOS 分级:①LOS0 级,患者清醒、反应敏捷;②LOS1 级,患者昏昏欲睡、但容易唤醒;③LOS1S 级,正常入睡状态;④LOS2 级,频繁发生昏昏欲睡,容易唤醒但不能持续处于觉醒状态;⑤LOS3 级,难以唤醒,不能处于觉醒状态。

(2)评估频率:①术后使用 PCA 泵患者,术毕评估 1 次,术后 3 小时、12 小时、24 小时分别评估 1 次,镇痛结束拔除 PCA 泵时评估 1 次。②慢性疼痛(含癌痛)使用 PCA 泵治疗的患者,PCA 泵初始治疗给药后 30 分钟评估;之后 1 次/2 小时,连续评估 24 小时;24 小时后评估频率为 1 次/4 小时,直至镇痛结束拔除 PCA 泵时。③使用阿片类药物或镇静安眠药物后评估频率:口服给药后 1 小时开始评估,非消化道给药后 30 分钟开始评估,2 小时评估 1 次,连续评估 24 小时。

第二节　术后镇痛治疗与护理

术后疼痛(postoperative pain)是指手术后即刻发生的急性疼痛,是手术造成的组织损伤,化学、机械或温度改变刺激了伤害感受器,导致出现一系列复杂的生理、心理及行为等反应,术后 24~48 小时疼痛最为明显,通常持续时间不超过 7 天。在创伤比较大的胸科手术和需要长时间功能锻炼的骨科手

术后镇痛治疗与护理PPT

术等，疼痛可持续至数周。术后疼痛在初始状态如果没有被及时控制，则可能发展为慢性疼痛，进而影响患者的康复效果，延长患者的住院时间，增加患者和其亲属的负担，对患者的生理和心理均产生负面影响。因此，术后疼痛需引起护理人员的高度重视。

一、术后镇痛的模式

不同患者对疼痛和镇痛药物的反应的个体差异很大，因此镇痛方法应因人而异，不可机械地套用特定的配方。具体镇痛方式的选择应当根据手术大小、手术部位、术后疼痛的程度，患者的性别、年龄、文化程度、疼痛的耐受性、意愿等多种因素综合考虑，结合评价镇痛模式的风险和效果，个性化地选择最合适的镇痛方法和药物，旨在取得最佳镇痛效果且尽可能减少并发症。

(一)超前镇痛与预防性镇痛

超前镇痛的概念是由 George 在 20 世纪早期提出的，是指在手术前，即在伤害性刺激作用于机体前就采取一定措施，通过阻止神经纤维传递疼痛的信号至外周和中枢神经系统，防止外周和中枢敏感化，减少或消除伤害引发的疼痛，从而减轻术后疼痛，增强术后镇痛效果。而预防性镇痛则是在 2000 年由 Dionne 等提出，其主张使用镇痛药的时机，不应该局限于手术之前，而是应该贯穿于整个围术期全过程，预防性镇痛要从术前一直延续至术后一段时期的镇痛治疗，主要是采用多模式、持续的镇痛方式，起到防止和抑制中枢及外周敏化的作用，来消除手术应激刺激引起的疼痛。

超前镇痛与预防性镇痛这两个概念不尽相同，它们的重要区别在于前者强调的是疼痛刺激前的治疗及对术后镇痛临床效果的影响，而后者是注重整个围术期的多模式、持续的预防性镇痛，以此达到防止机体处于疼痛敏感状态，取得长时间的、完全的覆盖术前、术中、术后有效镇痛的目的。两者都可以通过防止和抑制中枢及外周敏化，来减少镇痛药物用量，只是预防性镇痛将治疗时间拓展到了术前、术中及术后一段时期的镇痛治疗，其主要强调的是预防。

(二)多模式镇痛

多模式镇痛是联合应用作用机制不同的镇痛药或镇痛技术，作用于疼痛传导通路(外周神经或中枢神经系统)的不同靶点，可联合非药物干预措施发挥镇痛的相加或协同作用，使每种镇痛药物的剂量减少，不良反应相应减轻，在安全的前提下达到持续有效的镇痛。多模式镇痛的原则包括：①多水平镇痛，即包括大脑皮质、脊髓水平、外周神经、末梢镇痛；②术前、术中、术后镇痛；③使用多种镇痛技术和药物；④联合方案中各种技术、药物的选择，充分利用各自的优点，避开缺点，注意半衡，促使患者能早日活动并恢复肠道功能，尽量缩短住院时间。多模式镇痛的主要方式有以下几种。

1. 镇痛药物的联合应用

镇痛药物的联合应用包括：①阿片类药物(包括激动药或激动-拮抗药，下同)或曲马多与对乙酰氨基酚联合。②对乙酰氨基酚和非甾体抗炎药(NSAIDs)联合，可发挥镇痛协同作用。③阿片类或曲马多与 NSAIDs 联合，可达到患者清醒状态下的良好镇痛。

在脑脊液中浓度较高的 COX-2 抑制药（如帕瑞昔布）术前开始使用具有抗炎、抑制中枢和外周敏化作用，并可能降低术后疼痛转化成慢性疼痛的发生率。④阿片类与局部麻醉药联合用于硬膜外 PCA。⑤氯胺酮、可乐定等也可与阿片类药物联合应用，偶尔可使用 3 种作用机制不同的药物实施多靶点镇痛。

2. 镇痛方法的联合应用

镇痛方法的联合应用主要指局部麻醉药切口浸润（区域阻滞或神经干阻滞）与全身性镇痛药（NSAIDs 或曲马多或阿片类）的联合应用。患者镇痛药的需要量明显降低，疼痛评分减低，药物的不良反应发生率低。

多模式镇痛被认为是高效术后康复的"快通道"或"临床途径"。但是，多种技术和药物的联合使用要特别注意预防各种药物不良反应的叠加所导致的风险。

二、术后镇痛诊疗方法

术后镇痛诊疗方法包括全身给药镇痛、硬膜外镇痛、蛛网膜下隙给药镇痛、神经阻滞镇痛、物理及心理治疗等。

（一）全身给药镇痛

1. 口服给药

口服给药适用于神志清醒、非胃肠手术和术后胃肠功能良好的患者的术后轻、中度疼痛的控制；可在使用其他方法（如静脉）镇痛后，以口服镇痛作为延续；可作为多模式镇痛的一部分。口服给药有无创、使用方便、患者可自行服用的优点，但因肝-肠"首过效应"及部分药物可与胃肠道受体结合，生物利用度不一。药物起效较慢，调整剂量时既应考虑药物的血液达峰时间，又要参照血浆蛋白结合率和组织分布容积。口服给药禁用于吞咽功能障碍（如颈部手术后）和肠梗阻患者。术后重度恶心、呕吐和便秘者慎用。

2. 皮下、肌肉注射给药

肌肉注射给药起效快于口服给药，但因有注射痛、单次注射用药量大，重复给药易出现镇痛盲区，不推荐用于术后镇痛。皮下给药虽有注射痛，但可通过植入导管实现较长时间给药。

3. 静脉注射给药

（1）单次或间断静脉注射给药：适用于门诊手术和短小手术，但药物血浆浓度峰谷比大，镇痛效应不稳定，术后需持续镇痛者应按时给药。对静脉有刺激的药物，可常见静脉炎等并发症。常用药物有对乙酰氨基酚、NSAIDs、曲马多、阿片类药物（包括激动药和激动-拮抗药）的注射剂。

（2）持续静脉注射给药：用等渗盐水或葡萄糖液稀释后持续给药。一般先给负荷量，阿片类药物最好以小量分次注入的方式，滴定至合适剂量，达到镇痛效应后，以维持量或按药物的作用时间维持或间断给药。由于术后疼痛阈值会发生改变，药物恒量输注的效应不易预测，更主张使用患者自控的方法。

(二)硬膜外镇痛与蛛网膜下隙给药镇痛

硬膜外镇痛与蛛网膜下隙镇痛一般应用于腹部手术、盆腔手术、胸外科手术及下肢手术等的术后镇痛。

1.硬膜外镇痛

硬膜外镇痛的优点：作用确切，镇痛效果好。硬膜外镇痛的药物可以选择利多卡因、罗哌卡因或布比卡因等局部麻醉药，也可以选择阿片类镇痛药(如吗啡、芬太尼等)或非阿片类镇痛药(如曲马多、氯胺酮等)，通常联合应用局部麻醉药和镇痛药，这样可以减少每种药物的剂量，降低不良反应的发生。硬膜外镇痛主要并发症有呼吸抑制、恶心呕吐、直立性低血压、尿潴留、皮肤瘙痒及与硬膜外导管有关的感染等。硬膜外镇痛在临床中虽然有很好的镇痛效果，但由于快速康复外科的发展，再加上硬膜外血肿/脓肿、低血压、尿潴留等并发症的发生，让硬膜外镇痛管理遇到很多挑战，使其在临床上的应用越来越少。

2.蛛网膜下隙给药镇痛

单次蛛网膜下隙注射阿片类镇痛药及局部麻醉药可以获得 24 小时以上的镇痛效果，其起效时间与所给阿片类镇痛药的脂溶性呈正相关。亲水性阿片类镇痛药(吗啡)起效比较慢，镇痛时间长，但由于其具有向头端扩散的作用，其不良反应如呼吸抑制、恶心呕吐等不良反应发生率高。亲脂性阿片类镇痛药(芬太尼、舒芬太尼)用于蛛网膜下隙注射，镇痛作用起效迅速，且由于药物从脑脊液清除比较快，限制了向头端扩散，使呼吸抑制、恶心呕吐等不良反应发生率低，因此更适用于鞘内镇痛。

(三)神经阻滞镇痛

随着对加速康复理念认识的深入，神经阻滞广泛应用于临床麻醉和术后镇痛，而且由于超声技术和神经刺激定位仪的应用，使神经阻滞的准确性得到了很大提高。只要是手术创伤部位的支配神经能被阻滞的，都可以使用该技术。周围神经阻滞是目前镇痛性价比最高、不良反应相对较少的一种镇痛方法，有肋间神经阻滞、臂丛神经阻滞、腰丛神经阻滞、末梢神经浸润阻滞等多种方法。一般选择长效、对运动影响小、毒性低的局部麻醉药，也可以联合应用阿片类镇痛药。阿片类镇痛药和局部麻醉药或非阿片类镇痛药(可乐定等)联合应用于神经阻滞时，镇痛作用时间明显延长。

1.躯体外周神经阻滞

躯体外周神经阻滞可用于乳腺、胸、腹部及盆腔手术的多模式镇痛，包括椎旁阻滞(paravertebral block，PVB)、胸神经阻滞(pectoral nerves block)、前锯肌平面阻滞(serratus anterior plane，SAP)、腹横肌平面阻滞(transversus abdominis plane，TAP)。超声技术的发展完善了神经阻滞导管置入技术，单次阻滞或进行连续阻滞均可提供良好的镇痛效果，还可以减少患者围术期阿片类药物的用量，降低相应并发症的发生率。

2.四肢外周神经阻滞

应用于四肢的骨、软组织手术等术后镇痛。包括臂丛神经阻滞、股神经和坐骨神经阻滞、收肌管阻滞和腰丛阻滞等。局部麻醉药选用 0.25%～0.50%罗哌卡因，可置管进行连续性给药。在应用时需考虑技术的成熟度、所使用的超声仪器特点及是否需借助神经刺激仪，并要注意不恰当的外周神经阻滞也可能造成神经损伤、出血、局部或全身感染及局部麻醉药中毒等并发症。

（四）关节内镇痛与胸膜间局部镇痛

关节内镇痛可以用于肩关节镜、膝关节镜检查和手术等的镇痛。跟肌肉注射吗啡相比，在关节腔内注入吗啡可以明显延长术后镇痛时间。此外，局部麻醉药、可乐定、NSAIDs 等也可以用于关节腔内镇痛，联合应用长效局部麻醉药和吗啡是目前认为关节内镇痛的最佳选择。

胸膜间局部镇痛是经皮或术中直视将导管置入脏层和壁层胸膜间，然后注入局部麻醉药镇痛的一种镇痛方法，主要是通过逆向弥散机制让局部麻醉药进入胸膜下的薄层肌肉，达到阻滞胸膜上的神经末梢、胸膜内交感神经链、内脏神经及单侧多数肋间神经来起到镇痛效果。此镇痛方法的优点是操作简单、镇痛效果好、不良反应少，但是局部麻醉药可能会因负压吸引而丢失大部分，且可能因术侧肺活动减弱而胸膜间扩散受限，因此这种镇痛方法不适用于开胸手术后的镇痛。

（五）患者自控镇痛（patient controlled analgesia，PCA）

PCA 是目前手术后镇痛最常用和最理想的方法，适用于手术后中到重度疼痛。该技术是由麻醉医生根据患者身体情况、手术情况和预测的疼痛程度，先设定镇痛药物的种类和剂量，配制成 PCA 泵，患者本人通过一个易于操作的按压扭，间断控

自控式镇痛泵的护理PPT

制需要的镇痛药，以迅速达到缓解或解除疼痛目的。PCA 的主要优点是给药符合镇痛药物的药代动力学原理，更容易维持最低有效镇痛药浓度；可真正做到及时、迅速镇痛，基本解决了患者对镇痛药需求的个体差异；有利于患者在任何时刻、不同疼痛强度下获得最佳镇痛效果；减轻了疼痛所致的不良反应，如应激、心肌缺血、肺不张及延迟功能锻炼。PCA 常用给药途径有静脉 PCA（PCIA）、硬膜外 PCA（PCEA）、皮下 PCA（PCSA）和外周神经阻滞 PCA（PCNA）。

1. PCIA

PCIA 采用的主要镇痛药有阿片类药，如吗啡、羟考酮、舒芬太尼、氢可酮、芬太尼、布托啡诺、地佐辛及曲马多或氟比洛芬酯、酮咯酸等。此外，氯胺酮、可乐定和右美托咪定等也可以联合用于 PCIA，主要是协同镇痛及预防术后慢性疼痛。为了防止术后出现胃肠道反应，还可以加入止呕类药物。

2. PCEA

PCEA 适用于术后中、重度疼痛。常采用低浓度罗哌卡因或布比卡因等局部麻醉药复合芬太尼、吗啡、布托啡诺等药物。舒芬太尼与罗哌卡因或布比卡因行外周神经阻滞，能达到镇痛而对运动功能影响轻的目的，较适合于分娩镇痛和需功能锻炼的下肢手术。

3. PCSA

PCSA 适用于静脉穿刺困难的患者。药物在皮下可能有存留，如阿片类药物生物利用度约为静脉给药的 80%。PCSA 起效慢于静脉给药，镇痛效果与 PCIA 相似，如采用留置导管应注意可能发生导管堵塞或感染。常用药物为吗啡、曲马多、羟考酮、氯胺酮和丁丙诺啡。哌替啶具有组织刺激性不宜用于 PCSA。

4. PCNA

PCNA 是在神经干、丛、节的周围留置导管，采用 PCA 持续给药，阻滞神经冲动传导，使所支配的区域产生麻醉作用的方法。

(六)非药物镇痛

1. 经皮电刺激

经皮电刺激疗法对急性术后疼痛有一定的疗效，可作为多模式围术期镇痛来增加镇痛药物的效果，其产生镇痛作用的机制可能与激动内源性脑啡肽及 5-羟色胺的作用、调节脊髓伤害性冲动等有关，优点是无创、操作简便和不良反应少。

2. 针刺疗法

针刺疗法不仅可以治疗疾病，也可以缓解急性术后疼痛。中医认为针灸穴位治疗是通过疏通经脉等，让机体血气疏通而产生镇痛的效果，其优点是器材简单、操作容易且费用低廉。

3. 心理治疗

疼痛是一种复杂的不愉快感受与情感体验，与人的心理因素有关，研究表明认知行为和行为学治疗可以有效缓解疼痛。患者对手术麻醉的认知可能会引起心理应激，使其成为影响术后疼痛的重要因素。因此，术前、术中及术后都应对患者实行心理治疗，关爱患者，做好解释及宣教，教会患者使用呼吸镇痛法、松弛镇痛法、音乐镇痛法及转移镇痛法等心理治疗方法，安慰鼓励患者，消除患者焦虑情绪和恐惧心理。

4. 其他

冷、热敷疗法也是临床中比较常用的两种物理治疗方法。冷刺激可以使小动脉收缩及毛细血管通透性减少，从而减少渗出，也可以抑制组织细胞的活动，减慢神经末梢对疼痛的传导速度，从而降低其敏感性达到缓解疼痛的效果。热疗法可以降低痛觉神经的兴奋性，提高疼痛的阈值，并加速组胺的释放，从而消除水肿，缓解疼痛。一般在炎症初期可以选择冷敷疗法，在没有渗血及出血的情况下可以选择热敷疗法。

三、术后镇痛的护理

术后疼痛受患者的个体差异性、治疗的被动性、镇痛知识的局限性及护士评估的差异性等多种因素的影响，有着一定的特殊性，故对护理提出了更高的要求。

(一)术后疼痛的管理目标

很多患者对手术后镇痛存在着担心和顾虑，一方面认为手术后疼痛不能避免，另一方面也担心镇痛药物的不良反应会影响康复，宁愿忍受疼痛而不愿意使用镇痛药物；此外，有些医务人员本身缺乏完整的镇痛知识，这就导致患者手术后疼痛控制不理想，没有达到满意的镇痛效果。因此，设立手术后疼痛管理的目标就很有必要。

1. 最大限度地镇痛

最大限度地镇痛包括手术后即刻镇痛，使镇痛无空白期，及时控制突发性疼痛，防止转化为慢性疼痛，持续有效地镇痛，减轻患者术后疼痛。

2. 最佳的躯体和心理功能

手术后镇痛目标不仅要使患者保持安静和睡眠时无痛，还要尽可能使患者运动时无痛，提高患者功能锻炼的依从性及有效性，促进患者早期功能康复。

3. 最佳的生活质量和患者满意度

患者的镇痛期望值、受教育程度等因素都会影响患者对镇痛效果的满意度，通过术后疼痛管理，对患者及其亲属进行疼痛管理培训；为出院患者制订疼痛管理计划，有效控制患者术后疼痛，提高患者术后镇痛效果，使患者达到最佳的生活质量和最好的患者满意度。

4. 最小的不良反应和最佳的镇痛效果

镇痛治疗包含药物、神经阻滞、自控镇痛等多模式镇痛。药物镇痛可能出现呼吸抑制、恶心、呕吐、便秘、皮肤瘙痒等症状；神经阻滞治疗可能出现局部麻醉药中毒、气胸、喉返神经阻滞等不良反应。规范化镇痛管理是指早期、持续、有效、最大程度地消除疼痛，减少药物及镇痛措施带来的不良反应。

(二) 术后疼痛的评估

患者术后疼痛程度具有个体化差异，受个体体质、耐受性、心理特点、注意力、精神状态等多种因素的影响。疼痛强度与手术损伤程度之间没有明显的线性关系，如小的损伤可以导致剧烈的疼痛。疼痛评估应当在术后规律进行，如大手术后48~72小时内，一般每4~6小时评估1次，并做好护理记录。使用PCA泵的患者还要了解按压次数、是否寻求其他药物镇痛措施等，并持续观察评估与记录，密切观察药物不良反应。疼痛加剧的原因可能是由于术后并发症，也有可能是镇痛不足，若为前者，需严密观察患者生命体征变化，及时进行评估和治疗；若为后者，需加强镇痛措施。临床上常用的对疼痛自然属性进行评估的方法有行为测定法、主观测定法及生理指标测定法。每种评估方法都从不同角度对疼痛程度及性质进行评估，为了使评估更准确、客观，应使用多种方法来综合评估。

1. 行为测定法

手术后疼痛会对个体的生理和心理状态都造成一定的影响，患者可表现为举止和行为异常，如肌紧张度、面部表情和躯体姿势等改变。主要表现在以下几个方面。

(1) 功能限制/障碍：如过多躺卧、静止不动等。

(2) 反射性痛行为：如呻吟、叹气、烦躁不安、惊恐等。

(3) 自发反应：为了减轻疼痛进行主动行为，如抚摸疼痛部位、不准他人触碰身体某部位或将身体固定于某种特殊姿势等。

(4) 睡眠习惯改变：表现为失眠或易醒等。

对语言沟通和意识障碍患者，主要通过观察患者行为表现来评估疼痛。常用的评估工具有疼痛行为量表（behavioral pain scale，BPS）、重症监护疼痛观察工具（critical-care pain observation tool，CPOT）等。具体见第十一章第一节中的"疼痛动态评估与记录"内容。

2. 主观测定法

疼痛是一种主观感觉，因此患者对疼痛进行自我描述是评估的"金标准"，但是患者的表述受到语言表达能力、认知、个体倾向性等影响，所以这种评估方法有一定的局限性。一般可以根据需要选用长海痛尺、脸谱法、数字疼痛量表（numeric rating scala，NRS）、0~5级描述性疼痛量表（verbal rating scale，VRS）、视觉模拟评分量表（visual analogue scala，VAS）等评估工具。

3. 生理指标测定法

手术后疼痛评估还可以选用生理指标测定法，这种评估方法属于间接评估法。术后疼痛可以引起自主神经的改变，导致患者呼吸、心率、血压及局部皮肤温度等发生变化，这样可以间接反应疼痛程度，但是手术应激反应也会表现出相类似的生理指标改变，因此不具备疼痛特异性，护士应密切观察患者生命体征变化并记录，其结果可以结合其他评估方法对患者疼痛程度进行综合评估。

（三）术后疼痛的护理

1. 规范的疼痛评估

疼痛评估的关键在于疼痛的位置、性质、程度、持续时间及间隔时间，还有使疼痛加重或缓解的因素、发作时的环境以及应用镇痛药物后的效果等。而患者主诉是获取这些信息的最可靠方法，护士应主动询问患者疼痛的情况并认真倾听患者的主诉，及时准确地评估和记录疼痛的性质和程度。对于术后使用呼吸机支持呼吸或留置人工气道无法用语言表达疼痛的患者，护士可通过脸部表情、头部及四肢活动等体态语言了解患者的疼痛状态。因此，护士应采用正确的疼痛评估方法对患者进行综合评估，以确保疼痛评估的结果准确、客观，并运用规范、标准的文书记录，以便于其他医护人员通过记录能更系统地了解患者疼痛的情况及治疗效果。

2. 超前镇痛

有效缓解疼痛可以促进患者早日康复，而超前镇痛可以有效缓解手术后发生的长时间的疼痛。手术后急性疼痛与脊髓后角对伤害性感受的反应、交感-肾上腺素系统的激活、突触功能的改变、神经内分泌反应等有关，超前镇痛可以使这些应激反应减少到最小，并提高机体疼痛的阈值，使阿片类镇痛药的需求量减少。建议手术后在麻醉药物药效尚未消失前根据医嘱及时进行。

3. 多模式镇痛

术后采用多模式镇痛可以减轻患者的疼痛，提高患者术后镇痛的效果，但是需要注意对药物不良反应的观察及镇痛效果的评价。护士还应根据疼痛评估的结果，为患者选择合理有效的镇痛措施，来切实缓解患者的疼痛。通常患者的 NRS 评分<4 分时建议采取非药物的镇痛方法，而 NRS 评分≥4 分时则建议遵医嘱使用镇痛药物。

4. 避免诱发或加剧手术后疼痛的因素

诱发或加剧手术后疼痛的因素主要有：①环境因素，如强烈的光线、高分贝的噪音、特殊的气味、人多嘈杂的环境、闷热的天气、污浊的空气等；②身体因素，不良姿势、低氧状态、药物作用、过度疲劳等；③精神因素，如极度悲伤或恐惧、精神压力过大、性格忧郁等。护理对策：①注意调节病室光线，减少噪音，去除异味，保持适宜的温度和湿度，创造安静舒适的休养环境；②保持良好的体位姿势，定时给患者更换体位，尽量让患者保持舒适状态；③对于因疼痛影响不敢呼吸和咳嗽的患者，应协助患者翻身、拍背，并指导患者有效咳嗽，以减轻咳嗽时的疼痛，防止各种并发症的发生；④加强心理护理，积极寻找并消除影响患者的精神因素，让患者情绪保持稳定、安静状态；⑤分散患者注意力，通过躯体或精神上的活动，让患者转移对疼痛的注意力，如播放悦耳的音乐、创造欢乐的气氛、朗读优秀的文艺作品、与亲近的亲属或朋友进行轻松愉快的对话等。胸痛的患者可以训练规则的腹式呼吸或者让患者闭上眼睛做深呼吸，尽量想象气体进出肺部的情景，以减轻疼痛的困扰。

5. 用药护理

严密观察镇痛药的不良反应，尤其是阿片类镇痛药，其最危险的不良反应是呼吸抑制，应严密监测患者呼吸频率、节律、深度和脉搏血氧饱和度，如出现呼吸抑制可以使用纳洛酮进行拮抗。镇痛治疗后可能出现的并发症有过度镇静、恶心、呕吐、尿潴留、便秘、皮肤瘙痒、呼吸抑制、硬膜外感染和直立性低血压等，护士应加强观察，及时发现并报告，采取相应的处理措施，做好详细记录，以减少并发症的发生。

6. 患者自控镇痛术（PCA）的护理

（1）术前宣教：护士可在手术前告知患者 PCA 泵能减轻术后疼痛，促进机体恢复，以及 PCA 泵的作用原理及可能出现的不良反应，告知患者给药的时机和方式，即应当在感觉疼痛开始时即按自控按键给药，不应等到剧烈疼痛时才给药，以达到最好的镇痛效果。

（2）床旁交接班：患者手术后进入麻醉复苏室或返回病房时，麻醉医生、麻醉护士与病房护士都要认真床旁交接，确保 PCA 泵正常运行。

（3）不同种类 PCA 泵使用注意事项：静脉 PCA 泵应尽量使用单独的静脉通路，以避免和其他液体一起输注时，将管道内镇痛药快速冲入体内而发生危险；连接三通接头时，应将 PCA 泵连接在延长管近端，不可连接在延长管远端。硬膜外 PCA 泵因导管固定在后背，需要让患者保持正确的卧姿，以保持导管的通畅，防止导管牵拉、受压、折断或脱出；硬膜外 PCA 为一种有创的治疗措施，穿刺点应消毒密封，防止感染，护士应定期检查，出现感染征象时，应通知麻醉医生查看患者，遵医嘱用抗生素软膏涂抹穿刺点。

（4）术后详细宣教：告知患者 PCA 泵要低于心脏水平位置，不要接近磁共振仪；患者活动时不要牵拉 PCA 泵管道防止脱出；患者可根据疼痛程度使用自控按键给药，告知患者 PCA 泵的给药总量已控制，给药的间隔时间也已锁定，不会发生药物过量的现象，消除其顾虑与担忧心理。

（5）护士应对术后使用 PCA 泵的患者按时进行疼痛评估，详细记录用药剂量及镇痛效果，如果疼痛未减轻，应及时通知麻醉医生酌情调整 PCA 泵药物剂量。

（6）不良反应的观察：①呼吸抑制，患者可表现为意识状态改变、嗜睡、呼吸频率≤8 次/min，血氧饱和度<90%，护士应立即报告医生，唤醒并鼓励患者自主呼吸，同时予以面罩给氧 6 L/min，遵医嘱予以纳洛酮拮抗，并加强监护，病情严重者需要进行辅助或控制呼吸。②恶心、呕吐，这是使用 PCA 泵的患者最常见的不良反应，如果出现呕吐，患者头应偏向一侧，应立即清除呕吐物，以防误入气管，也可遵医嘱用甲氧氯普胺（胃复安）等药物治疗。③尿潴留，多见于男性，视病情需要可以留置导尿管并做好导尿管的护理，导尿管可在镇痛结束后予以拔除。④胃肠蠕动抑制，镇痛药物会减慢胃肠蠕动，护士应观察患者肠鸣音、排气、排便等胃肠蠕动情况，病情允许的情况下可以鼓励患者早活动、多活动，能进食的患者可以鼓励其多吃水果、蔬菜或行腹部按摩以促进胃肠蠕动。

7. 健康指导

疼痛的多因素性和主观性决定了患者自身参与疼痛管理的重要性，因此应当加强疼痛的健康教育，让患者了解疼痛的相关知识，使患者能主动参与疼痛的治疗和护理，达到最佳的镇痛效果。

（1）术前疼痛教育：护士可通过术前访视向患者讲解手术后可能会发生的疼痛及镇痛的必要性，让患者对手术后疼痛有正确的认识，消除患者的顾虑和担心，使之能积极主动地配合镇痛治疗，提高术后镇痛的效果。

（2）向患者讲述疼痛对机体所产生的不利影响、疼痛的诱发因素及负面情绪对疼痛的影响。指导患者准确地表达疼痛的部位、性质、强度、持续时间及伴随症状，以及这些表达对有效镇痛的意义。

（3）让患者知道术后大部分疼痛是可以缓解的，有很多种镇痛方法可供选择，无须过多担心和顾虑。告知患者及其亲属镇痛药的作用、可能出现的不良反应、镇痛的效果等，解除患者对使用镇痛药的排斥心理。指导患者使用非药物镇痛方法，如身体放松、听音乐、想象、热疗、冷敷等，以协同来加强镇痛药物的效果。

第三节　癌性疼痛管理

癌性疼痛是由于癌症、相关病变及其相关治疗所引起的疼痛体验。癌性疼痛通常为慢性疼痛，是癌症患者常见的临床症状。难治性癌性疼痛是指肿瘤本身或肿瘤相关因素导致的疼痛，经过规范化药物治疗 1~2 周疼痛缓解不满意和（或）不良反应不可耐受的癌性疼痛。

一、癌性疼痛的原因

发生癌性疼痛的原因主要包括躯体因素和社会心理因素两大方面。

（一）躯体因素

1.肿瘤相关性疼痛

肿瘤直接压迫神经组织、肿瘤转移、病理性骨折、侵及胸膜可导致胸痛、梗阻，入侵血管致动脉闭塞、静脉淤血，刺激血管壁层神经感受器而导致疼痛等。

2.抗肿瘤治疗相关性疼痛

抗肿瘤治疗相关性疼痛常由手术、创伤性操作、放射治疗、其他物理治疗及药物治疗等抗肿瘤治疗所致。如化疗可出现药物外渗导致组织坏死，放疗后可能出现带状疱疹，以及手术、穿刺活检等引起的组织损伤可引起疼痛。

3.非肿瘤因素所引起的疼痛

由非肿瘤因素所引起的疼痛，比如某些疾病导致的疼痛例如糖尿病末梢神经痛、风湿痛、痛风等。

4.肿瘤因素间接所引起的疼痛

患者因肿瘤而生活自理能力低下，如长期卧床所致的压力性损伤、便秘等所引起的疼痛。

（二）社会心理因素

对于癌症患者来说，容易产生恐惧、焦虑、绝望、愤怒等主观感受，而这些往往会引起甚至加重患者的疼痛体验，若不能得到及时的治疗，患者在躯体和心理上可能会形成双重的恶性循环，最终造成严重的身心障碍。

二、癌性疼痛治疗的基本方法

因癌性疼痛的病因复杂，当前控制癌性疼痛的方法主要包括药物治疗、神经阻滞、物理治疗、中医、手术、心理治疗等。应针对患者病情状况，采用多形式综合疗法治疗疼痛，一般以药物治疗为主，辅以其他方法。

（一）药物治疗

药物治疗是癌痛治疗最常用的方法。选择镇痛药物时注意以下几方面：①诊断明确，以免因镇痛而掩盖患者病情，造成误诊，例如急腹症；②明确疼痛的病因、部位、性质以及对镇痛药的反应，为患者选择有效的镇痛药，以达到满意的治疗效果；③治疗同时，应密切观察患者用药后的情况，如发生药物不良反应，需要积极处理，以免患者因不适而拒绝用药。

1.药物治疗基本原则

根据世界卫生组织（WHO）《癌痛三阶梯镇痛治疗指南》，癌痛药物镇痛治疗的五项基本原则如下。

（1）口服给药：口服给药方便，也是最常用的给药途径；还可以根据患者的具体情况选用其他给药途径，包括静脉、皮下、直肠和经皮给药等。

（2）按阶梯用药：根据患者疼痛程度，有针对性地选用不同性质、作用强度的镇痛药物。轻度疼痛者可选用非甾体类抗炎药物；中度疼痛者可选用弱阿片类药物或强阿片类药物，并可合用非甾体抗炎药；重度疼痛者选用强阿片类药物，并可合用非甾体抗炎药/激素类/抗抑郁药/抗惊厥药等。

（3）按时用药：指按规定时间间隔，规律性给予镇痛药。按时给药有助于维持稳定、有效的血药浓度。目前，缓释药物的使用日益广泛，建议以速释阿片类药物进行剂量滴定，以缓释阿片药物作为基础用药的镇痛方法；出现爆发痛时，可给予速释阿片类药物对症处理。

（4）个体化给药：指按照患者病情和癌痛缓解药物剂量，制订个体化用药方案。由于患者个体差异明显，在使用阿片类药物时，并无标准的用药剂量，应当根据患者的病情，使用足够剂量的药物，尽可能使疼痛得到缓解。

（5）注意具体细节：对使用镇痛药的患者要加强监护，密切观察其疼痛缓解程度和机体反应情况，注意药物联合应用时的相互作用，并且及时采取必要措施尽可能减少药物的不良反应，以提高患者的生活质量。

2. 常用镇痛药物类型

（1）阿片类镇痛药：阿片类镇痛药又称为麻醉性镇痛药，它能提高患者的痛阈从而减轻或消除疼痛，一般不产生意识障碍，除非剂量大可产生睡眠或麻醉，常见不良反应主要包括便秘、恶心呕吐、呼吸抑制、尿潴留等。目前常见的阿片类镇痛药如下。

①吗啡（morphine）：世界卫生组织（WHO）推荐吗啡作为重度疼痛的标准用药，并把医用吗啡消耗量作为衡量一个国家癌痛治疗状况的重要指标。吗啡口服后易从胃肠道吸收，部分经肝脏代谢进入体循环，在肝细胞内与葡萄糖醛酸结合而失去药理作用，故口服生物利用度较低。临床应用吗啡主要用于治疗中到重度各种急、慢性疼痛，以及癌性疼痛、麻醉前给药、术后镇痛以及血压正常的心肌梗死和内脏绞痛等。成人常用剂量为8~10 mg，皮下或肌肉注射。休克患者及老年体弱患者剂量应适当酌减。

②可待因（codeine）：又称甲基吗啡，属弱效阿片类药物。口服后容易吸收，在肝中代谢主要是脱甲基，一部分脱甲基后形成去甲可待因，约10%转化为吗啡，其余部分在肝内结合排出体外。镇痛作用强度为吗啡的1/6，持续时间与吗啡相似，在镇痛效应达到一定程度后，再增加剂量，效应也不增加。主要用于中等程度的疼痛。

③芬太尼（fentanyl）：是纯阿片受体激动药，镇痛效果强，是吗啡的80~100倍，但持续时间短，仅为30分钟。一般均能引起呼吸抑制，肌肉僵硬，主要表现为呼吸频率减慢，注射后5~10分钟最明显，持续约10分钟。主要用于临床麻醉，可作为复合全身麻醉药的组成成分，还可用于术后镇痛。

④盐酸羟考酮缓释片（奥施康定）：适用于中度和重度的慢性疼痛患者，包括癌性疼痛和非癌性疼痛。是纯阿片受体激动剂，无极量封顶效应。口服用药吸收较充分，吸收几乎不受食物种类及胃肠道 pH 的影响和干扰。

⑤硫酸吗啡缓释片（美施康定）：为强效中枢性镇痛药，作用时间可持续12小时，可减少用药次数，其稳定性高，结合力强，镇痛疗效更好，方便长期服用。

（2）非阿片类镇痛药：主要是非甾体抗炎药（NSAIDs）、中枢性镇痛药和其他类型的镇痛药等，为了提高非阿片类药物的疗效，可增加剂量，但超过极限，不能产生额外镇痛作用。这种现象被称为"天花板效应"或"剂量限制性毒性反应"即药物剂量增加，毒性反应也随之增加，而疗效不增加。该类药物常见不良反应主要有消化道溃疡、血小板功能异常、肾毒性、肝功能障碍、过敏反应等。

①阿司匹林（aspirin）：主要作用包括解热镇痛、抗风湿、术后疼痛的预防、术后镇痛等。

②醋氨酚（acetminophen，paracetamol）：又名扑热息痛。解热镇痛作用缓和、持久，强度类似阿司匹林；它的抗炎作用弱，特别是无抗血小板功能。

③保泰松（phenylbutazone）：属吡唑酮类。具有较强的抗炎、抗风湿作用，但解热镇痛作用较弱。主要用于风湿性和类风湿关节炎、强直性脊柱炎。

④吲哚美辛（indomethacin，indocin）：又名消炎痛。口服迅速吸收，1~4 小时后血药浓度达峰值。消炎痛有良好镇痛作用，50 mg 消炎痛的镇痛效果相当于 600 mg 的阿司匹林。但不良反应较多，一般不常规用于镇痛或解热，故仅用于其他药物不能耐受或疗效不显著的病例。

⑤布洛芬：又称异丁苯丙酸（ibuprofen）。具有抗炎、解热及镇痛作用，对炎性疼痛比创伤性疼痛效果好，胃肠反应很少，患者耐受良好。

⑥酮咯酸（ketordac）：是一种不成瘾的非甾体抗炎药，有显著镇痛、消炎作用。

⑦曲马多（tramadol）：口服吸收良好，长期应用不成瘾。适用于中、重度急慢性疼痛。

（3）辅助类药物：是指一些非镇痛药物，在疼痛治疗的任何阶段都可以使用，这类药物可用于提高阿片类药物的镇痛效果，减少阿片类药物的用量，对于常规镇痛药不能控制的难治性疼痛辅助治疗显得尤为重要。

①三环类抗抑郁药物：用于慢性肌肉骨骼和/或神经病理性疼痛、失眠、镇痛，具有部分阿片样作用、抗抑郁作用。全身情况衰竭患者应慎用。代表药物：阿米替林、去甲阿米替林、多虑平。

②抗惊厥药物：用于神经病理性疼痛有一定疗效，由于抗惊厥药物的不良反应可能更大，因此通常用于抗抑郁药物治疗无法缓解疼痛时。代表药物：加巴喷丁、奥卡西平、卡马西平。

③皮质激素：能提高吗啡等药物的镇痛作用，有抗炎、减轻炎症和肿瘤周围水肿等作用。对炎性疼痛、骨转移和肿瘤破坏神经结构所致的疼痛有效。代表药物：地塞米松、泼尼松等。

（二）神经阻滞疗法

神经阻滞疗法具有起效迅速、效果确切、不良反应少及安全价廉的优点，是国内外疼痛诊疗的主要治疗手段。主要作用机制有阻断痛觉的神经传导通路、预防/阻断疼痛的恶性循环、改善疼痛区域的血液循环、抗炎症作用等。神经阻滞疗法可应用于各种急性疼痛、各慢性疼痛、癌痛和一些非疼痛性疾病。对于不合作者、有感染病灶或全身重症感染者、对治疗药物过敏者、有出血倾向或行抗凝治疗者、病情危重患者应禁止应用。

(三)物理镇痛

物理镇痛是应用各种人工的物理因子作用于患病机体，引起机体的一系列生物学效应，促使疾病康复的方法。包括电疗法、光疗法、超声波和冲击波治疗、冷疗和温热疗法、磁疗法、水疗法、生物反馈疗法等。

(四)中医疗法

中医在疼痛治疗中宜本着治病求本的原则，分别采取通与补的方法，且手段灵活而丰富，可内服中药、针灸按摩、药物外洗、熏、敷、膏、贴、热熨等，都有显著的镇痛效果。

(五)手术疗法

手术镇痛主要用于顽固性晚期癌痛和非手术治疗无效的慢性顽固性疼痛，包括外周神经切断术、脊髓神经前根或后根切断术、交感神经切断术、垂体破坏术、丘脑部分核破坏术、三叉神经感觉根切断术等。

三、癌性疼痛的护理

(一)疼痛评估与筛查

见第十一章第一节中的"疼痛动态评估与记录"内容。

(二)用药护理

1. 正确给药

慢性疼痛首选口服给药，出现持续不缓解的疼痛危象时可经皮下或静脉给药。按时给予控/缓释制剂控制患者的基础疼痛，按需给予即释制剂控制爆发痛。芬太尼透皮贴剂常选用的部位是躯干或上臂未受刺激及未受照射的平整皮肤表面，局部不能使用刺激皮肤或改变皮肤性状的用品，不能接触热源；透皮贴剂禁止刺破或剪切使用；每72小时更换1次，并更换粘贴部位。

2. 自控镇痛泵的使用和护理

见第十一章第二节中的"患者自控镇痛术(PCA)的护理"内容。

3. 观察药物不良反应

长期大剂量服用非甾体类抗炎药物存在上消化道出血、血小板功能障碍、心肝肾毒性的危险。因此，需要观察患者有无出血征象，并监测心肝肾功能。阿片类药物的不良反应有便秘、恶心呕吐、意识障碍或呼吸抑制等。常见的阿片类不良反应与护理如下。

(1)便秘：是阿片类药物最常见的不良反应。该类药物可抑制肠蠕动并使肠道腺体分泌减少，用药期间应注意观察患者排便情况，鼓励患者多进食粗纤维食物、多饮水、适当增加活动量，可使用乳果糖等通便药物对便秘予以预防性治疗。

（2）恶心呕吐：阿片类药物刺激大脑的中枢化学感受器，导致前庭神经敏感性增加以及胃排空延缓，从而出现恶心、呕吐。因此在使用阿片类药物 1 周内，可预防性地使用镇吐药物，保持患者口腔清洁，并予以心理支持。

（3）呼吸抑制：阿片类药物可降低呼吸中枢对 PCO_2 的敏感性，导致患者呼吸缓慢并且不规律。若患者出现严重呼吸抑制，可使用吗啡拮抗药纳洛酮进行解救，并密切观察患者生命体征变化。

（4）尿潴留：尿潴留发生率低，可采取诱导排尿法或者热敷会阴部或热水冲洗会阴部，排尿时用手按压膀胱部位增加膀胱内压力，必要时进行导尿。

（5）嗜睡及过度镇静：患者发生持续嗜睡或过度镇静时，应减少阿片类药物用药剂量，或增加用药次数，减低用药量，或换用其他镇痛药物等，必要时可给予兴奋剂如咖啡因。

（三）非药物护理

1. 心理护理

癌痛患者承受着巨大的身心痛苦，长期疼痛的折磨会让患者出现不良的心理反应，其中抑郁和焦虑情绪最为常见，此外还有相当一部分患者会出现愤怒、恐惧及其他心理问题。因此心理护理对于晚期癌痛患者尤为重要。医护人员及照护人员可通过聆听、陪伴、同理、听音乐、画画、旅游、亲友聚会、放松、冥想等方式给予患者心理支持，让患者感受到关爱，以树立战胜疾病的信心。

2. 音乐疗法

音乐疗法是通过哼唱、聆听音乐等方式，来分散患者对疼痛的注意力，以降低其疼痛感受。音乐优美的旋律和节奏能带给患者精神享受、增加其舒适感、可改变其情绪并使其精神振奋，可缓解癌症患者的焦虑、悲伤等情绪。舒适、轻松、欢快的音乐，使人心潮激荡，进入一个忘我的境地，从而减轻疼痛。

3. 分心镇痛法

分心镇痛法可分散注意力，其本质是使患者的注意力从疼痛或伴有的不良情绪中转移到其他刺激上，以抑制患者对疼痛的注意，是对痛觉的一种阻断和屏蔽，也是一种简便、经济的非药物镇痛治疗措施，如做游戏、阅读、聊天等。分散注意力疗法通常用于缓解轻中度癌症疼痛，在重度癌症疼痛治疗中效果减弱。

4. 舒适照护

加强患者舒适照护，尽量为患者提供环境舒适、身体舒适、心理社会支持等，在病情允许的情况下鼓励患者进行适当下床活动，加强功能锻炼，防止各种并发症的发生。

（四）健康教育与随访

1.正确认识癌痛，掌握疼痛自评方法

告知患者药物治疗可以有效控制疼痛，鼓励患者主动表达疼痛感受；向患者解释阿片类药物的特性，消除患者对用药成瘾的顾虑，提高其治疗依从性。教会患者掌握疼痛自我评估的方法，每次使用的方法要保持一致。

2.指导正确用药

告知患者应在医生指导下用药，不可自行调整用药剂量和频率；口服缓释制剂的药物应整片吞服，不能掰开、碾碎服用；为避免胃肠道不适，非甾体类抗炎药物应在饭后服用；正确掌握透皮贴剂的使用方法。

3.患者随访

通过随访对癌痛患者进行全程管理，出院1周内进行第1次随访，疼痛缓解可1~2周随访1次。随访内容包括：疼痛控制总体情况，有无出现爆发痛，目前疼痛评分、疼痛部位与性质、服药情况以及不良反应等。

练习题

（王英　夏月峰　李小玲　陈婕君）

参考文献

[1] 刘俊杰，赵俊.现代麻醉学[M].2版.北京：人民卫生出版社，1997.

[2] 郭曲练，姚尚龙.临床麻醉学[M].4版.北京：人民卫生出版社，2016.

[3] 于布为.中国麻醉学科发展60周年概要[J].上海医学，2009(11)：941-943.

[4] 王伟，王新，范祯祯.中医麻醉历史、现状和前景[J].甘肃科技，2011，27(20)：177-179.

[5] Anaya-Prado R, Schadegg-Pea D. Crawford Williamson Long: the true pioneer of surgical anesthesia[J]. Invest Surg, 2015, 28: 181-187.

[6] 李洪.我国麻醉学科未来的发展与微创麻醉[J].重庆医学，2018，47(6)：721-723.

[7] 曹君利.新时代背景下我国麻醉学科人才队伍建设的挑战与对策[J].中华麻醉学杂志，2019(9)：1033-1036.

[8] 赵自刚，冯姐姐，郭睿，等.《麻醉学专业导论》课程教学体系的构建、实践与评价[J].医学教育管理，2021，7(2)：138-142.

[9] Staben M, Raiten J, Lane-Fall M, et al. Development of an Anesthesiology Disaster Response Plan[J]. Anesthesiol Clin, 2021, 39(2): 245-253.

[10] 周明华，谭红，赵大仁.基于政策工具视角的我国麻醉医疗服务政策分析[J].医学与社会，2020，33(6)：53-56.

[11] 刘保江，晃储璋.麻醉护理学[M].北京：人民教育出版社，2013.

[12] 关丽娜，杨建军，张亚云.高级麻醉护士的发展现状[J].中华麻醉学杂志，2021(1)：108-110.

[13] 方郁岚，李金鑫，姜顺顺，等.以IFNA国际标准为基础的麻醉专科护士培训管理[J].中国教育技术装备，2020(6)：129-132.

[14] 赵秀芳，康荣.国外麻醉护士执业标准、执业范围和继续教育发展现状[J].护理研究，2021(4)：639-642.

[15] 王戈.麻醉科护士岗位胜任力现状及影响因素研究[D].沈阳：辽宁中医药大学，2020.

[16] 阮洪.对中国麻醉护理发展趋势的思考[J].上海护理，2019(1)：1-3.

[17] 中华医学会麻醉学分会.麻醉后监测治疗专家共识[J].临床麻醉学杂志，2021，37(1)：89-94.

[18] 中华人民共和国国务院.麻醉药品和精神药品管理条例(2016修订)[EB/OL].[2018-08-30](2021-08-01).http://www.nhc.gov.cn/fzs/s3576/201808/8f19c4bd124f4eae9506aefb9cfd9c74.shtml.

[19] 国家卫生健康委员会办公厅.国家卫生健康委办公厅关于加强医疗机构麻醉药品和第一类精神药

品管理的通知[EB/OL].[2020-09-15]（2021-08-01）.http://www.nhc.gov.cn/yzygj/s7659/202009/ee4a21c2756f440e98f78d2533d7539a.shtml.

[20] 国家卫生健康委员会医政医管局.关于印发加强和完善麻醉医疗服务意见的通知[EB/OL].[2018-08-17]（2021-08-01）.http://www.nhc.gov.cn/yzygj/s3594q/201808/4479a1dbac7f43dcba54e6dce873a533.shtml.

[21] 国家卫生健康委员会医政医管局.国家卫生计生委办公厅关于医疗机构麻醉科门诊和护理单元设置管理工作的通知[EB/OL].[2017-12-12]（2021-08-01）.http://www.nhc.gov.cn/yzygj/s3593/201712/251fb61008bc487797ed18a3a15c1337.shtml.

[22] 国家卫生健康委员会医政医管局.国家卫生健康委办公厅关于印发麻醉科医疗服务能力建设指南（试行）的通知[EB/OL].[2019-12-16]（2021-08-01）.http://www.nhc.gov.cn/yzygj/s3594q/201912/7b8bee1f538e459081c5b3d4d9b8ce1a.shtml.

[23] 毛仲炫,刘敬臣.广西麻醉学科基本建设现状的调查分析[J].国际麻醉学与复苏杂志,2014(35):764-768.

[24] 盛丽乐,兰星,谭芳,等.麻醉后监护室护理质量敏感指标的构建[J].中华护理杂志,2020,55(6):805-810.

[25] 韩文军,邓小明,曾因明.浅议我国麻醉学科护理单元的建设与管理[J].国际麻醉学与复苏杂志,2019,40(10):899-902.

[26] 杨琳,杨志英,阮洪.2008—2018年我国麻醉护理文献计量学分析[J].临床麻醉学杂志,2020,36(8):804-807.

[27] 兰星,杨磊,伍静,等.新型冠状病毒肺炎流行期间麻醉科的感染控制:武汉协和医院的经验[J].中华麻醉学杂志,2020,40(3):267-270.

[28] 张羽冠,陈思,申乐,等.麻醉医生手卫生现状与手术部位感染控制的研究进展[J].临床麻醉学杂志,2016,32(4):404-405.

[29] Randmaa M, Engström M, Swenne C L, et al. The postoperative handover: a focus group interview study with nurse anaesthetists, anaesthesiologists and PACU nurses[J]. BMJ Open. 2017; 7(8): e015038. Published 2017 Aμg 4.

[30] Tun K S, Wai K S, Yin Y, et al. Postoperative handover among nurses in an orthopedic surgical setting in Myanmar: a best practice implementation project[J]. JBI Database System Rev Implement Rep, 2019, 17(11): 2401-2414.

[31] 程智刚,王云姣,李靖怡,等.加强麻醉恢复室管理提高围术期患者安全[J].临床麻醉学杂志,2021,37(1):5-8.

[32] 王婷,殷小容,刘连群.浅谈麻醉科手术间基数药品的管理体会[J].华西医学,2017,32(10):1594-1596.

[33] 赵云霞,翟秀玲,陈松兰.三级医院护理管理人员与麻醉科主任对麻醉护理质量认同度比较研究[J].中国护理管理,2013,13(4):36-38.

[34] 陈慕瑶,陈旭素,丁红.麻醉专业护理技能培训手册[M].北京:科学出版社,2020.

[35] 韩艳,刘克,史秀宁,等.麻醉恢复室护理手册[M].北京:科学技术文献出版社,2020.

[36] 张可贤,杨清.麻醉专科护士临床工作手册[M].北京:人民卫生出版社,2020.

[37] 邓曼丽,何丽.麻醉恢复室规范化护理工作手册[M].北京:科学出版社,2017.

[38] 吴怡霖,徐海英,王志萍,等.我国麻醉护理单元设置的研究进展[J].中华现代护理杂志,2018,24(36):4362-4365.

[39] 吕晓凡,张转运,华薇,等.麻醉护理多岗位的一体化管理实践[J].护理学报,2019,26(20):11-

14.

［40］王静，顾锦芳，祝华婧，等.医护协同管理模式在麻醉专科护理管理中的应用［J］.中国护理管理，2013，13(9)：110-112.

［41］杨琳，胡嘉乐，Michael D，等.术前麻醉健康教育中存在问题及对策的质性研究［J］.解放军护理杂志，2018，35(5)：33-36.

［42］曾因明.黄人建.麻醉护理学［M］.1版.北京：人民卫生出版社，2018.

［43］马涛洪，韩文军.麻醉护理工作手册［M］.北京：人民卫生出版社，2018.

［44］李凯，熊娟，等.麻醉复苏室转出准备评估指标的构建［J］.护理研究，2019，33(17)：2958-2959.

［45］刘青云，张金萍.麻醉后监测治疗室内全身麻醉苏醒期患者呼吸系统并发症的风险评估与防范［J］.临床研究，2021，16(5)：426-427.

［46］郑刚，赵金.欧美国家麻醉后恢复病房患者评估及转出指南的解读［J］.中华麻醉学杂志，2015，35(3)：269-273.

［47］谢昉，冯艳.围手术期规范化麻醉评估流程在日间手术中的应用［J］.华西医学，2021，36(2)：144-151.

［48］陈小莉，魏利娟，耿素娟，等.心肺转流下冠状动脉搭桥术呼气末二氧化碳分压与心输出量变化的相关性［J］.临床麻醉学杂志，2021，37(3)：282-285.

［49］藏瑞，张艳，温亚.呼气末二氧化碳分压监测在昏迷患者留置胃管中的应用［J］.中国护理管理，2021，21(2)：307-310.

［50］Hill B, Smith C. Central venous pressure monitoring in critical care settings［J］. British journal of nursing (Mark Allen Publishing), 2021, 30(4)：230-236.

［51］李晓东，李甜，邸兴伟.基于肺动脉压力导向的最佳呼气末正压对 ARDS 患者氧合指数及血流动力学的影响研究［J］.中国急救医学，2020，40(7)：619-623.

［52］陈烨，余奇劲.麻醉药物与围术期心电监测［J］.中国药师，2021，24(1)：144-151.

［53］陈军，李勇，薛静.全麻患者拔管前后 12 导联心电图动态监测与分析［J］.山西医科大学学报，2013，44(6)：483-485.

［54］Shepherd J, Jones J, Frampton G, et al. Clinical anaesthesia monitoring (E-Entropy, Bispectral Index and Narcotrend)：a systematic review and economic evaluation［J］. Health Technol Assess, 2013, 17(34)：1-264.

［55］张列亮，徐磊，鲍红光.患者状态指数在麻醉深度监测中的研究进展［J］.中华临床医生杂志(电子版)，2013，000(14)：6652-6654.

［56］Shalbaf R, Behnam H, Jelveh Moghadam H. Monitoring depth of anesthesia using combination of EEG measure and hemodynamic variables［J］. Cognitive Neurodynamics, 2015, 9(1)：41-51.

［57］John D D, Dahaba A A, LeManach Y. Advances in anesthesia technology are improving patient care, but many challenges remain［J］. BMC Anesthesiol, 2018, 18(1)：39.

［58］Scheeren T W L, Kuizenga M H, Maurer H, et al. Electroencephalography and Brain Oxygenation Monitoring in the Perioperative Period［J］. Anesthesia & Analgesia, 2019, 128(2)：265-277.

［59］Stein E J, Glick D B. Advances in awareness monitoring technologies［J］. Curr Opin Anaesthesiol, 2016, 29(6)：711-716.

［60］Jiang G J, Fan S Z, Abbod M F, et al. Sample entropy analysis of EEG signals via artificial neural networks to model patients' consciousness level based on anesthesiologists experience［J］. Biomed Res Int, 2015：343478.

［61］Fahy B G, Chau D F. The Technology of Processed Electroencephalogram Monitoring Devices for

Assessment of Depth of Anesthesia[J]. Anesth Analg, 2018, 126(1): 111-117.

[62] 国家麻醉专业质量控制中心, 中华医学会麻醉学分会.围手术期患者低体温防治专家共识(2017版)[J].协和医学杂志, 2017, 8(6): 352-358.

[63] Sessler D I. Perioperative thermoregulation and heat balance[J]. Lancet, 2016, 387(10038): 2655-2664.

[64] Torossian A, Bräuer A, Höcker J, et al. Preventing Inadvertent Perioperative Hypothermia[J]. Deutsches rzteblatt International, 2015, 112(10): 166.

[65] 国家卫生计生委医管中心加速康复外科专家委员会, 中国肝移植围手术期加速康复管理专家共识(2018版)[J].中华普通外科杂志, 2018, 33(3): 268-272.

[66] 郭芳, 徐懋.围术期动态评估容量反应性的研究进展[J].中国微创外科杂志, 2017, 17(8): 740-744.

[67] 何燕, 张建友, 孙建宏.ERAS理念指导下围术期液体治疗的研究进展[J].国际外科学杂志, 2021, 48(1): 67-72.

[68] 田亚丽, 李冰冰.围手术期患者容量状态评估及液体管理研究进展[J].国际麻醉学与复苏杂志, 2019(8): 774-779.

[69] 陈凛, 陈亚进, 董海龙, 等.加速康复外科中国专家共识及路径管理指南(2018版)[J].中国实用外科杂志, 2018, 38(1): 1-20.

[70] 黄宇光.周围神经阻滞[M].北京: 人民卫生出版社, 2012.

[71] 米勒.米勒麻醉学(上卷)[M].8版.邓小明, 曾因明, 黄宇光, 译.北京: 北京大学医学出版社, 2016.

[72] 张野, 顾尔伟.麻醉苏醒期的监护与治疗[M].合肥: 安徽科学技术出版社北京, 2016.

[73] 吴新民.麻醉学高级教程[M].北京: 人民军医出版社, 2012.

[74] 刘进, 于布为.麻醉学[M].北京: 人民卫生出版社, 2012.

[75] 何珊.椎管内麻醉患者围手术期舒适护理[J].护理研究杂志, 2017, 7(16): 119-121.

[76] Gan T J, Belani K G, Bergese S, et al. Fourth Consensus Guidelines for the Management of Postoperative Nausea and Vomiting[J]. Anesthesia & Analgesia, 2020, 131(2): 411-448.

[77] Apfel C C, Läärä E, Koivuranta M, et al. Asimplified risk score for predicting postoperative nausea and vomiting: conclusions from cross-validations between two centers[J]. Anesthesiology, 1999, 91: 693-700.

[78] Apfel C C, Philip B K, Cakmakkaya O S, et al. Who is a trisk for postdischarge nausea and vomiting after ambulatory surgery? [J]. Anesthesiology, 2012, 117: 475-486.

[79] 徐建国.成人术后疼痛治疗进展[J].临床麻醉学杂志, 2011, 27(3): 299-301.

[80] 中华医学会麻醉学分会.成人手术后疼痛处理专家共识[J].临床麻醉学杂志, 2017, 33(9): 911-917.

[81] Aldecoa C, Bettelli G, Bilotta F, et al. European Society of Anaesthesiology evidence-based And consensus-based guideline on postoperative delirium[J]. Eur J Anaesthesiol, 2017, 34: 192-214.

[82] 中华医学会老年医学分会.老年患者术后谵妄防治中国专家共识[J].中华老年医学杂志, 2016, 35(12): 1257-1262.

[83] 中华耳鼻咽喉头颈外科杂志编辑委员会咽喉组, 中华医学会耳鼻咽喉头颈外科学分会咽喉学组, 中华医学会耳鼻咽喉头颈外科学分会嗓音学组.声带麻痹诊断及治疗专家共识[J].中华耳鼻咽喉头颈外科杂志, 2021, 56(3): 198-209.

[84] Evered, L, Silbert, et al. Recommendations for the Nomenclature of Cognitive Change Associated with Anaesthesia and Surgery-2018[J]. Anesthesiology, 2018, 121(5): 1005-1012.

[85] 杨阳,武淑萍,袁熹娜.机械通气患者气道分泌物清除的临床实践与进展[J].中华现代护理杂志,2020,26(30):4149-4155.

[86] 宋维娜,宋桂芳,倪丽,等.建立人工气道机械通气患者的护理干预进展[J].中华护理杂志,2012,47(2):190-192.

[87] 陈旭素,黄毓婵.麻醉科护理基本知识与技术[M].北京:人民军医出版社,2015:109-110.

[88] 桑沛.心电监护仪临床应用中存在的问题及优化措施[J].中国医疗器械信息,2021,27(10):179-181.

[89] 崔亮,崔骊,黄韬.心脏除颤器/除颤监护仪的质量控制[J].中国医学装备,2011,8(7):54-55.

[90] 成人院内心肺复苏质量控制临床实践专家组.成人院内心肺复苏质量控制临床实践专家共识[J].中华急诊医学杂志,2018,27(8):850-853.

[91] 王树欣,韩文军,张丽君,等.PACU内经口气管导管拔除最佳循证实践方案的制定和应用研究[J].护士进修杂志,2017,32(19):1731-1736.

[92] Moore H B, Moore E E. Viscoelastic Tissue Plasminogen Activator Challenge Predicts Massive Transfusion in 15 Minutes[J]. Journal of the American College of Surgeons, 2017, 225(1):138-147.

[93] Dirkmann D, Hanke A A, et al. Hypothermia and acidosis synergistically impair coagulation in human whole blood[J]. Anesth Analg, 2008;106(6):1627~32.

[94] 桂峰.血栓弹力图仪检测危重症创伤患者凝血功能和指导输血的应用分析[J].数理医药学杂志,2021,34(6):913~915.

[95] 李国宏.护理操作流程[M].南京:东南大学出版社,2019.

[96] 涂良珍.呼吸机麻醉机技术学[M].北京:科技出版社,2003.

[97] 秦立达,陈涛,苏慧敏.早期呼吸肌功能训练及经皮神经电刺激对危重症患者肌肉功能的影响[J].临床医学,2021,41(1):79~80.

[98] 徐国海.现代麻醉学[M].北京:人民卫生出版社,2020.

[99] 陈冯琳,施欢欢,冯静,等.围术期电子疼痛记录单的设计与应用[J].护士进修杂志,2018,33(16):1472-1475.

[100] 尤黎明,吴瑛.内科护理学[M].北京:人民卫生出版社,2018.

[101] 张瑞敏,杨春玲.护理风险管理与患者安全[M].北京:军事医学科学出版社,2009.

[102] 谢岚,温济金.护理风险管理在手术后麻醉恢复室中的应用研究[J].中国社区医生,2021,37(10):145-146.

[103] 章倩婧,陈秋雯,叶素娟,等.麻醉恢复室患者院内转运安全的护理及预防措施[J].全科护理,2016,14(15):1547-1549.

[104] 何荣琴.麻醉苏醒室护理管理中安全隐患的分析及对策[J].临床医药文献电子杂志,2019,6(62):151.

[105] 孔青,朱薇薇,潘迎春.麻醉恢复室低体温发生的危险因素及风险预测模型分析[J].护士进修杂志,2021,36(6):563-566.

[106] 程粉娟.麻醉恢复室的护理风险管理[J].中医药管理杂志,2017,25(13):164-165.

[107] 田小利.护理风险管理在麻醉科应用的效果[J].中国卫生产业,2015,12(31):193-194.

[108] 胡千桃,郭子君.手术麻醉信息管理系统中风险预警的构建及应用[J].中华护理杂志,2018,53(6):687-691.

[109] 聂运明,邬艳月,黄雪芬,等.老年患者麻醉的安全管理[J].中医药管理杂志,2017,25(13):145-147.

[110] 曾敏,何剑.围手术期患者的安全管理[J].中国医学装备,2013,10(4):69-71.

[111] 杨慧.手术标识在手术患者安全管理中的应用[J].现代医药卫生，2011，27(19)：2998-2999.

[112] 郭政，王国年.疼痛诊疗学[M].北京：人民卫生出版社，2016.

[113] 赵继军.疼痛护理学[M].北京：人民军医出版社，2015.1.

[114] 姜志连.疼痛管理护士临床工作手册[M].北京：人民卫生出版社，2018.

[115] O'Scanaill P, Keane S, Wall V, et al. Single-shot pectoral plane (PECs I and PECs II) blocks versus continuous local anaesthetic infusion analgesia or both after non-ambulatory breast-cancer surgery: a prospective, randomised, double-blind trial[J]. Br J Anaesth, 2018, 120(4): 846-853.

[116] Choi J J, Jo Y Y, Kim S H, et al. Remifentanil-sparing effect of pectoral nerve block type Ⅱ in breast surgery under surgical pleth index-guided analgesia during total intravenous anesthesia[J]. J Clin Med, 2019, 8(8): 1181.

[117] Fujii T, Shibata Y, Akane A, et al. A randomised controlled trial of pectoral nerve-2 (PECS 2) block vs. serratus plane block for chronic pain after mastectomy[J]. Anaesthesia, 2019, 74(12): 1558 -1562.

[118] Mazzinari G, Rovira L, Casasempere A, et al. Interfascial block at the serratus muscle plane versus conventional analgesia in breast surgery: a randomized controlled trial[J]. Reg Anesth Pain Med, 2019, 44(1): 52-58.

[119] Tran D Q, Bravo D, Leurcharusmee P, et al. Transversus abdominis plane block: a narrative review [J]. Anesthesiology, 2019, 131(5): 1166-1190.

[120] Zaghiyan K N, Mendelson B J, Eng M R, et al. Randomized clinical trial comparing laparoscopic versus ultrasound-guided transversus ab-dominis plane block in minimally invasive colorectal surgery[J]. Dis Colon Rectum, 2019, 62(2): 203-210.

[121] Dewinter G, Coppens S, van de Velde M, et al. Quadratus lumborum block versus perioperative intravenous lidocaine for postoperative pain control in patients undergoing laparoscopic colorectal surgery: a prospective, randomized, double-blind controlled clinical trial[J]. Ann Surg, 2018, 268: 769-775.

[122] Jessen Lundorf L, Korvenius Nedergaard H, Møller A M. Perioperative dexmedetomidine for acute pain after abdominal surgery in adults[J]. Cochrane Database Syst Rev, 2016, 2: CD010358.

[123] 苏曼曼，周阳.术后疼痛管理研究进展[J].护理研究，2018，32(17)：2669-2671.

[124] 王宜婷，邹圣强，蒋鹏，等.麻醉护士在快速康复外科模式下急性疼痛服务中的作用[J].护理学杂志，2018，33(6)：1-4.

[125] 王黎梅，王荣，董卫红，等.急性疼痛服务模式在术后疼痛管理中的作用[J].护理管理杂志，2016，16(8)：595-597.

[126] 李新琳，张玲，王丽丽，等.基于 AIDET 沟通模式的麻醉护士术后镇痛随访[J].护理学杂志，2015，30(10)：45-47.

[127] 韩睿，廖琴，阳晓燕，等.一种新的疼痛分类方法和治疗思路[J].中国疼痛医学杂志，2017，23(5)：328-330.

[128] 孙莉，王国年，缪长虹，等.中国肿瘤患者围术期疼痛管理专家共识(2020 版)[J].中国肿瘤临床，2020，47(14)：703-710.

[129] 潘巧，李漓，王灵巧.成人术后急性疼痛管理指南中疼痛评估内容的质量评价与分析[J].现代临床护理，2020，19(4)：53-58.

[130] 张慕，陈晓宇.疼痛管理对腹腔镜结肠癌根治术后早期康复影响[J].临床军医杂志，2021，49(2)：203-204.

[131] 顾卫东，曹晖，仓静，等.普通外科围手术期疼痛管理上海专家共识(2020 版)[J].中国实用外科杂志，2021，41(1)：31-37.

[132] 赫捷，王天佑，张逊，等.中国胸外科围手术期疼痛管理专家共识(2018 版)[J].中国胸心血管外科临床杂志，2018，25(11)：921-928.

[133] 黑子清，靳三庆，李雅兰，等.成人术后急性疼痛 PCIA 治疗规范化管理建议[J].临床麻醉学杂志，2018，34(2)：187-190.

[134] 王姝玮，李懿，费敏，等.不同麻醉镇痛方式对单孔胸腔镜辅助肺手术患者术后急性疼痛影响的临床分析[J].复旦学报(医学版)，2020，47(5)：723-727.

[135] 马晨光.超声引导下胸椎旁神经阻滞在胸腔镜肺癌根治术麻醉及镇痛中的应用[J].中华肿瘤防治杂志，2020，27(S)：67-69.

[136] 范俊，吕继鹏，顾凤香，等.右美托咪定应用于神经阻滞临床研究进展[J].中国疼痛医学杂志，2019，25(3)：217-220.

[137] 李慧，饶跃峰.对 2016 年版美国《术后疼痛管理指南》的药学解读[J].中国药房，2017，28(35)：5007-5011.

[138] 赵月娇，陈静雯，顾春怡，等.女性盆底重建术后疼痛管理的最佳证据应用[J].护理学杂志，2019，34(22)：1-5.

[139] 杨广智.呼吸机的质量控制及维护[J].医疗设备信息，2017，22(3)：112-114.

[140] 康爱民，张志莲.全麻患者术后清醒期的安全管理[J].华北煤炭医学院学报，2007(1)：107-108.

[141] 吴昉，刘功俭，谭迎春.麻醉恢复室的护理安全隐患与防范[J].全科护理，2012，10(35)：3327-3329.

[142] 梅冬雪.麻醉恢复室护理风险分析及管理对策[J].中国卫生标准管理，2016，7(21)：254-255.

[143] Probst S, Cech C, Haentschel D, et al. A specialized post anaesthetic care unit improves fast-track management in cardiac surgery: a prospective randomized trial[J]. Crit Care, 2014, 18(4): 468.

[144] 中华医学会麻醉学分会.麻醉后加强监护治疗病房建设与管理专家共识[J].中华麻醉学杂志，2021，41(8)：897-900.

[145] Pastores S M, Kvetan V, Coopersmith C M, et al. Workforce, Workload, and Burnout Among Intensivists and Advanced Practice Providers: A Narrative Review[J]. Crit Care Med, 2019, 47(4): 550-557.

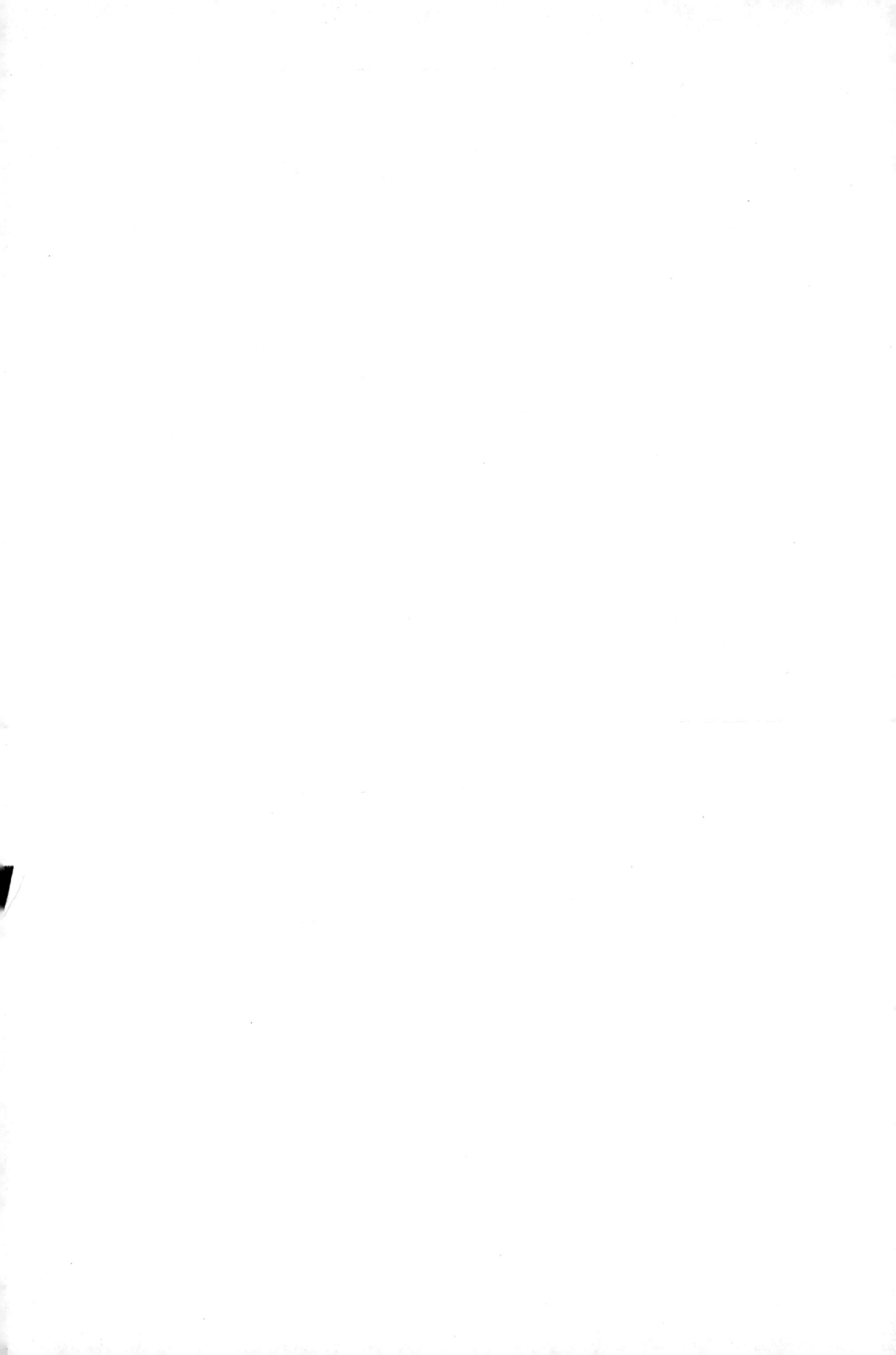